Endocrin

Ginec

Endocrinologia Ginecológica Básica

José de Souza Costa

Professor Titular de Toco-Ginecologia da Faculdade de Medicina da Universidade Federal da Bahia. Doutor em Ciências Médico-Cirúrgicas pela Universidade Federal da Bahia. Livre-Docente de Ginecologia pela Universidade Federal da Bahia. Presidente da Sociedade Baiana de Patologia Cervical Uterina e Colposcopia. Membro Titular da Academia de Medicina da Bahia. Ex-presidente da Federação Brasileira das Sociedades de Ginecologia e Obstetrícia – FEBRASGO.

ROCA

ISBN-10: 85-7241–634-X
ISBN-13: 978-85-7241–634-4

CIP-BRASIL. CATALOGAÇÃO-NA-FONTE
SINDICATO NACIONAL DOS EDITORES DE LIVROS, RJ.

C873e

Costa, José de Souza
Endocrinologia ginecológica básica
/ José de Souza Costa. - São Paulo : Roca, 2006

Inclui bibliografia
ISBN-10: 85-7241-634-X
ISBN-13: 978-85-7241-634-4

1. Endocrinologia ginecológica. I. Título.

06-1853. CDD 618.1
CDU 618.1

2006

EDITORA ROCA LTDA.
Rua Dr. Cesário Mota Jr., 73
CEP 01221-020 – São Paulo – SP
Tel.: (11) 3331-4478 – Fax: (11) 3331-8653
E-mail: vendas@editoraroca.com.br – www.editoraroca.com.br

Impresso no Brasil
Printed in Brazil

Colaboradores

Ana Maria Massad Costa. Doutora do Departamento de Ginecologia da Universidade Federal de São Paulo/Escola Paulista de Medicina (UNIFESP-EPM).

Ângela Maggio da Fonseca. Professora Associada do Departamento de Obstetrícia e Ginecologia da Faculdade de Medicina da Universidade de São Paulo. Livre-Docente de Ginecologia pela Universidade de São Paulo.

Bela Zausner. Professora Convidada da Disciplina de Reprodução Humana, Faculdade de Medicina, Universidade Federal da Bahia. Pós-graduada em Reprodução Assistida pela University of Pennsylvania. Diretora da Clínica Gênese/Fundação José Silveira. Presidente da Comissão de Atividades Internacionais da Sociedade Brasileira de Reprodução Assistida (SBRA).

César Eduardo Fernandes. Assistente Doutor da Disciplina de Ginecologia e Obstetrícia e Chefe do Setor de Ginecologia Endócrina, Climatério e Planejamento Familiar da Faculdade de Medicina do ABC. Presidente do Conselho Científico da Sociedade Brasileira do Climatério (SOBRAC). Presidente da Comissão Nacional Especializada da Federação Brasileira das Sociedades de Ginecologia e Obstetrícia (FEBRASGO).

Edmund Chada Baracat. Professor Titular e Chefe da Disciplina de Climatério e Endocrinologia da Reprodução do Departamento de Ginecologia da Universidade Federal de São Paulo/Escola Paulista de Medicina (UNIFESP-EPM). Ex-presidente da Federação Brasileira das Sociedades de Ginecologia e Obstetrícia (FEBRASGO).

Hugo Maia Filho. Professor Assistente da Disciplina de Reprodução Humana na Faculdade de Medicina da Universidade Federal da Bahia.

João Sabino Pinho Neto. Coordenador da Disciplina e Chefe do Serviço de Ginecologia do Departamento Materno-Infantil da Universidade Federal de Pernambuco. Doutor em Ginecologia pela Universidade Federal de São Paulo. Livre-Docente de Ginecologia pela Universidade Federal da Bahia.

José Aristodemo Pinotti. Professor Titular do Departamento de Obstetrícia e Ginecologia da Faculdade de Medicina da Universidade de São Paulo. Ex-presidente da Federação Internacional de Ginecologia e Obstetrícia (FIGO).

José Arnaldo de Souza Ferreira. Assistente Doutor da Disciplina de Ginecologia e Obstetrícia da Faculdade de Medicina do ABC, Setor de Ginecologia Endócrina, Climatério e Planejamento Familiar. Secretário da Comissão Nacional Especializada de Climatério da Federação Brasileira das Sociedades de Ginecologia e Obstetrícia (FEBRASGO).

José Carlos de Lima. Professor Adjunto de Ginecologia da Universidade Federal de Pernambuco. Doutor em Ciências Biológicas pela Universidade Federal de Pernambuco.

José Maria Soares Junior. Professor Afiliado Doutor do Departamento de Ginecologia da Universidade Federal de São Paulo/Escola Paulista de Medicina (UNIFESP-EPM).

José Mendes Aldrighi. Professor Titular da Faculdade de Ciências Médicas da Santa Casa de São Paulo. Doutor em Ginecologia pela Escola Paulista de Medicina. Livre-Docente em Saúde Materno-Infantil pela Faculdade de Saúde Pública da Universidade de São Paulo.

José Weydson de Barros Leal. Professor Titular da Disciplina de Ginecologia do Departamento Materno-Infantil do Centro de Ciências da Saúde da Universidade Federal de Pernambuco. Membro Titular da Academia de Medicina de Pernambuco. Ex-presidente da Federação Brasileira das Sociedades de Ginecologia e Obstetrícia (FEBRASGO). Ex-presidente da Sociedade Brasileira de Reprodução Humana (SBRH). Ex-presidente da Sociedade Brasileira do Climatério (SOBRAC).

Lúcia Helena de Azevedo. Assistente da Disciplina de Ginecologia da Faculdade de Medicina do ABC, Setor de Ginecologia Endócrina, Climatério e Planejamento Familiar.

Marcelo Gennari Boratto. Doutor em Ciências pela Universidade de São Paulo. Diretor do Núcleo de Ginecologia Endócrina do Centro de Referência da Saúde da Mulher de São Paulo.

Nilson Roberto de Mello. Professor do Departamento de Obstetrícia e Ginecologia da Faculdade de Medicina da Universidade de São Paulo. Livre-Docente de Ginecologia pela Universidade de São Paulo. Presidente da Federação Brasileira das Sociedades de Ginecologia e Obstetrícia (FEBRASGO).

Roberto Calvoso. Doutor em Ciências da Saúde pela Universidade Federal de São Paulo/Escola Paulista de Medicina (UNIFESP-EPM).

Ronald Perret Bossemeyer. Professor Titular do Departamento de Ginecologia e Obstetrícia, Centro de Ciências da Saúde, Universidade Federal de Santa Maria. Doutor em Medicina pela Universidade Federal de Santa Maria. Membro Titular da Academia Sul-Rio-Grandense de Medicina. Ex-presidente da Sociedade Brasileira de Reprodução Humana (SBRH).

Sérgio Peixoto. Professor Titular da Disciplina de Ginecologia e Obstetrícia da Faculdade de Medicina do ABC. Professor Associado do Departamento de Obstetrícia e Ginecologia da Faculdade de Medicina da Universidade de São Paulo. Livre-Docente de Ginecologia e de Obstetrícia pela Universidade de São Paulo.

Sônia Maria Rolim Rosa Lima. Professora Assistente do Departamento de Obstetrícia e Ginecologia da Faculdade de Ciências Médicas da Santa Casa de São Paulo. Doutora pela Faculdade de Medicina da Universidade de São Paulo.

Vicente Renato Bagnoli. Professor Associado do Departamento de Obstetrícia e Ginecologia da Faculdade de Medicina da Universidade de São Paulo. Livre-Docente de Ginecologia pela Universidade de São Paulo.

Prefácio

Nos primórdios da minha introdução à ginecologia endócrina, durante a residência médica no então Hospital das Clínicas da Faculdade de Medicina da Universidade da Bahia, recebi de presente do Chefe da Residência, Professor Roberto Figueira Santos, um pequeno livro intitulado *Essentials of Gynecologic Endocrinology*, de autoria de Gardner M. Riley, PhD, Professor Assistente de Obstetrícia e Ginecologia da Faculdade de Medicina da Universidade de Michigan, publicado em 1950, que até hoje conservo.

Esse livro foi de grande importância na minha formação, pois me abriu os caminhos da endocrinologia e propiciou conhecimentos que foram extremamente úteis durante o meu Curso de Pós-Graduação na Faculdade de Medicina da Universidade de Pensilvânia, onde fui aluno do eminente professor Leon Israel, co-autor do famoso livro *Menstrual Disorders and Sterility*, adotado como livro-texto àquela época, inclusive no Brasil, e para a minha formação no Setor de Endocrinologia Ginecológica do Jefferson Medical College, onde trabalhei sob a supervisão do renomado endocrinologista Abraham E. Rakoff, professor dessa instituição, Professor Visitante da Universidade de Pensilvânia e co-autor do tratado *Clinical Endocrinology*.

No prefácio, Riley diz que o material do seu livro foi baseado em grande parte nas aulas e discussões preparadas para as Conferências de Endocrinologia Clínica do Departamento de Ginecologia e Obstetrícia e destinado a estudantes de medicina, internos e médicos que lidam com os problemas endócrinos.

No curso dos últimos anos tenho percebido a falta de noções básicas essenciais de endocrinologia ginecológica dos alunos e residentes, aparentemente pela dificuldade de obtenção de conhecimentos, pois os livros disponíveis são muito extensos, muito caros ou ambos. Ao serem inquiridos sobre esse fato, a justificativa que mais escuto deles é: endocrinologia é muito difícil!

Após a minha aposentadoria em 2002, tenho dedicado grande parte das minhas atividades didáticas aos residentes, com quem tenho encontros semanais, durante os quais apresento, de forma participativa, com o uso do computador, as aulas que venho preparando e atualizando com afinco desde que aprendi a utilizar o Power-Point, em 1999, para confeccionar os recursos visuais que apresentei na conferência do concurso de professor titular de Toco-Ginecologia na Faculdade de Medicina da Universidade Federal da Bahia.

Essa relação tem-se mostrado duplamente útil, pela obrigação de me manter atualizado e pelas correções que introduzo nas aulas, para torná-las mais simples e didáticas, a partir dos questionamentos e sugestões desses alunos, aos quais sou particularmente agradecido.

A absoluta predileção deles pelos temas endócrinos, motivada em grande parte pelas deficiências anteriormente apontadas, levou-me a pensar em repetir a experiência de Riley e, decorridos mais de 50 anos da publicação original desse autor, transformar também as minhas aulas em um livro simples e prático, o que parto para realizar agora.

Percebi como é difícil escrever um livro atualmente, quando as notícias são instantâneas e novos conhecimentos e informações surgem e desaparecem do dia para a noite ou vice-versa, obrigando o autor a verdadeiras acrobacias para se manter em dia com o que escreve. Mas sinto que valeu a pena.

Aos meus alunos, passados, presentes e futuros, entre os quais destaco meu filho Bernardo Otávio de Mendonça Costa, dedico esta obra.

Espero que ela possa facilitar-lhes também a caminhada neste tão atual e importante segmento da especialidade.

JOSÉ DE SOUZA COSTA

Agradecimentos

Ninguém consegue fazer tudo sozinho. Para que algo aconteça em nossa vida, é necessário que, além das motivações pessoais, fatores circunstanciais propiciem o evento. Foi o que aconteceu no caso presente.

Apesar de possuidor de certa habilidade no domínio da palavra falada e escrita, jamais encampei a idéia de recolher-me por incontáveis e solitárias horas em frente de um computador escrevendo um livro. É atitude antagônica ao meu temperamento extrovertido e participativo.

Mas, como diz o brocardo, o homem põe e Deus dispõe! Foi assim que me vi forçado a uma primeira experiência, quando empreendi a redação do Memorial submetido à Faculdade de Medicina, por exigência do concurso para professor titular, em 1999, que exigiu nove meses de duros testes de memória e muita paciência. Após terminá-lo, achei que havia cumprido a minha terceira missão: a de ter um filho, plantar uma árvore e escrever um livro.

Não quis assim o destino, na pessoa de minha mulher Letícia, que, apoiada por Eneida, minha primogênita, insistentemente verberava contra minha acomodação perante os dons com que Deus me havia agraciado, os quais eu não havia convenientemente cuidado de multiplicar até então (*sic*). E tanto falaram, e tanto insistiram, que em setembro de 2003, finalmente iniciei o empreendimento que ora termina.

É portanto a ela, Letícia, minha fiel esposa e companheira de quase cinqüenta anos, aos meus filhos Eneida, Bernardo, Cecília, e netos Rodrigo, Vitória, Eduarda e Catarina que dedico esta obra.

Manifesto os meus agradecimentos especiais aos professores amigos que prontamente aceitaram o meu convite para participar da construção desta obra, que não teria a mesma qualidade sem as suas importantes contribuições. Sei que para muitos, envolvidos em múltiplas atividades, essa foi uma tarefa difícil, o que mais aumenta a minha consideração.

Um agradecimento especial ao jovem colega Alissandro, que muito colaborou na pesquisa de atualização de vários dos capítulos que escrevi.

JOSÉ DE SOUZA COSTA
Salvador – Bahia, junho de 2006.

Índice

Seção 1 – Fisiologia Endócrina

Seção 2 – Disfunções Ovulatórias

Seção 3 – Clínica

Seção 1

Fisiologia Endócrina

Capítulo 1

Ovário: da Embriologia à Senescência

José Weydson de Barros Leal

INTRODUÇÃO

É atribuída a Herófilo a descrição exata dos ovários, indicando suas localizações, relações anatômicas e estruturas preliminarmente denominadas de testículo feminino. Há relatos de Hipócrates mencionando que o sexo masculino procedera do ovário direito e que o esquerdo seria exclusivo do sexo feminino, teoria, aliás, sustentada por Galeno. Isso tudo foi afirmado por Richard A. Leonardo, no livro *Historia de la Ginecologia*, publicado em 1948[1].

ANATOMIA

Tratando-se da estrutura anatômica propriamente dita, os ovários são órgãos pares, de forma semelhante a amêndoas. Conforme os vê Bastos, têm dimensões variadas, e variáveis também de acordo com os dias do ciclo menstrual[2].

85-7241-634-X

85-7241-634-X

EMBRIOLOGIA

No que diz respeito a sua precoce origem, descreve muito bem Acyr Cunha, quando aborda o assunto, afirmando que, na ausência de fatores determinantes testiculares, passa a existir a criação da estrutura ovariana, que permanece indiferenciada por mais tempo do que a estrutura testicular. Durante sua diferenciação, há que se distinguir quatro processos de desenvolvimento: o estágio embrionário, o estágio fetal precoce, o estágio fetal tardio e o estágio perinatal.

O autor ainda enfatiza:

- No *ovário embrionário*, a diferenciação da crista genital se dá em torno de quatro a cinco dias, quando, então, a proliferação das células típicas germinativas, denominadas oogônias, finalmente caracteriza-as como oócitos. Para tanto, nessa fase, o mais importante dos elementos ativos da estrutura já são os próprios oócitos, aptos ao desempenho de suas futuras ações.
- Nessa altura da divisão, o diminuto ovário sofre uma nova transformação, controlada por outra estimulação histológica, e é denominado *ovário fetal precoce*.
- Logo depois, por um novo processo de divisão peculiar de suas células, se inicia uma migração em torno de inúmeros oócitos, determinando, afinal, a formação dos folículos primários. Até então, não está visível a determinação do sexo, seja masculino ou feminino, ou melhor, ainda não será possível especificar se é 45,X ou 46,XX.
- Semanas depois, enquanto no sexo masculino torna-se evidente um rápido crescimento testicular, o *ovário fetal tardio* se mostra pequeno e assim permanece até alcançar o quarto mês de gestação, quando se formam as estruturas definitivas foliculares, com as características dos folículos primários.
- A partir daí, o ovário passa a ser reconhecido pela impregnação de muitas camadas celulares, mais novas e mais determinantes, concluindo, assim, a histologia do *ovário perinatal*, observada pelo deslizamento em torno dos folículos das células da granulosa em diversas camadas. O ciclo termina com a proliferação mais externa, contornando a estrutura mais íntima, a chamada teca interna e, externamente, a teca externa, mais forte, mais resistente e fibrosada.

DIFERENCIAÇÃO

Até então, a secreção ovariana é independente do estímulo hipofisário, esperando que chegue a 20ª semana para exercer a devida e imprescindível regulação e, conseqüentemente, o controle final e definitivo: o número de oócitos chega a atingir sete milhões mas logo a seguir regride até um total de dois milhões antes do nascimento.

Aos 20 anos, observam-se em torno de quatrocentos mil oócitos em cada ovário, que vão diminuindo progressivamente durante toda a fase da reprodução, mas somente cerca de quatrocentos alcançam a capacidade de ovulação. O restante sofrerá fisiologicamente uma total atresia folicular.

Os ductos mesonéfricos, até então observados como formadores das estruturas masculinas, se atrofiam em torno da oitava semana, provavelmente pela ausência da testosterona, enquanto os ductos paramesonéfricos são os responsáveis pela diferenciação das trompas, do útero e da porção superior da vagina, até chegar à 12ª semana fetal.

Em determinados casos, por motivos não conhecidos, um dos condutos pára sua diferenciação, com isso acarretando repercussões na anatomia uterotubária, caracterizadas, como exemplo, por um útero unicorno, com ausência da respectiva trompa.

EVOLUÇÃO

No decorrer da adolescência parece haver ausência de um controle preciso nos conhecidos fenômenos de retroalimentação entre hipotálamo, hipófise e ovários, ora predominando os estrogênios, ora dando leves sinais da ação androgênica, com aparecimento de pêlo na face e nas coxas, em especial sobre o lábio superior, e finalmente desaparecendo. Talvez exista um estado temporário da queda dos estrogênios e androgênios circulantes, mais observado durante a puberdade, quando acontece a modificação caracterizada como acne e hirsutismo, este fino e leve, como afirma Bastos[2].

Após o término da puberdade e início da adolescência, a mulher começa a menstruar de forma acíclica, sem ovulação, desencadeando de quando em vez, e até com certa freqüência, uma disposição para obesidade, hirsutismo e ciclo opsomenorréico, caracterizando a síndrome dos *ovários policísticos*, ou várias outras conseqüências, como lembra Bagnoli *et al.*[3].

Intrigado com tais repercussões, principalmente na idade inicial reprodutiva, deparei-me com uma série de casos semelhantes. Naquela ocasião levantei uma hipótese que praticamente me serviu para outras maiores discussões, isso porque as gônadas desencadeiam uma série de repercussões e entre elas, esterilidade, no mais das vezes primária, precedida de variações menstruais do tipo opsomenorréia, oligomenorréia e, finalmente, de ovários aumentados, por vezes tocáveis, além da queixa de obesidade e hirsutismo.

85-7241-634-X

FISIOLOGIA

A nosso ver, o ovário, com sua unidade fisiológica, o folículo de Graaf, é órgão de dupla função. Além da faculdade de produzir gametas para continuidade da espécie, é glândula de elaboração hormonal interna, predominantemente os estrogênios. A estrutura ovariana constitui um manancial quase inesgotável da investigação científica, quer pela sensibilidade de sua textura estromal, quer pela pluripotencialidade de suas células, que são capazes de reagir a mínimos estímulos, oriundos do exterior ou proveniente da constelação endócrina, da qual ele faz parte. São conhecidas as variações de seu metabolismo, em face das solicitações diversas, assim como o fato de ser sede de quadros patológicos, benignos ou malignos, ou de complexidades variáveis.

85-7241-634-X

FISIOPATOLOGIA

Tal como se observa no decorrer de suas atividades e no que diz respeito ao seu metabolismo, a estrutura ovariana pode ser sede de tumores conjuntivos, embora não muito freqüentes, tanto benignos como malignos, estes representados pelos sarcomas, que ainda se encontram sob revisões críticas.

Particularmente é de nossa vivência uma série de neoplasias ovarianas benignas e malignas, enfatizando os disgerminomas unilaterais, os digerminomas bilaterais, os tecomas com virilização, tecomas das células da granulosa, tecomas dos cordões sexuais estromais e os arrenoblastomas; cerca de 60% de todos esses tumores foram diagnosticados e tratados durante a pós-menopausa e em nível da senescência propriamente dita.

Mas os ovários também são órgãos que, precocemente, podem sofrer alterações funcionais profundas, como registra a história ginecológica, segundo a qual uma peruana menstruou em torno dos cinco anos, com sinais de maturação sexual precoce. Tal fato aconteceu com Lina Medina (de quem tenho fotografia), sem apresentar previamente qualquer desenvolvimento emocional. Era criança do ponto de vista mental como todas as outras de sua idade, mas apresentava funções endócrinas exacerbadas e, ao mesmo tempo, idiopáticas, caracterizadas pelo aparecimento de pêlo, crescimento das mamas e um completo fenômeno de ovulação; era uma fácil atração aos instintos masculinos, o que resultou em gravidez quando completara cerca de seis anos de vida.

OVÁRIO NO MENACME

Como um ovário infantil se transforma em gônada adulta?

A nosso ver e em primeiro lugar, pelo seu aumento volumétrico, estimulado pela função do hipotálamo e da hipófise, pelo adelgaçamento da albugínea, pela disposição do epitélio germinal, de aspecto cúbico se transformando em plano, pela coloração típica, deixando-se ver pequenos vasos venosos em sua superfície, tudo sob a rubrica dos estrogênios.

No decorrer da adolescência parece haver ausência de um controle real entre os conhecidos fenômenos de retroalimentação, entre hipotálamo, hipófise e ovários, predominando a função das gonadotrofinas e dos estrogênios, ora dando leves sinais de ação androgênica, como no aparecimento de pêlo na face, nas coxas e principalmente, sobre o lábio superior (buço). No estágio de hiperandrogenização temporária, mais observado durante o início da adolescência, acontecem também modificações como aparecimento de acne e hirsutismo fino, levemente interpretado como idiopático, como afirma Bastos[2].

85-7241-634-X

Após a puberdade e início da adolescência, as jovens começam a menstruar de forma acíclica (sem ovulação), desencadeando de quando em vez, e até com certa freqüência, uma disposição para a obesidade e ciclos opsimenorréicos, caracterizando várias outras conseqüências, de acordo com Bagnoli *et al.*[3].

OVÁRIO NA PÓS-MENOPAUSA

O ovário, durante a velhice e em torno dos 65 anos, encontra-se amarelado, pequeno e sem brilho, com irregularidade na sua superfície (cerebriforme), como conseqüência de passadas e repetidas ovulações. Seu peso não é mais do que 70g. Ao corte e ao se abrir cirurgicamente em partes iguais, observa-se um córtex fino e desprovido de folículos. Macroscópicas visões de atresia podem ser encontradas, após cinco anos de menopausa. A córtex mostra-se com evidentes focos de hiperplasia estromal, associada a um fenômeno conhecido como *tecomatose*, ou seja, formação de granulomas. Esse ovário, com hipertecose estromal, pode ser fonte de substâncias androgênicas, capazes de fazerem crescer a dosagem de testosterona a níveis iguais ao de homens envelhecidos e, às vezes, também com mais intensidade, aparecendo hirsutismo e virilização. Nessa época também é comum a região medular encontrar-se, em relação à córtex, um pouco espessada e preenchida por inúmeros corpos albicantes.

Células secretoras de hormônios esteróides, como afirma Griff e James, podem ser elementos provenientes do hilo ovariano da pós-menopausa e muito semelhantes a células de Leydig masculina[4]. Na análise do sangue periférico de mulheres menopausadas, nota-se que esses ovários produzem androstenediona e testosterona. Finalmente no climatério tardio, o ovário não mais secreta quantidade significativa de estrogênios, estes caracterizados pela estrona. Somente um fato poderá fazer desaparecer as substâncias estrogênicas no corpo da mulher, qual seja, a realização de uma adrenalectomia, como pensa Grodin *et al.*[5].

OVÁRIO NA SENESCÊNCIA

Por fim, a estrutura que por toda vida moldou o organismo feminino sofre um processo de redução volumétrica e encarquilhamento de suas estruturas e na sua função relacionada à constelação endócrina. Na mulher envelhecida, por volta de sua setuagésima década, a gônada passa a ser *vigiada* por outros aspectos, ligados exclusivamente a formações neoplásicas, que, segundo o Comitê de Oncologia da FIGO, está assim delineada:

I – Tumores epiteliais ou mesoteliais:
- Cistoma seroso.
- Cistoma mucinoso.
- Tumor endometrióide.
- Tumor mesonéfrico.
- Tumor de Brenner.
- Formas mistas.

II – Tumores mesenquimais ou dos cordões sexuais:
- Do mesênquima ativo.
- Tumor das células da granulosa.
- Tecoma.
- Androblastomas.
- Ginandroblastomas.
- Do mesênquima inativo.
- Fibroma.
- Sarcoma.

III – Tumores de células lipoídicas.

IV – Tumores de células germinativas:
- Disgerminoma.
- Tumores do seio endodérmico (tumor de Teilum).
- Coriocarcinoma.
- Teratomas.
- Imaturos.
- Maduros.
- Monodérmicos: estroma do ovário

V – Gonadoblastomas.

VI – Tumores não específicos do ovário.

VII – Tumores inclassificáveis.

VIII – Tumores metastáticos (por exemplo, tumor de Krukenberg).

85-7241-634-X

Por essas razões, seria condizente que o ginecologista, ao operar uma mulher acima dos 70 anos, realizasse, se exeqüível, ooforectomia bilateral como atitude preventiva para tais conseqüências.

Referências Bibliográficas

1. RICHARD, A. L. *Historia de la Ginecologia.* Buenos Aires: Salvat, 1948. p. 7-373.
2. BASTOS, A. C. *Ginecologia.* 10. ed. São Paulo: Atheneu, 1998. p. 24.
3. BAGNOLI, V. R. et al. Hirsutismo – Aspectos clínicos e laboratoriais. *Arq. Brasil. de Med.*, v. 63, p. 377-380, 1989.
4. GRIFF, T. R.; JAMES, R. S. *Endocrinologia Reprodutiva – Fisiologia, Fisiopatologia e Tratamento Clínico.* São Paulo: Roca, 1990. cap. 4, p. 111-133.
5. GRODIN, J. M. et al. Source of estrogen production in post-menopausal women. *J. Clin. Endocrinol. Metab.*, v. 36, p. 207, 1973.

Bibliografia Complementar

BARBIERI, R. L.; SMITH, S.; RYAN, K. J. The role of hyperandrogenism. *Fertil Steril*, v. 50, p. 197-212, 1988.

CUNHA, A. G. Embriologia. In: *Tratado de Ginecologia da Febrasgo.* Rio de Janeiro: Revinter, 2000. v. 1, p. 24-28.

85-7241-634-X

Capítulo 2

Fisiologia do Ovário e da Ovulação

José de Souza Costa

OVÁRIO

Introdução

A esteroidogênese ovariana se faz em duas estruturas distintas: o folículo, que sintetiza estrogênios a partir de precursores androgênicos, e o corpo lúteo, que fabrica estrogênios e progesterona a partir do colesterol. Portanto, para uma perfeita atuação da glândula a correta maturação do folículo é indispensável para possibilitar a ovulação e a conseqüente formação do corpo lúteo.

Os hormônios ovarianos lançados na circulação agem em diferentes níveis do organismo feminino, do cérebro à pele, mas têm sua principal atuação no trato genital e nas mamas. Os estrogênios propiciam o crescimento das estruturas uterinas, da vagina, da vulva e dos ductos mamários; já a progesterona exerce ação trófica nos alvéolos mamários e estimula as alterações secretórias do endométrio, indispensáveis à implantação do ovo, além de coibir a contratilidade uterina, necessária à continuidade da gravidez.

85-7241-634-X

Quando a gestação não acontece, os níveis de estrogênios e de progesterona caem em razão da atresia do corpo lúteo, ocasionando a perda menstrual.

Eixo Hipotálamo-Hipófise-Ovário

A regulação do ciclo ovariano depende da complexa interação entre os diferentes níveis de estímulo e controle da produção das gonadotrofinas e dos esteróides. É, por isso, necessário estudar a função dos diferentes compartimentos, para sua melhor compreensão.

Hormônios Hipofisários

As gonadotrofinas hipofisárias são compostos polipeptídicos secretados pelos gonadotropos hipofisários e liberados de forma cíclica sob a influência do hormônio liberador de gonadotrofinas, GnRH. O hormônio folículo-estimulante, FSH, como descreve o seu nome, estimula o crescimento folicular, a produção de estradiol e dos receptores de LH no folículo. O hormônio luteinizante, LH, desencadeia a ovulação e estimula a síntese de precursores androgênicos pelas células tecais e de progesterona e estradiol pelo corpo lúteo.

A prolactina, PRL, é produzida pela hipófise em quantidade controlada pela dopamina sintetizada no cérebro e, em níveis fisiológicos, estimula a mama e a lactação, a síntese de esteróides pelo corpo lúteo e de testosterona pelo testículo. Quando aumentada, atua negativamente no retrocontrole de alça curta, na maturação do folículo e na fabricação de hormônios no corpo lúteo e nas células de Leydig.

Fisiologia do Eixo Hipotálamo-Hipófise

Vários neurotransmissores estão envolvidos na regulação hipotalâmica, dos quais os adiante citados são representativos.

A noradrenalina estimula e a dopamina inibe a função do hipotálamo, do que resulta o comportamento pulsátil do GnRH, necessário para a correta liberação das gonadotrofinas, FSH e LH (Fig. 2.1). Além disso, a dopamina exerce uma inibição tônica diretamente na hipófise, controlando o lançamento da prolactina na corrente circulatória em taxas fisiológicas. Os mecanismos centrais são também orientados pelo retrocontrole exercido pelo GnRH e pelas gonadotrofinas sobre o hipotálamo, no chamado ciclo curto, e pelos esteróides ovarianos, sobre a hipófise e o hipotálamo, mediado pelo retrocontrole de alça longa.

85-7241-634-X

85-7241-634-X

Quando esses mecanismos estão afetados, com a substituição por neurotransmissores alterados (serotonina, β-endorfinas), advém o bloqueio da produção de dopamina, da liberação pulsátil do GnRH e a elevação de catecol-estrogênios e de prolactina que, adicionalmente, perturbam a função hipofisária (Fig. 2.2).

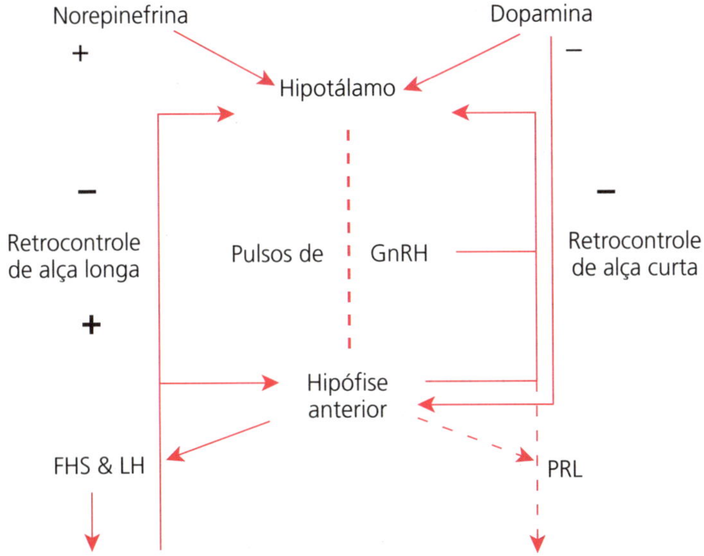

Figura 2.1 – Endocrinologia do ciclo menstrual. FSH = hormônio folículo-estimulante; GnRH = hormônio liberador de gonadotrofina; LH = hormônio luteinizante; PRL = prolactina.

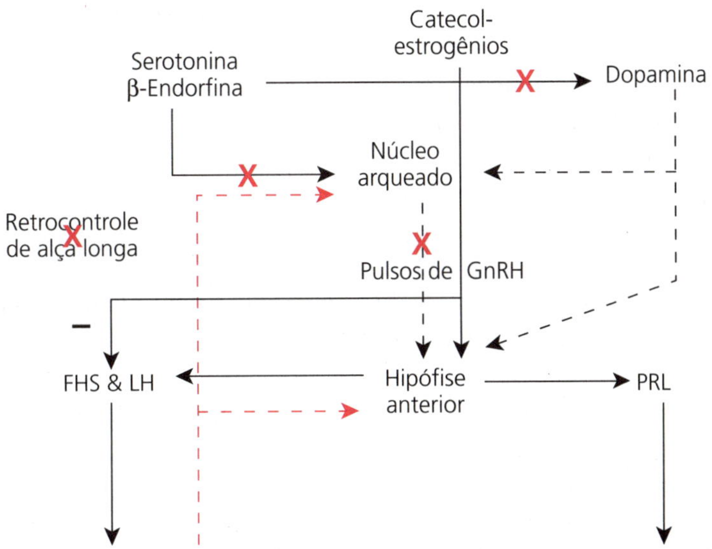

Figura 2.2 – Possíveis distúrbios hipotálamo-hipofisários envolvidos. FSH = hormônio folículo-estimulante; GnRH = hormônio liberador de gonadotrofina; LH = hormônio luteinizante; PRL = prolactina.

Fisiologia Ovariana

No ovário, as funções endócrina e reprodutiva estão intimamente ligadas, pois a produção hormonal é dependente da maturação folicular, da qual decorre a ovulação, ao tempo em que a implantação do ovo depende da correta atuação do estradiol e da progesterona sobre o endométrio.

Entretanto, para melhor compreensão, deve-se estudar cada uma delas separadamente.

As gonadotrofinas hipofisárias, produzidas de forma cíclica, propiciam o crescimento de um grupo de folículos, que se encarregam da fabricação de estrogênios na primeira fase do ciclo, um dos quais, denominado folículo dominante ou de Graaf, se romperá no meio do ciclo. Além dos hormônios, fatores parácrinos e autócrinos que ainda estão sendo identificados contribuem para a regulação desse processo. Imediatamente após a ovulação, as células da granulosa aumentam de tamanho e são transformadas em células lúteas, que produzem estradiol e progesterona.

Esses esteróides controlam a sua própria produção por um sistema regulatório intra-ovariano e pela interação com o hipotálamo e a hipófise, por meio da retroação de alça longa. A prolactina, em condições normais, não exerce efeitos positivos no folículo e no corpo lúteo.

Hormônios Ovarianos

- Precursores androgênicos secretados pelas células da teca: testosterona e androstenediona.
- Hormônios estrogênicos fabricados nas células da granulosa e no corpo lúteo: estradiol, estrona e progesterona.
- Hormônios polipeptídicos: relaxina, inibina e ativina.

85-7241-634-X

Produção Hormonal do Folículo

Os estrogênios ovarianos – estradiol e estrona – são produzidos pelo mecanismo conhecido como "das duas células" (Fig. 2.3):

- LH estimula a produção de androgênios na teca a partir do colesterol.
- Precursores androgênicos penetram na granulosa por difusão passiva. Uma parte é lançada na corrente sanguínea e constitui a fração de androgênios circulantes de origem ovariana.
- FSH induz à aromatização dos androgênios em estrogênios.
- Estrogênios entram na circulação. Uma parcela é secretada diretamente no líquido folicular.

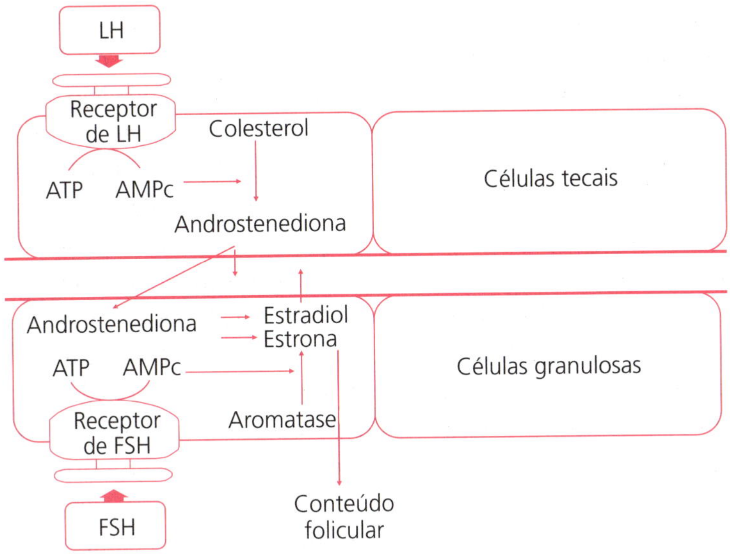

85-7241-634-X

Figura 2.3 – Produção hormonal do folículo. AMPc = adenosina monofosfato cíclico; ATP = adenosina trifosfato; FSH = hormônio folículo-estimulante; LH = hormônio luteinizante.

OVULAÇÃO

A complexidade da ovulação impossibilita que aqui se registrem todos os eventos que acontecem durante o seu curso. A seguir serão descritos, de forma sucinta, os mais importantes passos desse processo:

- Na fase pré-menstrual, em decorrência do aumento da freqüência de pulsos do GnRH, taxas crescentes de FSH iniciam o recrutamento dos folículos primordiais, cada um contendo um oócito parado na fase diplótena da primeira prófase meiótica, que se desenvolverão no próximo ciclo, um dos quais alcançará o estágio ovulatório, chamado de folículo dominante.
- Concentrações séricas de inibina B são máximas nessa fase. Há também rápido aumento na freqüência pulsátil da liberação de GnRH, que sobe de um pulso a cada 4h da fase lútea tardia para um pulso a cada 90min na fase folicular precoce.
- Os folículos em crescimento, muitos dos quais atingem o estágio antral, aceleram a síntese de estrogênios que auxiliam o FSH na fabricação de seus próprios receptores.
- Estradiol elevado, atuando em conjugação com inibina A, deprime as concentrações de FSH e de LH, assim como a amplitude dos pulsos de LH. O LH ativa a síntese de androgênios na teca e inicia a luteinização e a produção de progesterona na camada granulosa.

- Ao mesmo tempo o gerador hipotalâmico acelera os pulsos de GnRH para uma freqüência média de um por hora, provavelmente devido à retroalimentação negativa da progesterona remanescente do ciclo anterior.
- Na pré-ovulação, os níveis de estradiol e inibina A aumentam diariamente, causando diminuição das concentrações de FSH e LH pelo mecanismo de retrocontrole negativo. À medida que o folículo dominante é selecionado, aumentam a fabricação de receptores de LH no folículo e a secreção ovariana de fatores de crescimento intra-uterinos, tais como o fator de crescimento semelhante à insulina – IGF-1. O folículo dominante cresce cerca de 2mm por dia, até alcançar o tamanho de 22 a 26mm, enquanto os demais param de crescer e sofrem atresia. Os níveis de androgênios locais e periféricos, provenientes dos folículos em crescimento, aumentam.
- Nessa fase, a freqüência dos pulsos de LH continua em torno de um por hora, mas a amplitude aumenta acentuadamente. A concentração de estradiol se eleva continuamente até atingir um pico no dia anterior à ovulação, quando detona a "onda" de LH, que aumenta cerca de 10 vezes. Outros fatores ovarianos parecem contribuir para o pico de LH. Elevação pré-ovulatória de progesterona facilita a ação de retrocontrole positivo dos estrogênios e induz ao FSH máximo no meio do ciclo.
- O surto de LH provoca o término da divisão de redução do oócito contido no folículo dominante e condiciona a fabricação de ativador do plasminogênio e de outras citocinas envolvidas na ovulação. Prosseguem a luteinização da granulosa e a produção de progesterona e de prostaglandinas.
- Progesterona aumenta a atividade das enzimas proteolíticas responsáveis pela digestão e ruptura da parede folicular.
- Elevação de FSH libera o oócito das fixações foliculares e garante a produção de receptores de LH necessários para assegurar uma fase lútea adequada.
- A ruptura do folículo acontece 36h após os surto de LH. A ovulação é seguida de queda nas taxas de estradiol, pela perda do grande promotor da sua produção, o folículo dominante.
- Estradiol e progesterona voltam a crescer com o aumento da secreção do corpo lúteo, situação que se mantém até a regressão da glândula, caso a fecundação não ocorra. Inibina A também é produzida pelo corpo lúteo e sua concentração sérica máxima é encontrada na fase lútea média.
- Progesterona atinge taxas máximas cerca de 8 dias após a ovulação e, além das ações sistêmicas, age no próprio ovário, impedindo o crescimento de novos folículos. Progesterona sinaliza o gerador hipotalâmico a diminuir a freqüência dos pulsos de LH, que se espaçam progressivamente até o ritmo de um pulso a cada 4h na fase lútea tardia.

85-7241-634-X

- Queda gradativa da secreção de LH resulta em diminuição da produção de estradiol e progesterona pelo corpo lúteo na ausência de gestação. A involução do corpo lúteo completa-se em torno de 14 dias depois da ovulação, quando a menstruação ocorre.
- A baixa de estradiol e progesterona libera o eixo do retrocontrole negativo e a liberação de FSH estimula a síntese de estradiol antes mesmo do início da menstruação.

Monitoração da Ovulação

A determinação da data e da real ocorrência da ovulação depende do manejo de exames precisos, que podem ser empregados isoladamente, mas apresentam maior efetividade quando usados em conjuntos de dois ou mais procedimentos, como os citados a seguir (mais informações em Fator Ovariano no Cap. Propedêutica da Infertilidade):

- *Escore do muco cervical*: filância e cristalização.
- Curva de temperatura basal.
- Estradiol plasmático seriado.
- Ultra-sonografia transvaginal seriada.
- Progesterona plasmática na segunda fase do ciclo.
- Histologia do endométrio na segunda fase do ciclo.
- Laparoscopia pós-ovulatória

Bibliografia

FILICORI, M.; SANTORO, N.; MERRIAM, G. R.; CROWLEY JR., W. F. Characterization of the physiological pattern of episodic gonadotropin secretion throughout the human menstrual cycle. *J. Clin. Endocrinol. Metab.*, v. 62, p. 1136, 1986.

FLEISCHER, A. C.; KALEMERIS, G. C.; ENTMAN, S. S. Sonographic depiction of the endometrium during normal cycles. *Ultrasound Med. Biol.*, v. 12, p. 271, 1985.

GIPSON, I. K.; MOCCIA, R.; SPURR-MICHAUD, S. et al. The amount of MUC5B mucin in cervical mucus peaks at midcycle. *J. Clin. Endocrinol. Metab.*, v. 86, p. 594, 2001.

GOUGEON, A. Dynamics of human follicular growth: a morphologic perspective. In: ADASHI, E. Y.; LEUNG, P. C. K. (eds.). *The Ovary*. New York: Raven Press, 1993. p. 21.

HALL, J. E.; SCHOENFELD, D. A.; MARTIN, K. A.; CROWLEY JR., W. F. Hypothalamic gonadotropin-releasing hormone secretion and follicle-stimulating hormone dynamics during the luteal-follicular transition. *J. Clin. Endocrinol. Metab.*, v. 74, p. 600, 1992.

LIMA, G. R.; BARACAT, E. *Ginecologia Endócrina*. Rio de Janeiro: Atheneu, 1995. p. 115.

NOYES, R. W.; HERTIG, A. T.; ROCK, J. Dating the endometrial biopsy. *Fertil. Steril.*, v. 1, p. 3, 1950.

85-7241-634-X

RICHARDS, J. S. Hormonal control of gene expression in the ovary. *Endocr. Rev.*, v. 15, p. 725, 1994.

SHERMAN, B. M.; KORENMAN, S. G. Hormonal characteristics of the human menstrual cycle throughout reproductive life. *J. Clin. Invest.*, v. 55, p. 699, 1975.

TAYLOR, A. E.; WHITNEY, H.; HALL, J. E. et al. Midcycle levels of sex steroids are sufficient to recreate the follicle-stimulating hormone but not the luteinizing hormone midcycle surge; evidence for the contribution of other ovarian factors to the surge in normal women. *J. Clin. Endocrinol. Metab.*, v. 80, p. 1541, 1995.

TREOLAR, A. E.; BOYNTON, R. E.; BEHN, B. G.; BROWN, B. W. Variation of the human menstrual cycle through reproductive life. *Int. J. Fertil.*, v. 12, p. 77, 1967.

TSAFRIRI, A.; CHUN, S. Y.; REICH, R. Follicular rupture and ovulation. In: ADASHI, E. Y.; LEUNG, P. C. K. (eds.). *The Ovary*. New York: Raven Press, 1993. p. 227.

WELT, C. K.; MCNICHOLL, D. J.; TAYLOR, A. E.; HALL, J. E. Female reproductive aging is marked by decreased secretion of dimeric inhibin. *J. Clin. Endocrinol. Metab.*, v. 84, p. 105, 1999.

85-7241-634-X

Capítulo 3

Fisiologia do Endométrio e da Menstruação

José de Souza Costa

ENDOMÉTRIO

Endométrio é a mucosa glandular que reveste a cavidade uterina, formada por duas camadas: basal e funcional.

85-7241-634-X

Endocrinologia

Em condições normais, em um ciclo ovulatório, o endométrio é estimulado em seqüência pelo estradiol e pela progesterona secretados no ovário.

Morfologia

A camada basal, formada por células estromais recobertas por células epiteliais, é delgada, abriga glândulas curtas e é irrigada pelas artérias retas. É a partir dela que o endométrio se reconstitui a cada ciclo.

A camada funcional, constituída de células epiteliais colunares, ciliadas e ricas em glicogênio, glândulas tortuosas e vasos espiralados, tem sua estrutura

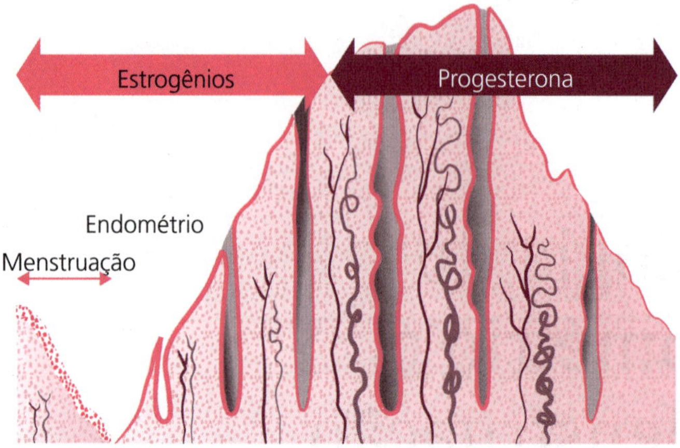

Figura 3.1 – Evolução do endométrio durante o ciclo menstrual.

celular, glandular e vascular modificada em diferentes fases do ciclo menstrual com tamanha precisão, que possibilita ao patologista "datar" o endométrio, ou seja, determinar o dia do ciclo em que a mulher se encontra (Fig. 3.1).

Fisiologia

Na fase folicular do ciclo, que começa com o início da menstruação e termina no dia do pico de LH (hormônio luteinizante), sob a influência do estradiol e dos fatores de crescimento (vasculoendotelial, epidérmico, IGF–fator de crescimento semelhante à insulina), o endométrio se regenera de forma bastante rápida, recobrindo inicialmente as extremidades dos vasos abertos durante o sangramento menstrual e atingindo a espessura máxima em torno da ovulação. É a fase proliferativa, caracterizada por divisão celular intensa, pelo crescimento e aumento de calibre dos vasos e das glândulas, que se tornam bastante tortuosas, e pela presença de pequenas quantidades de secreção na luz das glândulas. Nela ocorre uma extensa formação de receptores de progesterona, indispensável para a atuação desse hormônio na fase seguinte.

Após a ovulação, na fase lútea do ciclo, que se estende do dia do pico de LH até o início da próxima menstruação, a progesterona condiciona o aumento do comprimento e da tortuosidade das glândulas e dos vasos espiralados, que se acompanham do incremento na secreção glandular, constituindo a fase secretora. A mucosa não mais aumenta, em decorrência da cessação das mitoses; ao contrário, começa a sofrer compactação, que atinge o acme no pré-mênstruo (Fig. 3.2).

As variações endometriais podem ser também observadas à ultra-sonografia. Partindo de um aspecto indistinto durante a menstruação, o endométrio aparece

85-7241-634-X

85-7241-634-X

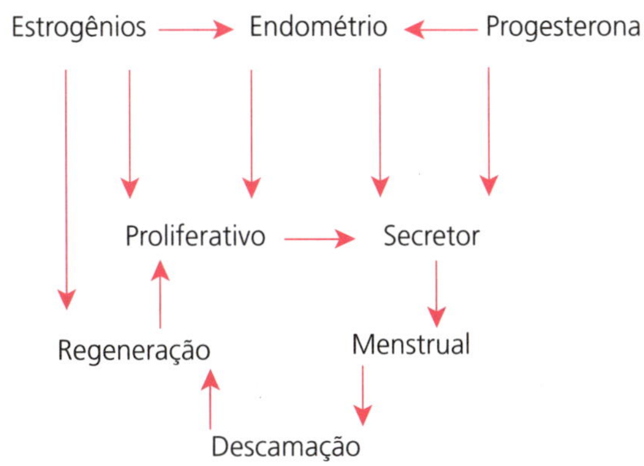

Figura 3.2 – Fisiologia do endométrio.

à ultra-sonografia, tão logo cessa o fluxo, como uma linha e, uma semana depois, por influência das taxas crescentes de estradiol, apresenta-se já mais espesso, com aumento do número de glândulas e formação de um padrão de *faixa tripla*. A contínua elevação do estradiol provoca o gradual aumento da espessura do endométrio, das glândulas e da proliferação vascular, que pode ser observada pela dopplervelocimetria, atingindo o máximo imediatamente antes do pico de LH. Uma vez ocorrida a ovulação, a produção crescente de progesterona pelo corpo lúteo provoca profundas mudanças na mucosa endometrial, caracterizada por cessação das mitoses e reorganização das glândulas: a imagem de *faixa tripla* desaparece e o endométrio torna-se uniformemente claro. Na fase lútea tardia, o decréscimo da síntese de estradiol e de progesterona causado pela atresia do corpo lúteo resulta na compactação da mucosa, na diminuição acentuada da vascularização e início da desagregação endometrial, que prossegue até o início do fluxo menstrual.

Além dos esteróides ovarianos, o crescimento e funcionamento do endométrio são regulados por diversos fatores, endógenos e exógenos, o que explica a diferença de comportamentos da mucosa em situações semelhantes, razão por que algumas mulheres em uso de estrogênios desenvolvem hiperplasia endometrial enquanto outras não o fazem. Entre eles, destacam-se as enzimas endometriais, os fatores reguladores da proliferação, as prostaglandinas e a relaxina.

CICLO MENSTRUAL

O ciclo menstrual da mulher adulta tem extensão média de 28 dias, com duração idêntica de 14 dias para cada uma das fases. Há poucas alterações desse padrão entre os 20 e os 40 anos, ao passo que variações são mais comuns nos

7 anos iniciais e nos 10 anos que precedem a menopausa. Mudanças na duração do ciclo são sempre decorrentes de variações na fase folicular, permanecendo a fase lútea inalterada.

O papel central do ciclo menstrual é desempenhado pela produção hormonal do ovário, sendo a menstruação apenas o sinal indicador da falência reprodutiva.

Poder-se-ia, portanto, com mais propriedade, falar de um ciclo ovariano, mas, por se tratar de uma designação clássica e universalmente aceita, preferimos manter neste texto tal designação. Sendo a menstruação o ponto referencial desse processo, cabe-nos analisá-la nos seus diversos aspectos.

Conceito

Existem divergências quanto ao que se pode enquadrar como menstruação. Alguns conceitos são restritivos, reservando essa denominação ao sangramento periódico e temporário resultante da eliminação de endométrio do tipo secretor, decorrente de ciclo ovulatório; outros denominam menstruação a qualquer sangramento uterino periódico, resultante ou não de ciclo ovulatório, inclusive as perdas sanguíneas induzidas pelos anticoncepcionais hormonais.

Acreditamos estar mais próximos da verdade, quando propomos o seguinte conceito: menstruação é o sangramento uterino cíclico decorrente da ação sinérgica dos hormônios ovarianos sobre a mucosa endometrial.

Mecanismo da Menstruação

No final do ciclo, a regressão do corpo lúteo ocasiona redução dos níveis de estradiol e de progesterona, o que provoca instabilidade vasomotora no endométrio, intermediada por citocinas (interferon, interleucinas, fator de necrose tumoral) e caracterizada por contrações e dilatações alternadas das artérias espiraladas (fenômeno de *blushing and blanching*, descrito por Markee). Essa dinâmica é acompanhada da destruição das ligações intercelulares, pela inibição das moléculas de adesão, e da liberação de enzimas histolíticas pelos lisossomos, que se encontram muito aumentados no final da fase lútea, o que é seguido de necrose e fragmentação da mucosa funcional, com ruptura dos vasos e início da perda sanguínea menstrual. O controle do fluxo menstrual é exercido pelas ações antagônicas da fibrinolisina e de agentes vasodilatadores (prostaglandina – PGE, prostaciclina, óxido nitroso), que alteram a ação das plaquetas e impedem a formação dos trombos, de um lado, e vasoconstritores (prostaglandina 2-α, leucotrienos, tromboxano e endotelinas), de outro.

85-7241-634-X

Características da Menstruação

Apesar de comportar grandes variações, as menstruações na maioria das mulheres estão compreendidas nos padrões a seguir:

- *Periodicidade*: 21 a 40 dias, média de 28 dias.
- *Duração*: 3 a 7 dias, média de 4 dias.
- *Volume*: 30 a 80mL, média de 50mL.
- *Aspecto e odor*: o sangue menstrual normalmente não coagula, fenômeno inibido pelas enzimas endometriais. A presença de coágulos é indicativa de sangramento menstrual excessivo. É descrito em livros de texto como tendo o cheiro de cravo-de-defunto.
- *Cólicas menstruais*: estão presentes, de forma clínica, em 30% das mulheres, sendo ausentes ou de pequena intensidade na maioria. Provocadas pela ação das prostaglandinas sintetizadas no endométrio secretor sobre a musculatura uterina, fisiologicamente se constituem, ao lado da regeneração endometrial, em um mecanismo de contenção do sangramento menstrual.

85-7241-634-X

A intensidade de suas manifestações depende do limiar individual de dor, do número de receptores no miométrio e da quantidade produzida e/ou absorvida de prostaglandina. Quando muito graves, as cólicas uterinas podem vir acompanhadas de náuseas, vômitos, tenesmo retal, polaciúria e urgência miccional, sintomas dependentes da ação sistêmica das prostaglandinas sobre a musculatura lisa dos órgãos afetados.

Bibliografia

FLEISHER, A. C.; KALEMERIS, G. C.; ENTMAN, S. S. Sonographic depiction of the endometrium during normal cycles. *Ultrasound Med. Biol.*, v. 12, p. 271, 1986.

HALL, J. E.; SCHOENFELD, D. A.; MARTIN, K. A.; CROWLEY JR., W. F. Hypothalamic gonadotropin-releasing hormone secretion and follicle-stimulating hormone dynamics during the luteal-follicular transition. *J. Clin. Endocrinol. Metab.*, v. 74, p. 600, 1992.

LIMA, G. R.; BARACAT, E. *Ginecologia Endócrina*. Rio de Janeiro: Atheneu, 1995. p. 105.

NOYES, R. W.; HERTIG, A. T.; ROCK, J. Dating the endometrial biopsy. *Fertil. Steril.*, v. 1, p. 3, 1950.

SHERMAN, B. M.; KORENMAN, S. G. Hormonal characteristics of the human menstrual cycle throughout reproductive life. *J. Clin. Invest.*, v. 55, p. 699, 1975.

TREOLAR, A. E.; BOYNTON, R. E.; BEHN, B. G.; BROWN, B. W. Variation of the human menstrual cycle through reproductive life. *Int. J. Fertil.*, v. 12, p. 77, 1967.

Capítulo 4

Fisiologia da Supra-renal

José de Souza Costa

INTRODUÇÃO

As glândulas supra-renais são estruturas triangulares, de cor amarelada, localizadas no pólo superior dos rins, em que se distingue uma camada cortical de coloração amarela e uma medula delgada, de coloração amarronzada, rica em células cromafínicas, que corresponde a 10% do peso total de 4g da glândula.

85-7241-634-X

De modo idêntico à hipófise, formada por duas glândulas de origem e com ações distintas, nos vertebrados superiores as supra-renais consistem em duas glândulas independentes que, mesmo mantendo íntima relação anatômica, são de origem embrionária diversa.

A camada cortical origina-se em células mesenquimais do mesoderma esplâncnico, próximo à extremidade cefálica do mesonefro, a partir da sexta semana de vida, completando sua separação em torno da oitava semana. A porção medular é originada de células da crista neural que migram ventralmente e penetram em gânglios linfáticos paravertebrais (nos humanos penetram diretamente na glândula supra-renal embrionária), diferenciando-se em células glandulares.

Funcionalmente a supra-renal é constituída por três tecidos distintos, que obedecem a controles independentes:

- A camada cortical externa (zona glomerulosa), controlada principalmente pelo sistema renina-angiotensina, que regula a liberação de aldosterona e, conseqüentemente, os níveis de sódio e potássio, compreende cerca de 15% do córtex no adulto.
- A camada cortical interna (zonas fasciculada e reticular), estimulada primordialmente pelo sistema hormônio liberador de corticotrofina (CRH) / corticotrofina (ACTH), que regula as respostas ao estresse pela produção de cortisol; ela também sintetiza os androgênios supra-renais. Corresponde a 75% do córtex.
- A medula, que faz parte do sistema nervoso simpático, produz epinefrina em resposta a estímulos cerebrais mediados pelo sistema límbico ou por ação direta em centros simpáticos provindos dos plexos torácico inferior e lombar superior, como nas reações de defesa e ataque.

Podem-se identificar tecido supra-renal ectópico, constituído somente por células corticais, no hilo do baço, nos ovários, no ligamento largo do útero, no plexo celíaco, no escroto, no fígado, na parede da vesícula biliar e no crânio.

A integridade funcional da supra-renal é essencial à vida, e esse papel é desempenhado pelo córtex, não pela medula, como mostram inúmeras pesquisas e a experiência clínica com indivíduos adrenalectomizados e com portadores de bloqueios enzimáticos na cadeia de esteroidogênese. Nesses casos, a administração de norepinefrina não é suficiente para manter o indivíduo vivo, o que acontece com o emprego de cortisol e de aldosterona.

A produção supra-renal na infância é limitada. A glândula experimenta um surto de ativação funcional na puberdade, no que é habitualmente conhecido como adrenarca. Essa ativação decorre do aumento da liberação hipofisária do hormônio adrenocorticotrófico ou corticotrofina (ACTH), induzido pelo despertar hipotalâmico, que também promove a liberação de gonadotrofinas (FSH e LH) e o início do funcionamento ovariano.

Geralmente o incremento da produção supra-renal precede o início da esteroidogênese ovariana, de tal sorte que em cerca de 20% das meninas o surgimento dos pêlos pubianos (pubarca) acontece antes do surgimento do broto mamário (telarca). Apesar disso, o desenvolvimento dos pêlos axilares (axilarca) ocorre tardiamente, cerca de um ano após a telarca, em torno dos 12 anos, bem próximo da primeira menstruação (menarca).

De forma esquemática, pode-se dizer que a elevação das taxas de corticotrofina:

- Acelera a função supra-renal.
- Aumenta a produção de glicocorticódes.

85-7241-634-X

- Eleva as taxas de androgênios, responsáveis pelo crescimento dos pêlos pubianos e axilares, além das ações sistêmicas, principalmente nos pêlos corporais e músculos.

EIXO HIPOTÁLAMO-HIPÓFISE-SUPRA-RENAL

A secreção de ACTH e, portanto de cortisol, é regulada por interações hormonais, neurais e químicas entre o hipotálamo, a hipófise e a supra-renal. Vários hormônios e neurotransmissores, como ocitocina, catecolaminas, angiotensina II, serotonina, polipeptídeo intestinal vasoativo (VIP), peptídeos opióides e colecistocinina, parecem estar envolvidos na síntese do ACTH, mas o hormônio liberador de corticotrofina (CRH) e a vasopressina (AVP) são os agentes mais importantes. Outros químicos, como as interleucinas 1 e 6, estimulam indiretamente a secreção de ACTH, regulando a secreção de CRH.

Situações de estresse agudo físico ou psicológico ativam o eixo hipotálamo-hipófise-supra-renal, levando ao aumento das taxas circulantes de ACTH e de cortisol. Estresse é um termo que engloba situações mal definidas e dificilmente quantificáveis. A ativação do eixo parece ser deflagrada pela ação do óxido nítrico fabricado em células do núcleo paraventricular.

Estresse físico inclui trauma grave, doenças terminais, queimaduras, grandes cirurgias, febre, hipoglicemia, exercícios físicos, hipotensão e exposição ao frio. A resposta é dose-dependente, sendo tão mais intensa quanto maior ou mais grave o fato desencadeante.

Situações de estresse crônico podem resultar em incremento na produção de hormônios androgênicos, pelas transformações promovidas pelos glicocorticóides nas células das zonas glomerulosa e fasciculada em células reticulares, provocando hipertrofia seguida de hiperplasia, o que explica a ocorrência de hirsutismo nesses casos.

HORMÔNIO HIPOTALÂMICO

O CRH, hormônio descoberto em 1955 e decodificado em 1981, estimulante principal da síntese de ACTH, é uma peptídica com 41 aminoácidos, sintetizada por neurônios localizados na região parvocelular do núcleo paraventricular do hipotálamo e injetada no sistema porta-hipofisário na eminência média. Adicionalmente, CRH é fabricado nos corticotrofos da hipófise anterior e estimula a produção de ACTH de forma autócrina e parácrina. Seu único gene está localizado no cromossomo 8.

O CRH funciona ligando-se ao receptor de superfície CRH-1, o que provoca a ativação de adenilciclase e da via de transdução da proteinocinase A (PKA) dependente do adenosina monofostato cíclico (AMPc), aumentando a entrada de cálcio através dos canais de cálcio do tipo L e a fabricação de metabólitos de lipoxigenase do ácido araquidônico. O gene do receptor de CRH do tipo 1 localiza-se no cromossomo 17q12.

O AVP em si é um ativador fraco da produção de ACTH, mas potencializa a ação do CRH e, provavelmente sobrepondo-se à ação tônica deste, propicia o ritmo circadiano de produção do ACTH.

A produção de CRH é controlada por influxos provindos de centros nervosos superiores e influenciada pelo regulador circadiano, pelo estresse e pela retroalimentação negativa dos glicocorticóides, que atuam tanto no hipotálamo quanto na hipófise.

85-7241-634-X

HORMÔNIO HIPOFISÁRIO

O ACTH é um polipeptídico com 39 aminoácidos, produzido na hipófise como parte de um precursor com 241 aminoácidos, a proopiomelanocortina (POMC), que também abriga as seqüências de outros hormônios peptídicos, como lipotrofinas (LPH), hormônios melanócito-estimulantes (MSH) e beta-endorfinas (β-END). O gene da POMC situa-se no cromossomo 2 e é formado por três éxons separados por dois grandes íntrons. O gene da POMC pode ser expressado em tecidos não hipofisários, incluindo cérebro, hipotálamo, fígado, rim, trato gastrointestinal, placenta, linfócitos e monócitos, mas as concentrações, com exceção da placenta, são geralmente muito baixas. A POMC sofre extenso processamento, que inclui clivagem, fosforilação, glicosilação, sulfatação e ação de endoproteases e outras enzimas antes de liberar os hormônios peptídicos propriamente ditos.

Como outros hormônios da hipófise anterior, ACTH é secretado de forma pulsátil, sendo cada pulso seguido pela rápida elevação dos níveis plasmáticos de ACTH e de cortisol. O ritmo circadiano da secreção de cortisol resulta de pulsos de ACTH de maior amplitude durante a noite, que se iniciam depois de 3 a 5h de sono, alcançando amplitude máxima nas últimas horas antes do despertar. A amplitude dos pulsos diminui durante a manhã, tornando-se mínima ao anoitecer. Como resultado, concentrações de ACTH plasmático e de cortisol sérico são mais elevadas ao despertar, caem sem regularidade durante o dia, estão muito baixas no fim da tarde e atingem taxas mínimas de 1 a 2h após o início do sono.

O ACTH atua ligando-se a um receptor de superfície específico, o receptor de melanocortina-2 (MCR-2), um dos cinco receptores de melanocortina. A ligação do ACTH aos receptores ativa a adenilciclase, aumenta a produção de AMPc, que então estimula a proteinocinase A (PKA) dependente do adenosina monofostato cíclico (AMPc) e a fosforilação de várias proteínas. A presença de cálcio extracelular é indispensável à ligação do ACTH e à esteroidogênese. O cálcio penetra os canais de cálcio do tipo T, independentemente da ativação da adenilciclase.

Outros fatores podem estar envolvidos na regulação da síntese supra-renal de esteróides, entre eles o fator de crescimento semelhante à insulina II (IGF-II), prolactina, estradiol e adrenalina.

O ACTH estimula a secreção de cortisol, de androgênios, como deidroepiandrosterona (DHEA), sulfato de deidroepiandrosterona (DHEA-S) e androstenediona, e, de forma transitória, de aldosterona pelo córtice supra-renal, no que é auxiliado pelos mecanismos de retrocontrole hormonal e pelos níveis circulantes de potássio e de angiotensina II.

HORMÔNIOS SUPRA-RENAIS

A supra-renal sintetiza os hormônios esteróides (Fig. 4.1), como detalhado a seguir:

- Mineralocorticóide (aldosterona) na zona glomerulosa, a mais externa.
- Glicocorticóides (cortisol, cortisona, desoxicorticosterona – DOCA) na zona fasciculada.
- Hormônios sexuais (androgênios, estrogênios e progesterona).

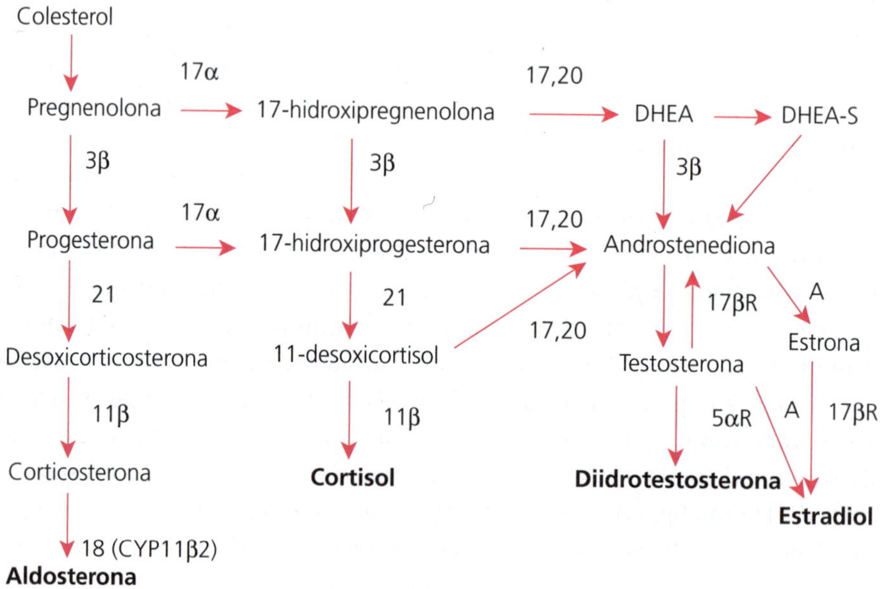

85-7241-634-X

Figura 4.1 – Esteroidogênese supra-renal. DHEA = deidroepiandrosterona; DHEA-S = sulfato de deidroepiandrosterona.

GLICOCORTICÓIDES

A ação dos glicocorticóides é multivariada.

Os glicocorticóides atuam nos tecidos-alvo interagindo com receptores intracelulares especiais, com capacidade de ligar-se ao DNA e regular a expressão de genes específicos, dos quais dois demonstram maior afinidade: o receptor do tipo 1 é realmente o receptor de mineralocorticóide; o outro, o receptor de tipo 2, é o mais expressado receptor de glicocorticóide. O gene do receptor de corticosteróides nomeado NR3C1 está localizado no braço longo do cromossomo 5 (5q11-q13) e é composto de 9 éxons, com a região de codificação protéica iniciando-se no éxon 2. O gene NR3C2 do receptor de mineralocorticóide é codificado por um gene situado no cromossomo 4 (4q31.1).

A síntese e a liberação de cortisol obedecem a um ritmo circadiano, como visto anteriormente.

Entre inúmeras outras ações, os corticóides:

- Deprimem a reabsorção tubular de potássio e aumentam a reabsorção de sódio e água, pelo aumento da conversão de cortisol em cortisona no rim.
- Ativam a fabricação de glicogênio, estimulando sua defosforilação, e inativam a enzima mobilizadora de glicogênio, a glicogênio-fosforilase.
- Aumentam o catabolismo protéico e a gliconeogênese (a partir de proteínas).
- Inibem a absorção e a utilização de glicose no tecido periférico.
- Aumentam o apetite e ofertam calorias adicionais para depósito.
- Ativam a lipólise no tecido adiposo.
- Elevam a produção hepática de glicose. Sua ausência provoca hipoglicemia.
- Em excesso, produzem aumento da gliconeogênese, hiperglicemia e eventualmente, diabetes. Nesse aspecto, funcionam como antagonistas da insulina.
- Exercem efeitos benéficos ao osso, ao induzirem células da linhagem osteoblástica a diferenciar-se em osteoblastos maduros. Em excesso, ou por período prolongado, contudo, têm efeito deletério e podem produzir osteoporose e fraturas, pois reduzem a absorção intestinal de cálcio e aumentam sua eliminação renal.
- Têm efeitos na inibição da reação inflamatória tissular, pela diminuição da permeabilidade das membranas.
- Promovem interação imune-supra-renal mediada pelos linfócitos T.

85-7241-634-X

HORMÔNIOS SEXUAIS

Os hormônios sexuais são os que particularmente interessam ao ginecologista. Em situação normal, a produção supra-renal de estrogênios e de progesterona é desprezível, por isso aqui a atenção se concentrará na atuação dos esteróides androgênicos.

Os androgênios supra-renais estão representados principalmente pela androstenediona (A) e pelo DHEA e seu sulfato, DHEA-S. DHEA e DHEA-S são largamente fabricados na supra-renal, a partir da 17α-hidroxipregnenolona, pela ação 17,20-liase do CYP17 (17-hidroxilase), mas não têm atividade androgênica importante. A maior parte deles é convertida em androstenediona e, a partir dela, em testosterona pela ação da 17KS-redutase, preferencialmente em tecidos periféricos Em condições normais, uma apreciável quantidade de androgênios, em especial de testosterona, é produzida por conversão periférica e suas taxas quase sempre se mantêm estáveis, sendo as elevações dos esteróides androgênicos decorrentes do aumento da síntese ovariana ou supra-renal. Do total da testosterona circulante na mulher, cerca de 25% é de origem supra-renal.

85-7241-634-X

Como visto, a síntese de testosterona induzida pelo ACTH na supra-renal é pequena. Vários fatores têm sido apontados como promotores da secreção supra-renal de androgênios, entre os quais: a prolactina, da qual existem abundantes receptores nas células adrenocorticais; mecanismos intra-supra-renais, incluindo as já apontadas transformações promovidas pelo cortisol nas células das zonas glomerulosa e fasciculada, a redução da atividade da 3b-hidroxiesteróide desidrogenase e o aumento da atividade do CYP17, que é estimulado pelos fatores insulinóides de crescimento 1 e 2. Nenhum deles, porém, tem sido comprovado como regulador fisiologicamente importante.

Os androgênios desempenham ações sistêmicas importantes, como o efeito anabolizante na massa muscular e o estímulo da libido, mas sua principal manifestação na mulher se faz na pele e nos pêlos, que são por eles estimulados em condições patológicas, como hirsutismo, anovulação crônica e ovários policísticos.

Contudo, os androgênios não agem diretamente nos efetores, requerendo conversão em um metabólito mais ativo, a diidrotestosterona (DHT), o que acontece, no caso da testosterona, pela ação da 5α-redutase, e no caso da androstenediona, pela ação da 17β-hidroxiesteróide desidrogenase ou 17-cetoesteróide-redutase. Essa transformação se faz no complexo pilossebáceo, estimulando a produção de gordura e o crescimento dos pêlos, origem dos quadros de acne, hirsutismo e virilização.

A situação complica-se ainda um pouco mais pelo fato de os androgênios, ao reduzirem a síntese da globulina transportadora de hormônios esteróides (SHBG), elevarem o percentual de testosterona livre de 1 para 2%, com acentuada piora do perfil hormonal.

Bibliografia

BARBARA, J. G.; TAKEDA, K. Voltage-dependent currents and modulation of calcium channel expression in zona fasciculata cells from rat adrenal gland. *J. Physiol.*, v. 488, p. 609, 1995.

BAULIEU, E. E.; CORPECHOT, C.; DRAY, F. An adrenal secreted androgen: Dehydroisoandrosterone sulfate. Its metabolism and a tentative generalization on the metabolism of other steroid conjugates in man. *Recent Prog. Horm. Res.*, v. 21, p. 411, 1965.

BRALEY, L. M.; ADLER, G. K.; MORTENSEN, R. M. et al. Dose effect of adrenocorticotropin on aldosterone and cortiso biosynthesis in cultured bovine adrenal glomerulosa cells. In vitro correlate of hyperreninemic hypoaldosteronism. *Endocrinology*, v. 131, p. 187, 1992.

DICKERMAN, Z.; GRANT, D. R.; FAIMAN, C.; WINTER, J. S. D. Intraadrenal steoid concentrations in man: zonal differences and development changes. *J. Clin. Endocrinol. Metab.*, v. 59, p. 1031, 1984.

GIBSON, G. G.; PLANT, N. J.; SWALES, K. E. et al. Receptor-dependent transcriptional activation of cytochrome P4503A genes: induction mechanisms, species differences and interindividual variation in man. *Xenobiotica*, v. 32, p. 165.

GLASOW, A.; BREIDERT, M.; HIDAN, A. et al. Functional aspects of the effect of prolactin (PRL) on adrenal steroidogenesis and distribution of the PRL receptor in the human adrenal gland. *J. Clin. Endocrinol. Metab.*, v. 81, p. 3103, 1996.

ILVESMAKI, V.; BLUM, W. F.; VOUTILAINEN, R. Insulin-like growth factor-II in human fetal adrenals: Regulation by ACTH, protein kinase C and growth factors. *J. Endocrinol.*, v. 137, p. 533, 1993.

MESIANO, S.; JAFFE, R. B. Interaction of insuline-like growth factor II and estradiol directs steroidogenesis in the human fetal adrenal toward dehydroepiandrosterone sulfate production. *J. Clin. Endocrinol. Metab.*, v. 77, p. 754, 1993.

PASCHKIS, K. E.; RAKOFF, A. E.; CANTAROW, A. *Clinical Endocrinology*. 2. ed. New York: Hoeber & Harper, 1958. p. 251.

PETERSON, R. E. Metabolism of adrenal cortical steroids. In: CHRISTY, N. P. (ed.). *The Human Adrenal Cortex*. New York: Harper and Row, 1971. p. 87.

PETERSON, R. E.; WYNGAARDEN, J. B.; GUERRA, S. L. et al. The physiological disposition and metabolic fate of hydrocortisone in man. *J. Clin. Invest.*, v. 34, p. 1779, 1995.

RUSSELL, D. W.; BERMAN, D. M.; BRYANT, J. T. et al. The molecular genetics of steroid 5 alpha-reductases. *Recent Prog. Horm. Res.*, v. 49, p. 275, 1994.

SIMPSON, E. R.; WATERMAN, M. R. Regulation of the synthesis of steroidogenic enzymes in adrenal cortical cells by ACTH. *Ann. Rev. Physiol.*, v. 50, p. 427, 1988.

85-7241-634-X

Capítulo 5

Ações dos Hormônios na Mama

José Aristodemo Pinotti
Marcelo Gennari Boratto

EMBRIOLOGIA E FISIOLOGIA MAMÁRIA

85-7241-634-X

A glândula mamária, órgão anexo do corpo humano, apresenta inúmeras funções relacionadas às esferas psicológica, sexual e reprodutiva, com respostas variáveis aos diferentes hormônios, nas diversas fases da vida da mulher. Sua interação hormonal é complexa, envolvendo principalmente os esteróides sexuais que atuam por via autócrina, parácrina e endócrina[1]. O termo mamogênese é utilizado para caracterizar a formação mamária, constituída por glândula exócrina do tipo tuboalveolar, composta de sistemas ductais e alvéolos oriundos de invaginações do ectoderma no mesênquima, podendo ser considerada como uma glândula sudorípara altamente modificada para a produção de leite[1].

Sua formação em humanos respeita as quatro etapas básicas da evolução filogenética descritas nos mamíferos, que ocorrem ainda na fase fetal, tanto para o sexo masculino quanto para o feminino, tal como se segue[1]:

- Formação da linha ou crista láctea (6ª semana de gestação).
- Formação do primórdio papilar (8ª à 18ª semana de gestação).

- Formação da bolsa papilar e do primórdio ductal (19ª à 30ª semana de gestação).
- Formação do complexo areolopapilar e primórdio lobular (31ª à 40ª semana de gestação).

Ao nascimento, a mama apresenta estrutura anatômica definida pelos complexos areolopapilares, compostos de canais galactóforos, tecidos glandular e adiposo.

Logo após, inicia-se lentamente o desenvolvimento da glândula mamária, sob influência dos resíduos hormonais maternos, do hormônio do crescimento, dos hormônios tireóideos, do cortisol e da insulina, os quais atuam de maneira sinérgica, porém ainda pouco esclarecida[1].

Na puberdade, graças à ação dos estrogênios, da progesterona e da prolactina, esse desenvolvimento é acelerado, e a glândula torna-se capaz de secretar, atingindo seu desenvolvimento morfológico pleno (Fig. 5.1).

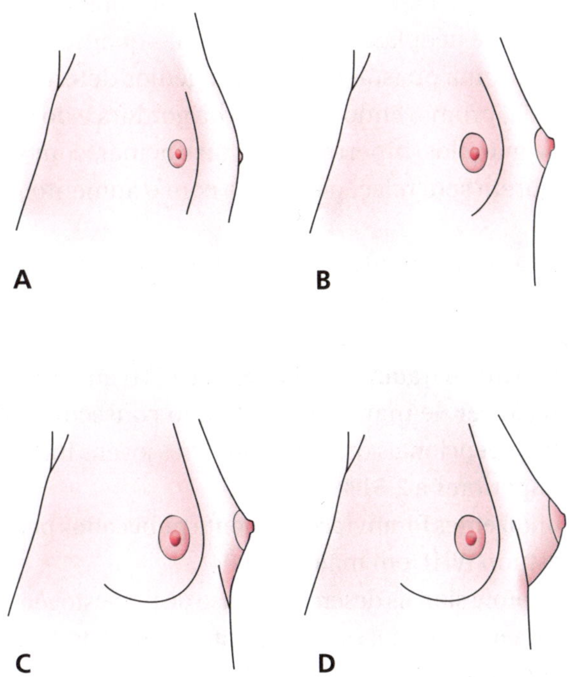

Figura 5.1 – Fases de desenvolvimento da glândula mamária. (*A*) Antes da puberdade – mamas planas. (*B*) Desenvolvimento do botão areolar. (*C*) Crescimento do tecido mamário e glândulas. (*D*) Achatamento das aréolas sobre o tecido mamário.

85-7241-634-X

Em 1992, patologistas americanos conceituaram a expressão máxima do desenvolvimento da glândula mamária quando identificaram histologicamente os quatro tipos de lóbulos mamários (lóbulos dos tipos I,II,III,IV), observando que os lóbulos do tipo III são evidenciados predominantemente durante a gravidez, e os tipo IV, somente durante a lactação[2]. Assim, pode-se concluir que somente a gestação e a lactação permitem a plena diferenciação e desenvolvimento desse tecido.

Uma vez vistas as fases de formação e desenvolvimento da glândula mamária, serão abordados, de maneira objetiva, os principais hormônios que atuam sobre o tecido dessa glândula.

Os hormônios do crescimento, tireóideos, cortisol e insulina, apresentam, de maneira global e sinérgica, influência sobre o desenvolvimento da glândula mamária; já o efeito isolado de cada um deles sobre esse tecido é pouco conhecido em seres humanos.

No que diz respeito à proliferação do tecido mamário, os principais responsáveis por esse fenômeno são os estrogênios e a progesterona.

Os estrogênios possuem importante papel no desenvolvimento das células ductais e do estroma. A progesterona, em sinergismo com os estrogênios e a prolactina, promove o desenvolvimento e a diferenciação acinar, e as alterações dos hormônios esteróides podem determinar importantes distúrbios mamários, como dor, nodulações e neoplasias, tanto benignas quanto malignas[1].

A exposição contínua ou isolada aos estrogênios determina alterações na morfologia mamária, promovendo aumento da gordura e do volume mamário, proeminência dos mamilos, hipertrofia ductal e acinar, com secreção eosinofílica na sua luz, porém sem relação definida com o aumento na incidência do câncer da mama.

Por outro lado, a administração exógena de estrogênios associados aos progestogênios, ministrados por longo período, aumenta o risco relativo para o câncer de mama[1].

Estudos relatam que o tratamento hormonal (TH) aumenta 2,3% o risco relativo (RR) para o câncer de mama, em cada ano consecutivo de uso. Por sua vez, o uso dos anticoncepcionais orais em mulheres jovens incrementa o mesmo risco em valores superiores a 2,61%.

Resultados condizentes foram recentemente publicados pelo segundo braço do protocolo de estudo WHI, em maio de 2004[3].

Embora alguns profissionais descrevam o uso de progestogênios por via tópica para o tratamento da mastodinia, essa terapêutica está cada vez mais em desuso, dando-se preferência às substâncias não hormonais, tais como derivados do acido linoléico, antiinflamatórios, bem como vitaminas A e E.

Embora estudos evidenciem maior risco para a proliferação desordenada do tecido mamário com uso dos hormônios esteróides, principalmente quando con-

85-7241-634-X

siderada a associação estrógeno-progestativa, as indicações devem ser analisadas isoladamente, caso a caso, levando-se em consideração a gravidade da mastodinia ou dos sintomas descritos na síndrome climatérica.

EFEITOS DOS ESTERÓIDES NO TECIDO MAMÁRIO

Controle da Atividade Proliferativa da Glândula Mamária

A ação direta dos esteróides e fatores de crescimento ocorre na fase G1 do ciclo celular. Outros fatores, sob controle genético e/ou hormonal, regulam todas as etapas do ciclo mitótico, para estimular ou suprimir a proliferação e a apoptose.

85-7241-634-X

Hormônios estão envolvidos de forma ativa no processo de controle da proliferação e diferenciação celulares, por meio de interações com os fatores de crescimento, oncogenéticos e supressores de tumores envolvidos no ciclo celular. Desse modo, a expressão anormal dos hormônios pode levar, direta ou indiretamente, à iniciação, promoção ou progressão de um tumor.

Existem dados clínicos, epidemiológicos e laboratoriais substanciais indicando que os estrogênios são importantes estimuladores mitóticos do câncer de mama, além de exercerem papel significativo na fisiologia normal da glândula mamária[4].

O hormônio natural 17β-estradiol (E^2) induz experimentalmente tumores em vários órgãos de ratos, camundongos e hamsters, mas em humanos foram considerados apenas agentes promotores no processo da carcinogênese. Não são genotóxicos, mas podem estimular a proliferação de células com erros somáticos antes de se reparar o DNA. Entretanto, é possível que o papel dos estrogênios na carcinogênese não seja limitado somente à estimulação da proliferação. Recentemente, evidências comprovaram que os estrogênios têm papel duplo na carcinogênese, estimulando a proliferação celular e acarretando danos genéticos[5].

Dados experimentais sugerem que as enzimas P450, CYP 1B1, presentes em muitos órgãos humanos, podem transformar estrogênios em 4-hidroxicatecolaminas, as quais podem causar danos ao DNA.

O E^2 também pode provocar lesões cromossômicas ou genéticas, incluindo aneuploidia, aberrações, amplificação dos genes e instabilidade micro-satélite em células de cultura e/ou *in vivo*, assim como mutações genéticas em diversos sistemas de células submetidas a testes[5]. Portanto, tecidos com altos níveis de estrogênio podem, teoricamente, promover a carcinogênese por intermédio de dois mecanismos: produzindo danos no DNA e estimulando a proliferação celular. O E^2 tem papel preponderante no desenvolvimento mamário durante a puberdade, mas o surgimento de seus receptores nessa glândula somente ocorre sob presença da prolactina.

Estrogênios atuam, principalmente, no sistema ductal, promovendo proliferação epitelial do tecido, mas em altas concentrações também podem estimular o sistema acinar. Por outro lado, a progesterona promove o crescimento do sistema de lóbulos alveolares depois do início dos ciclos ovulatórios.

Mama no Ciclo Menstrual

85-7241-634-X

Como se pode ver, os estrogênios desenvolvem e mantêm a glândula mamária, promovendo proliferação e crescimento celular específico. Os estrogênios induzem à expressão da progesterona receptora. Juntos, todos os hormônios promovem proliferação celular, por regulação dos fatores de crescimento. Os progestogênios têm papel principal no ciclo preparatório do desenvolvimento normal das mamas durante a gestação e a lactação. Eles são importantes no controle do crescimento e diferenciação celular.

Em outra linha o ciclo mamário difere, substancialmente, do endometrial.

Embora ocorram alterações na mama durante o ciclo menstrual, como nas diferentes fases etárias, as fases proliferativa e secretória no endométrio não correspondem às atividades estrogênica e progestogênica, respectivamente.

Contrariamente, o máximo de atividade proliferativa é observado na segunda fase do ciclo, que ocorre por volta do 21º dia do ciclo menstrual. Nazário, em 1992, por meio de estudo morfológico e morfométrico, demonstrou que, na segunda fase do ciclo, o volume nuclear das células epiteliais é maior do que durante a fase proliferativa, evidenciando-se a mitose somente na fase secretória[6].

É preciso salientar que o índice de apoptose (morte celular) é maior na segunda fase do ciclo, compensando o aumento no número de mitoses da primeira fase; por outro lado, o aumento do volume mamário ocorre até o advento da menopausa.

Mama após a Menopausa

A mama não é inativa na pós-menopausa, podendo sintetizar o estradiol a partir do sulfato de estrona. O tecido gorduroso mamário, maior constituinte da glândula na pós-menopausa, é capaz de sintetizar estrogênios, a partir dos precursores androgênicos, sendo tal capacidade maior nas mulheres com câncer de mama ou com doença benigna da mama. Portanto, os níveis de estrogênio plasmático não refletem os níveis desse hormônio no tecido mamário.

Enquanto os níveis de estrogênio plasmático diminuem durante a pós-menopausa, isso não ocorre no tecido mamário.

A estrona é o principal estrogênio plasmático na pós-menopausa, ao passo que o estradiol predomina no compartimento intracelular mamário, sugerindo um metabolismo local do tecido.

HORMÔNIOS E CÂNCER DE MAMA

Receptores de Estrogênios

A ação dos estrogênios é mediada pelo receptor estrogênico (RE). A proteína RE foi identificada em 1967, e desde então sua detecção tem sido amplamente utilizada para predizer-se a resposta endócrina e o efeito destes no câncer.

Com o advento da biologia molecular, o gene RE completo foi clonado e analisado. Inicialmente, acreditava-se que somente um único receptor era responsável para mediar os efeitos dos estrogênios em tecidos atingidos, porém dez anos depois o segundo RE, conhecido como REβ, foi clonado em roedores e, posteriormente, em tecidos humanos, confirmando que cada receptor provém de genes independentes[7].

Interação dos Hormônios Esteróides e Fatores de Crescimento Tumoral

Tumores mamários com baixos níveis de RE ou RE-negativos apresentam, em geral, altos índices de fator receptor de crescimento epidérmico (FRCE), estando associados a pior prognóstico. Os E^2 podem estimular o crescimento do tumor com produção das proteases, que ativam precursores de outros fatores de crescimento, como o fator de crescimento transformador alfa (TGF-α).

Antiestrogênios

85-7241-634-X

Os antiestrogênios são agentes terapêuticos no tratamento e possível prevenção do câncer de mama. O tamoxifeno é um antiestrogênio utilizado na hormonioterapia do câncer de mama. Acredita-se, que ele funcione como agente antitumor ao inibir a ação do RE no tecido mamário.

Estudos *in vitro* sugerem que a ação antiestrogênica do tamoxifeno resulte de sua conexão direta com o receptor estrogênico, com conseqüentes alterações na conformação do receptor, na transcrição do RNA e na redução da proliferação celular.

Sua atividade antiproliferativa também é mediada pelos fatores de crescimento. Clinicamente os antiestrogênios (notavelmente o tamoxifeno) constituem, em nosso meio, a principal terapia hormonal para os casos de câncer de mama com expressão de RE positiva. Trata-se de um composto não esteróide, que, quando administrado às mulheres, compete com os receptores de estrogênios, diminuindo seus efeitos. Em mulheres hipoestrogênicas, possuem pouca ação estrogênica, porém suficiente para manter a densidade óssea e reduzir os níveis de colesterol circulantes. Em doses entre 10 e 20mg/dia, reduzem o colesterol total em 12% e a fração LDL em 20% aproximadamente. Os sintomas resultantes da atrofia vaginal melhoram com seu uso, o que não ocorre com os sintomas vasomotores.

Nas células neoplásicas, o tamoxifeno inibe a secreção do TGH-α e do fator de crescimento epidérmico (EGF), estimulando a produção do TGF-β, sendo os dois primeiros fatores envolvidos com a promoção do câncer, e o último, com sua inibição. Induz também à apoptose típica em células RE (+) e RE (-) da mama. Considerando que aproximadamente 10% das mulheres com tumores RE (-) respondem à terapia antiestrogênica, pode-se dizer que essas drogas têm um mecanismo de ação específico, além da competição pelos receptores[8,9].

O tamoxifeno é amplamente utilizado em mulheres com câncer de mama, tanto em tratamento adjuvante de tumores com receptores positivos e axila negativa, como também adjuvante nas formas avançadas.

Sua administração no câncer de mama inicial resulta numa significativa redução da mortalidade em mulheres com idade igual ou superior a 50 anos[10].

A possibilidade de se trabalhar com um medicamento que, ao mesmo tempo, apresenta certos efeitos estrogênicos sistêmicos desejáveis e ação antiestrogênica na mama, estimula os pesquisadores para que o empreguem na quimioprofilaxia do câncer de mama a mulheres pós-menopáusicas saudáveis, como também àquelas com alto risco para a doença.

Embora o tamoxifeno seja considerado um medicamento seguro, a alta incidência de doença endometrial, inclusive o câncer, alerta os clínicos para a necessidade da monitoração sistemática do endométrio, bem como dos seus efeitos colaterais, inclusive as alterações oculares vinculadas ao longo uso do medicamento[11,12].

Embora as indicações para o uso do tamoxifeno no tratamento do câncer de mama sejam inquestionáveis, sua utilização requer monitoração uterina e avaliação clínica cuidadosa, como já comentado.

Relação Epidemiológica entre Esteróides e Câncer de Mama

O papel dos esteróides no câncer de mama evidencia-se, principalmente, com os dados epidemiológicos disponíveis. O câncer de mama é mais freqüente em mulheres do que em homens, e sua incidência aumenta, progressivamente, com o avanço da idade e aproximação da menopausa. A ooforectomia pré-menopáusica realizada sem a reposição hormonal reduz o risco. A menarca

85-7241-634-X

85-7241-634-X

precoce, a menopausa tardia e a nuliparidade são considerados fatores de risco para o câncer. Por sua vez, a primeira gravidez precoce a termo representa um fator fisiológico único de proteção, embora muitos autores tenham sugerido que a alta paridade possa ter efeito protetor adicional[13].

Um estudo epidemiológico realizado na Universidade Estadual de Campinas (Unicamp), na década de 1970, demonstrou que o aumento no número de ciclos ovulatórios menstruais constitui fator de risco considerável[14]. Sabe-se que no início do século XX, as mulheres menstruavam, em média, 56 vezes, ao passo que, nos anos de 1970, o número ascendeu para 328.

As variações geográficas observadas na incidência do câncer de mama são, provavelmente, relacionadas a fatores ligados ao meio ambiente, e não a alterações genéticas, uma vez que as populações imigrantes assumem os riscos dos padrões locais de seu destino[15,16]. Tais fatores ambientais são, possivelmente, nutricionais e estão relacionados, por exemplo, à gordura, ao consumo de carne e também aos hábitos reprodutivos[14,17-19].

Contraceptivos Orais e Câncer de Mama

A relação entre o uso de anticonceptivos orais (AO) e o câncer de mama tem sido discutida em várias publicações, mas somente poucas oferecem pormenores, como a influência da idade em que se iniciou seu uso, duração, relação com a primeira gestação e diferentes formulações farmacológicas. O risco de câncer de mama em usuárias de AO, independentemente da sua idade, duração do uso, formulação e outros fatores que possam interferir, não difere muito entre as populações em geral.

Pode-se considerar que a mulher adulta não apresenta risco alto ao desenvolvimento do câncer e, na prática, os benefícios dos AO (contracepção, regulação do ciclo menstrual, redução da perda do sangramento menstrual, proteção contra anemia hipocrômica, osteoporose, dismenorréia, tensão pré-menstrual, câncer de endométrio e de ovário, doença benigna da mama, cisto de ovário e artrite reumatóide) são maiores que os eventuais riscos.

O trabalho que avalia a duração do uso dos AO em função do risco de câncer de mama é controverso. O parâmetro da duração com o uso deveria ser ainda avaliado em relação a outros fatores, como idade. Há uma tendência a se considerar que o risco de câncer de mama aumenta quando o uso de AO se inicia antes dos 25 anos. Pike *et al.* verificaram, nesse caso, risco relativo de 4, corroborado por outros autores[20-23]. Entretanto, precisa-se entender que o limite de 25 anos é alto demais para as adolescentes interessadas no uso de métodos contraceptivos orais. Por outro lado, Pinotti *et al.* demonstraram que o uso prolongado de AO após o primeiro parto diminui o risco de câncer de mama[14].

Em virtude da grande variedade de opções farmacológicas, existe muita dificuldade para avaliar a influência destas sobre o risco de câncer. Os trabalhos do Cash Study e da OMS não encontraram diferenças entre os vários AO. Trabalhos realizados no Reino Unido demonstraram riscos de 1,04; 1,10 e 0,85 para pílulas com doses menores que 50µg de etinilestradiol, maiores que 50µg e minipílulas, respectivamente.

Alguns autores sugerem que o câncer de mama nas mulheres que fizeram uso de AO antes dos 25 anos tem pior prognóstico, evidenciado por envolvimento axilar extenso, negatividade para receptores de estrogênios, baixa sobrevida e marcadores de atividade proliferativa alta, como aneuploidia e fase S. Esse fato pode ser relatado pela influência de hormônios exógenos na fase de desenvolvimento do tecido mamário, interferindo no controle dos mecanismos da atividade proliferativa. Conclusões definitivas sobre o risco de câncer de mama em usuárias de AO somente serão obtidas com pesquisas baseadas em largas casuísticas e seguimentos que analisem todos os fatores que possam interferir.

Tratamento Hormonal e Câncer de Mama

Os benefícios da reposição de estrogênios são bem conhecidas. Ela promove alívio da sintomatologia vasomotora, prevenção da osteoporose e da doença de Alzheimer. Folsom *et al.*, em estudo prospectivo com mais de 40.000 mulheres pós-menopausadas, submetidas a *follow-up* durante 5 anos, demonstraram que as usuárias correntes apresentavam risco relativo (RR) variado para: mortalidade total (RR = 0,78), incidência de fratura de costela (RR = 0,53) e incidência de câncer de mama (RR = 0,53)[24]. Mais recentemente, com o surgimento de benefícios adicionais, as usuárias de estrogênio exibiram 34% de redução no risco de câncer colorretal e 20 a 60% de redução no risco da doença de Alzheimer[25].

85-7241-634-X

Risco de Câncer de Mama

A possibilidade da associação entre tratamento hormonal (TH) e risco de câncer de mama tem sido investigada por vários grupos. A estrogenioterapia em mulheres pós-menopausadas iniciou-se nos Estados Unidos em 1942, ficando popular na década de 1960 e no início da década de 1970[26]. O medicamento Premarin® foi a droga mais prescrita nos Estados Unidos naquela época. Quando se observou aumento na incidência de câncer endometrial, sua prescrição reduziu significativamente, fato que culminou com a diminuição da dosagem, sua associação aos progestogênios, além da opção pelo uso dos estrogênios naturais, ao invés dos sintéticos, com a mesma eficácia.

Brinton *et al.* encontraram uma tendência altamente significativa de risco, com aumento do tempo de uso do TH, porém, na média, esse risco foi só de 2% por ano. Steinberg *et al.* concluíram que, independentemente do tipo de menopausa, o risco de câncer de mama entre as usuárias de estrogênios não aumenta antes de cinco anos de uso, atingindo 1,3 vezes após o uso por 15 anos[27,28].

Já Bergkvist *et al.* deram origem a grande discussão sobre o efeito dos progestogênios, ao publicarem dez casos nos quais observaram risco relativo de 4,4 em mulheres usuárias de combinações entre estrogênios e progestogênios, durante período superior a seis anos. Com base nesses resultados, os autores sugeriram a possibilidade de aumento do risco com o uso de progestogênios, embora a casuística fosse pequena[29]. Colditz *et al.* estudaram o efeito da adição dos progestogênios à terapia estrogênica sobre o risco de câncer de mama. Documentaram 1.935 casos de câncer de mama invasivo recentemente diagnosticados[30].

O risco de câncer de mama foi 1,32 vezes maior para as mulheres que utilizavam somente estrogênio e 1,41 para as usuárias de estrogênios e progestogênios, em comparação às que nunca fizeram uso de hormônios.

Observaram, ainda, ligeiro aumento no risco com cinco ou mais anos de TH, sendo este maior em mulheres idosas.

Stanfor *et al.* avaliaram o risco de câncer de mama em relação ao uso de estrogênios combinados e progestogênio isolado, estudando 537 mulheres e 492 casos-controle, com idade entre 50 a 64 anos, não observando aumento do risco de câncer de mama com a utilização do tratamento hormonal estrógeno-progestativo[31].

Parece haver tendência favorável para o risco levemente aumentado, quanto maior for a duração do uso do TH[32]. O efeito de adicionar progestogênios à terapia estrogênica, em relação ao risco de câncer de mama, é ainda controverso.

Estudos populacionais embasados no uso contínuo dos estrogênios em mulheres na pós-menopausa demonstram risco relativo próximo ou levemente acima de 1, podendo atingir 1,5 quando utilizado por 15 a 20 anos; entretanto, mesmo esse pequeno aumento é questionado[33-37]. Fundamentando-se nessa análise, concluiu-se que a terapia estrogênica, de longa duração, não aumenta o risco de câncer de mama. Gambrell Jr. sugere certo efeito protetor com a adição dos progestogênios ao TH[36]. Porém ainda se deve obrigatoriamente pesquisar melhor o comportamento das células mamárias com o uso destes ou de outro esteróide sintético natural, de forma que o TH não deve ser utilizado para prevenir o envelhecimento, devendo ser restritamente direcionado aos sintomas climatéricos refratários às terapias não hormonais.

85-7241-634-X

Tratamento Hormonal e Prognóstico de Câncer de Mama

Vários estudos demonstraram que mulheres com câncer de mama, usuárias de estrogênios, têm sobrevivência maior do que aquelas que não utilizam ou nunca utilizaram estrogênios[38-40]. Analisaram a sobrevida de pacientes após o diagnóstico de câncer de mama por período de 8 a 18 anos de seguimento, observando média de sobrevivência de 84 meses entre as não usuárias, 80 meses para usuárias no passado e mais que 143 meses para usuárias no tempo do diagnóstico $(p < 0,01)$.

Concluindo, o uso isolado da estrogenioterapia, mesmo na vigência de câncer de mama, parece melhorar a sobrevida dessas mulheres. Protocolos de pesquisa que associam o uso de estrogênios aos inibidores da aromatase, moduladores seletivos dos receptores de estrogênio (SERM) como tamoxifeno, estão em andamento, com boas perspectivas quanto ao seu uso.

85-7241-634-X

Tratamento Hormonal em Pacientes com Câncer de Mama

O câncer de mama e o de endométrio sempre foram considerados como absoluta contra-indicação para TH. Entretanto, vários estudos não encontraram nenhum efeito adverso. Embora estes apresentem pequena casuística, chamam a atenção para a possibilidade de se melhorar a qualidade das mulheres com câncer de mama. De acordo com Fentiman *et al.* o TH deveria ser administrado em mulheres com estádios precoces de câncer de mama (I e IIA), após seguimento mínimo de 24 a 36 meses, uma vez que estão conscientes dos riscos envolvidos. De acordo com a opinião de Fentiman, mulheres com tumores RE (-) podem usufruir do TH sem nenhum controle especial. Para aquelas com linfonodos axilares sem comprometimento neoplásico, mas com tumor RE (+), o controle precisa ser feito trimestralmente. Para pacientes com linfonodo axilar com comprometimento tumoral positivo e RE (-), o TH pode ser administrado com controle trimestral; aquelas que apresentavam nódulo axilar positivo e RE (+) não devem receber TH[41].

CONCLUSÕES

- A contracepção oral e, principalmente, o TH têm preocupado muito os cientistas em relação ao possível aumento do risco de câncer de mama e de endométrio, neoplasias reconhecidamente relacionadas ao nível hormonal.
- O risco de câncer de mama em usuárias adultas de AO não é significativamente alto, e os benefícios ultrapassam os riscos. Entretanto, a prescrição

de AO para adolescentes deveria ser evitada, particularmente, na vigência de histórico familiar de câncer mamário.

- Para o TH, há inúmeras evidências demonstrando que seu uso traz mais benefícios do que riscos, melhorando de forma significativa a qualidade de vida e a longevidade das mulheres; entretanto há evidências de aumento de risco de câncer de mama com o seu uso. Antes de se decidir sobre a utilização dos esteróides, cada caso deve ser avaliado individualmente, considerando-se o risco pessoal para câncer, condições clínicas e a possibilidade de seguimento médico adequado. Em pacientes histerectomizadas sem fatores de risco, em boas condições clínicas, a opção deve ser o uso dos estrogênios isolados. Evidentemente, a presença de útero não contra-indica o uso de estrogenioterapia isolada, mas requer adequado e periódico controle da cavidade uterina. A adição de progestogênios em baixas doses pode ser considerada como opção, particularmente em mulheres com alto risco para câncer endometrial.
- A reposição de estrogênios não aumenta significativamente o risco de câncer de mama, ou melhor, esse risco aumenta somente após uso prolongado. O efeito do progestogênio permanece controverso. Nessa situação, os progestogênios com mínimo efeito androgênico deveriam ser eleitos[42]. Em mulheres com câncer de mama e nas pós-menopausadas com aumento desse risco, a possibilidade do tratamento com tamoxifeno e SERM deve ser considerada, visto que eles mantêm a densidade óssea e reduzem o colesterol sanguíneo. Se um TH estrogênico ou estroprogestativo for necessário, este deverá ser ministrado em pequenas doses e pelo menor tempo possível.

Referências Bibliográficas

85-7241-634-X

1. BASEGIO, D. L. *Câncer de Mama*. Rio de Janeiro: Revinter, 1998.
2. RUSSO, J.; RUSSO, I. H. Biological and molecular basis of mammary carcinogenesis. *Lab. Invest.*, v. 57, p. 112, 1987.
3. WOMEN'S HEALTH INITIATIVE INVESTIGATORS. Risks and Benefits of Estrogen Plus Progestin in Healthy Postmenopausal Women. Principal Results from the Women's Health Initiative Randomized Controlled Trial. *JAMA*, v. 288, p. 321, 2002.
4. HENDERSON, B. E.; ROSS, R. K.; PIKE, M. C. Hormonal chemoprevention of cancer in women. *Science*, v. 259, p. 633, 1993.
5. LIEHR, J. Is estradiol a genotoxic mutagenic carcinogen? *Endocrine Reviews*, v. 21, n. 1, p. 40, 2000.
6. NAZÁRIO, A. C. P. *Estudo Morfológico e Morfométrico da Glândula Mamária Durante as Fases Proliferativa e Secretora do Ciclo Menstrual*. São Paulo, 1992. Tese (Doutorado) – Universidade Federal de São Paulo.

7. TREMBLAY, G. B.; TREMBLAY, A.; COPELAND, N. G.; GILBERT, D. J. et al. Cloning, chromosomal localization, and functional analysis of the murine estrogen receptor [beta]. *Mol. Endocrinol.*, v. 11, p. 353, 1997.
8. DISAIA, P. J.; BREWSTER, W.; ZIOGAS, A.; ANTON-CULVER, H. Breast cancer survival and hormone replacement therapy: a cohort analysis. *Am. J. Clin. Oncol.*, v. 23, n. 6, p. 541, 2000.
9. PERRY, R. R.; KANG, Y.; GREAVES, B. Effects of tamoxifen on growth and apoptosis of estrogen-dependent and independent human breast cells. *Ann. Surg. Oncol.*, v. 238, 1995.
10. EARLY BREAST CANCER TRIALIST´S COLLABORATIVE GROUP. The effects of adjuvant tamoxifen and cytotoxic therapy on mortality in early breast cancer: an overview of 61 randomized trials among 28.896 women. *N. Engl. J. Med.*, v. 319, p. 1681, 1988.
11. DELIGDISCH, L. Effects of hormone therapy on the endometrium. *Mod. Pathol.*, v. 6, p. 94, 1993.
12. PAVLIDES, N. A.; PETRIS, C.; BRIASSOULS, E. et al. Clear evidence that long-term, low dose tamoxifen treatment can induce ocular toxicity. *Cancer*, v. 69, p. 2961, 1992.
13. LIPNICK, R.; SPEIZER, P. E.; BAIN, C.; WILLET, W. et al. Case control study of risk indicators among women with premenopausal and early postmenopausal breast cancer. *Cancer*, v. 53, p. 1020, 1984.
14. PINOTTI, J. A.; HARDY, E. E.; FAUNDES, A. Ciclos ovulatórios y cancer de mama. *Bol. Acad. Nac. B. Aires*, v. 61, p. 117, 1983.
15. HEMS, G.; STUART, A. Breast cancer rates in populations of single women. *Br. J. Cancer*, v. 31, p. 118, 1975.
16. THOMAS, D. B. Do hormones cause breast cancer? *Cancer*, v. 53, p. 595, 1984.
17. HEMS, G. Epidemiological characteristics of breast cancer in middle and late age. *Br. J. Cancer*, v. 24, p. 226, 1970.
18. DRASER, B. S.; IRVING, D. Environmental factors and cancer of the colon and breast. *Br. J. Cancer*, v. 27, p. 167, 1973.
19. ARMSTRONG, B.; DOLL, R. Environmental factors and cancer incidence and mortality in different countries with reference to dietary practices. *Int. J. Cancer*, v. 15, p. 617, 1975.
20. PIKE, M. C.; HENDERSON, B. E.; KRAILO, M. D.; DUKE, A.; ROY, S. Breast cancer in young women and use of oral contraceptives: possible modifying effects of formulation and age at use. *Lancet*, v. 2, p. 926, 1983.
21. OLSSON, H.; OLSSON, M. L.; NOLLER, T. R.; RANSTAN, J.; HOLM, P. Oral contraceptive use and breast cancer in young women in Sweden. *Lancet*, v. 1, p. 748, 1995.
22. RAVNIHART, B.; ZAKELY, M. P.; KOSMELJ, K.; STARE, J. A case control study of breast cancer in relation to oral contraceptive use in Slovenia. *Neoplasma*, v. 35, p. 109, 1988.
23. RANSTAN, J.; JANSON, L.; OLSSON, H. Rising incidence of breast cancer among young women in Sweden. *Br. J. Cancer*, v. 61, p. 120, 1990.
24. FOLSOM, A. R.; MINK, P. J.; SELLERS, T. A. et al. Hormonal replacement therapy and morbidity and mortality in a prospective study of postmenopausal women. *Am. J. Public Health*, v. 85, p. 1128, 1995.
25. BURKMAN, R.; COLLINS, J. A.; GREENE, R. A. Current perspectives on benefits and risks of hormone replacement therapy. *Am. J. Obstet. Gynecol.*, v. 185, p. S13, 2001.

85-7241-634-X

26. DISAIA, P. Hormone replacement therapy in patients with breast cancer – a reppraisal. *Cancer*, v. 71, p. 1490, 1993.
27. BRINTON, L. A.; HOOVER, R.; FRAUMENI, J. F. Menopausal oestrogens and breast cancer risk: An expanded case-control study. *Br. J. Cancer*, v. 54, p. 825, 1986.
28. STEINBERG, K. K.; THACKER, S. B.; SMITH, J. et al. A meta-analysis of the effect of estrogen replacement therapy on the risk of breast cancer. *JAMA*, v. 265, p. 1985, 1991.
29. BERGVIST, L.; ADMI, H. O.; PERSSON, I.; HOOVER, R.; SCHAIRER, C. The risk of breast cancer after estrogen and estrogen-progestin replacement. *N. Engl. J. Med.*, v. 321, p. 293, 1989a.
30. COLDITZ, G. A.; HANKINSON, S. E.; HUNTER, D. J. et al. The use of estrogens and progestins and the risk of breast cancer in postmenopausal women. *N. Engl. J. Med.*, v. 332, p. 1598, 1995.
31. STANFORD, J. L.; WEISS, N. S.; VOIGT, L. F. et al. Combined estrogen and progestin hormone replacement therapy in relation to risk of breast cancer in middle-aged women. *JAMA*, v. 274, p. 137, 1995.
32. BRECKWOLDT, M.; KECK, C.; KARCK, U. Benefits and risks of hormonal replacement therapy (HRT). *J. Steroid. Biochem. Mo. Biol.*, v. 53, p. 205, 1995.
33. KAUFMANN, D. W.; MILLER, D. R.; ROSENBERG, L. et al. Noncontraceptive estrogen use and risk of breast cancer. *JAMA*, v. 252, p. 63, 1984.
34. KEY, T. J. A. Hormone replacement therapy and breast cancer risk. Approaches to breast cancer prevention. In: STOLL, B. A. (ed.). *Approaches to Breast Cancer Prevention*. Dordrecht: Kluwer, 1991.
35. NACHTIGALL, L. E.; NACHTIGALL, M. J. Hormone replacement therapy. *Curr. Opin. Obstet. Gynecol.*, v. 4, p. 907, 1992.
36. GAMBRELL JR., R. D. Estrogen replacement therapy and breast cancer risk. A new look at the data. *The Female Patient*, v. 18, p. 50, 1993.
37. COLDITZ, G. A.; STAMPFER, M. J.; WILLET, W. C. et al. Prospective study of estrogen replacement therapy and risk of breast cancer in postmenopausal women. *JAMA*, v. 264, p. 2648, 1990.
38. GAMBRELL JR., R. D. Proposal to decrease the risk and improve the prognosis of breast cancer. *Am. J. Obstet. Gynecol.*, v. 150, p. 119, 1984.
39. BERGVIST, L.; ADAMI, H. O.; PERSSON, I.; BERGSTRÖM, R.; KRUSEMO, U. B. Prognosis after breast cancer diagnosis in women exposed to estrogen and estrogen-progestogen replacement therapy. *Am. J. Epidem.*, v. 130, p. 221, 1989b.
40. STRICKLAND, D. M.; GAMBRELL JR., R. D.; BUTZIN, C. A. et al. The relationship between breast cancer survival and prior post-menopausal estrogen use. *Obstet. Gynecol.*, v. 80, p. 400, 1992.
41. FENTIMAN, I. S.; SAAD, Z.; CALEFFI, M. et al. Tamoxifen protects against steroid-induced bone loss. *Euro. J. Cancer*, v. 28, p. 684, 1992.
42. HARLAP, S. The benefits and risks of hormone replacement therapy: an epidemiologic overview. *Am. J. Obstet. Gynecol.*, v. 166, p. 1986, 1992.

85-7241-634-X

Capítulo 6

Ações dos Hormônios no Trato Genital

José de Souza Costa

INTRODUÇÃO

A despeito das manifestações dos hormônios sexuais estenderem-se da pele ao cérebro, os esteróides gonadais têm como local principal de ação os órgãos genitais e as mamas. Contudo, enquanto no trato genital, de forma geral, o estrogênio tem uma ação trófica e a progesterona exerce ações regressivas, na mama esta última desempenha também um efeito estimulante dos alvéolos, o que esclarece a razão de algumas manifestações indesejáveis da terapia combinada estroprogestativa, seja como pílula anticoncepcional, ou na terapia de reposição hormonal.

85-7241-634-X

FISIOLOGIA

Na puberdade, ao se iniciar o funcionamento ovariano e a produção dos esteróides sexuais, as estruturas genitais, que se haviam mantido quiescentes durante a infância, passam a sofrer apreciáveis modificações, que serão o objeto de atenção deste capítulo, no processo de preparação para o desempenho de sua primordial função, a procriação. Situação idêntica ocorre na mama, abordada em capítulo próprio (ver Cap. Ações dos Hormônios na Mama).

RECEPTORES HORMONAIS

Para exercer sua ação, os hormônios requerem estruturas especiais nos órgãos-alvo que os reconheçam, denominadas receptores. O mecanismo da transmissão do estímulo hormonal é altamente complexo, envolvendo uma cascata de reações que darão lugar, no final, no caso dos esteróides, à síntese das proteínas necessárias à realização da atividade pretendida. Os receptores são específicos para cada hormônio. Assim, no que concerne aos esteróides sexuais, devem-se encontrar nos órgãos genitais receptores de estrogênios, de progestogênios e de androgênios.

Como exemplo, a seguir serão descritos os mecanismos de ativação dos receptores de estrogênios. Dois tipos de receptores de estrogênios são reconhecidos, com preponderância de cada tipo em diferentes tecidos: os receptores de estrogênio alfa ou RE-α e os receptores de estrogênio beta ou RE-β.

O RE-α foi descoberto nos anos de 1960, e sua seqüência de aminoácidos, divulgada em 1986. Ele é *traduzido* de uma quilobase 6,8 mRNA, que contém 8 éxons, derivada de um gene localizado no braço longo do cromossomo 6. A meia-vida desse receptor é de 4 a 7h, o que o faz uma proteína de renovação rápida. O RE-β, descoberto em meados dos anos de 1990, é codificado por um gene localizado no cromossomo 14, q22-q24, na proximidade dos genes relacionados à doença de Alzheimer. Ele é 97% homólogo com o RE-α na seqüência de aminoácidos no domínio de ligação com o DNA e 59% homólogo no domínio de ligação hormonal.

Em condições de repouso, o receptor estrogênico contém uma variedade de proteínas que inclui as proteínas de choque térmico, das quais a proteína 90 parece ser a mais importante. A *ativação* ou *transformação* é conseqüência da dissociação dessa proteína. Na forma inativa, esse complexo não pode unir-se ao DNA. Após a ligação com o hormônio esteróide, as proteínas de choque térmico são liberadas, o que dá lugar à dimerização. O RE-α pode formar dímeros com outro RE-α (homodímeros) ou com um RE-β (heterodímero), o que também pode acontecer com o RE-β. Células que expressam somente um dos receptores estrogênicos são estimuladas por homodímeros, enquanto as células que expressam ambos respondem a homodímeros e heterodímeros.

As alterações de conformação provocadas no receptor pela ligação hormonal incluem um processo de dissociação que induz à sua compactação. Essa alteração de conformação é importante na determinação da mensagem transmitida ao gene. Ela é levemente, mas de forma significativa, diferente para cada um dos

85-7241-634-X

"ligandos", razão por que estradiol, tamoxifeno e raloxifeno transmitem diferentes mensagens de agonismo ou antagonismo.

Múltiplas regiões dos receptores são envolvidas na ativação da transcrição. Os receptores de estrogênio, de progesterona e de glicocorticóide contêm duas áreas específicas, ditas TAF (função de ativação de transcrição)-1 e TAF-2, que possibilitam operações de transcrição especificamente induzidas. Essas estruturas são ativadas ou suprimidas por proteínas celulares denominadas de co-ativadores e co-repressores. TAF-1 é independente do estrogênio no domínio regulatório. TAF-2 somente é ativado na presença de estrogênio no domínio de ligação hormonal. As ações de TAF-1 e TAF-2 variam de acordo com os promotores nas células-alvo. Isso resulta em um conceito importante, ou seja, de que o mesmo hormônio pode induzir diferentes respostas em células diferentes, na dependência do contexto celular das proteínas reguladoras.

Resumidamente, de forma geral, a ativação do receptor compreende a seguinte série de eventos:

- Ligação do hormônio ao domínio de ligação hormonal.
- Ativação do complexo hormônio/receptor por dissociação da conformação do receptor, que envolve a dissociação das proteínas de choque térmico.
- Dimerização do complexo.
- Separação do receptor das proteínas inibidoras.
- Fosforilação.
- Formação de polipeptídeos que atuam como fatores de transcrição, em conjunção com a enzima polimerase.
- Ligação do complexo esteróide/receptor ao gene estrogênio-regulado no DNA.
- Indução de transcrição do RNA, mediada pelos TAF.
- Transporte dos trancritos mRNA aos ribossomos.
- Síntese protéica no citoplasma.

AÇÃO NA VULVA

No início da puberdade as estruturas da vulva são primordialmente influenciadas pelos estrogênios, que atuam de forma diversificada nos vários elementos constitutivos do órgão, causando transformações que lhe darão conformação adulta, adaptada ao exercício da atividade sexual.

As principais ações são exercidas:

- No revestimento cutâneo dos grandes lábios, que se tornam rugosos, de coloração mais escura do que a pele circundante, rico em glândulas sebáceas e sudoríparas, recoberto de pêlos.

85-7241-634-X

- No panículo adiposo, com acúmulo da gordura subcutânea dos grandes lábios e do monte de Vênus, o que torna essas estruturas mais elásticas e proeminentes.
- Nas ninfas, que crescem e se espessam.
- No vestíbulo, que se torna trófico, amplo, róseo e úmido. Há também certa protuberância do meato uretral, que se torna mais conspícuo, e estímulo funcional das glândulas vestibulares.

Paralelamente a essas mudanças, outras transformações, provocadas pela testerona, têm papel complementar muito importante, pois ela estimula o crescimento do(s):

- Pêlos pubianos, que aumentam de quantidade, de espessura, adquirem uma tonalidade mais forte e tornam-se encaracolados.
- Clitóris, que aumenta de tamanho e de calibre e torna-se mais sensível.

Essas características são mantidas pelos hormônios ovarianos e suprarenais durante toda a vida reprodutiva. Após a menopausa, a progesterona e a testosterona desempenham ação substitutiva dos estrogênios, seja por ação direta em seus receptores, seja pela produção local de estrogênios induzida pela aromatização de precursores androgênicos.

Até onde o nosso conhecimento alcança, os hormônios esteróides não exercem qualquer influência na gênese e evolução dos processos benignos e malignos da vulva, exceto aqueles dependentes da atrofia senil decorrente da falta de estrogênio.

AÇÃO NA VAGINA

O revestimento da vagina, constituído por uma mucosa estratificada com três camadas, basal, intermediária e superficial, é um sensível espelho da função ovariana, o que permite a ampla utilização de esfregaços vaginais corados com hematoxilina/eosina para a avaliação da produção hormonal ovariana e de suas variações durante o ciclo menstrual.

- Em condição de ausência de estrogênios, como na infância e na senectude, o esfregaço vaginal é composto somente de células profundas. Na puberdade, à medida que as taxas de hormônios se elevam, não só a cavidade vaginal aumenta de comprimento e de diâmetro, como também a mucosa experimenta apreciável diferenciação.

- A resposta a crescentes níveis de estímulo estrogênico é traduzida na progressão das células descamadas, com predominância de células intermediárias e superficiais e quase completo desaparecimento das células profundas. O trofismo da vagina pode, então, ser observado por meio de um simples e rotineiro teste de Schiller, realizado com aspersão de solução de lugol no meio vaginal (quanto mais escura a coloração causada pela fixação do iodo nas células superficiais ricas em glicogênio, maior o teor de estradiol circulante), ou pelo IMH (índice de maturação hormonal), que reporta às proporções de células profundas, intermediárias e superficiais presentes no esfregaço corado (Fig. 6.1).

85-7241-634-X

No ciclo menstrual normal, a partir do fim do sangramento, sob a ação do estradiol secretado pelos folículos maturantes e depois pelo folículo dominante, a proporção de células superficiais no esfregaço aumenta rapidamente, para atingir um pico no período ovulatório, quando podem representar até 50% das células presentes. São células eosinófilas, isoladas, com núcleo picnótico, distendidas num fundo limpo e transparente. É a fase trófica do esfregaço. Após a ovulação e a consolidação do corpo lúteo, a elevação das taxas circulantes de progesterona provoca regressão da diferenciação celular. As células descamam em grumos e tornam-se predominantemente cianófilas, com grandes núcleos e um fundo "sujo", contaminado por leucócitos e piócitos, quadro que persiste até o fim do ciclo.

Aspectos semelhantes ou variações destes são encontrados em condições fisiológicas, como gravidez, amamentação e climatério, e patológicas, como retardo puberal, hipogonadismo, hiperprolactinemia, anovulação e tumores funcionantes, dependendo da falta ou do excesso de estradiol e de progesterona.

As afecções benignas da vagina restringem-se praticamente às infecções bacterianas, fúngicas e virais, aos processos causados por protozoários e parasitos, que constituem o dia-a-dia da prática ginecológica.

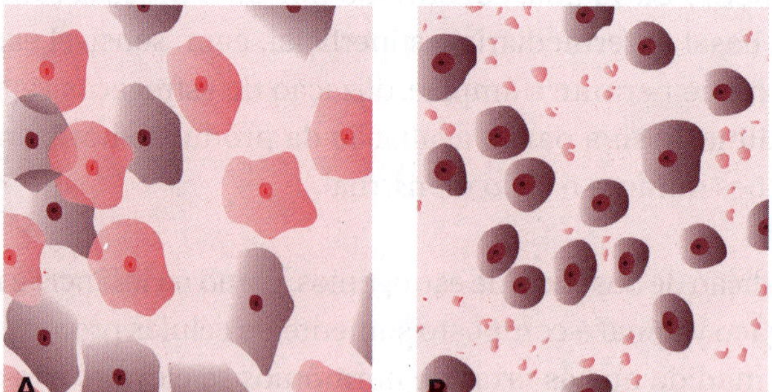

Figura 6.1 – Esfregaços vaginais (*A*) estrogênico e (*B*) atrófico.

Malignização da mucosa vaginal é uma situação extremamente rara, mesmo levando em consideração a grande afinidade desta com os estrogênios. Exceção feita aos ocasionais relatos do surgimento de adenose e de carcinoma de células claras em filhas de mulheres que usaram durante a gravidez dietilestilbestrol, um estrogênio sintético não esteróide muito utilizado nas décadas de 1950 e 1960 para tratamento do abortamento, essa baixa incidência comprova que os hormônios não desempenham papel oncogênico nesse órgão.

AÇÃO NO COLO DO ÚTERO

O colo do útero, pela sua condição de vizinhança, acompanha as mudanças experimentadas pela vagina e pelo útero sob a influência dos esteróides sexuais. O revestimento da *portio vaginalis,* idêntico ao da vagina, com esta compartilha as mesmas influências. Da mesma forma, a estrutura muscular desenvolve-se sinergicamente com o miométrio, como será visto adiante.

Somente a mucosa glandular do canal cervical tem função que lhe é característica, a de produção de muco sob a ação do estradiol.

De forma ideal, a transição dos epitélios coincide com o orifício externo (OE) do colo. Durante a vida intra-uterina, na puberdade, na gravidez e com o uso de anticoncepcionais hormonais, porém, pela intensiva estimulação dos estrogênios, esse limite pode estar situado abaixo do OE, dando lugar à ectopia. Eventualmente a ectopia fetal pode persistir na vida adulta.

- Em condições normais, fora do período fértil, o muco cervical é escasso, opaco e viscoso, removido aos pedaços, agindo como fator de proteção contra invasões bacterianas a partir da vagina.
- No meado do ciclo, à medida que os estrogênios se elevam, a produção de muco aumenta e este se torna mais transparente e fluido, semelhante a clara de ovo.
- Na fase folicular tardia, próximo à ovulação, as altas concentrações de estradiol resultam em aumento acentuado do volume do muco, que se torna hialino, aquoso, filante (forma fios quando colocado entre os ramos de uma pinça que se abre) e que se cristaliza como folhas de samambaia quando aquecido em lâmina de vidro, mudanças que refletem alterações do conteúdo de água, sais minerais e mucopolissacárides da sua composição, e favorecem a migração dos espermatozóides. A ausência do pico de estradiol impede essa diferenciação do muco, que permanece viscoso durante todo o ciclo (mais por menores no Cap. Propedêutica da Infertilidade).

85-7241-634-X

As distorções na produção e nas características químicas e reológicas do muco cervical estão geralmente associadas a distúrbios da função ovariana; raramente esse problema decorre da ausência ou da refratariedade da mucosa endocervical.

Aparentemente, da mesma forma que na vagina, nem o estradiol nem a progesterona exercem qualquer efeito adverso sobre o epitélio estratificado do colo. Sabe-se já, com grande segurança e farta documentação, que as lesões malignas nele assestadas são decorrentes da ação de agentes infecciosos causadores das doenças sexualmente transmissíveis, o mais importante dos quais é o papilomavírus humano, o HPV.

Contudo, como a mucosa endocervical responde à estimulação hormonal de forma idêntica à mucosa endometrial, nela podem ocorrer manifestações neoplásicas hormônio-induzidas. Apesar de não completamente respaldados, vários trabalhos têm demonstrado o aumento da incidência de adenocarcinoma de colo, tanto em usuárias de anticoncepcionais hormonais como de terapia de reposição hormonal, apontados como motivo da duplicação do seu percentual ante o carcinoma escamoso em anos recentes. Há, porém, antes de determinar-se o potencial oncogênico das terapias hormonais, a necessidade de elucidar o real papel da crescente exposição das mulheres jovens ao HPV 18, este, sim, comprovadamente relacionado ao adenocarcinoma de colo.

AÇÃO NO MIOMÉTRIO

Na fase pré-puberal, o útero exibe o aspecto característico do que se convencionou chamar de útero infantil: pequeno, delgado, com menos de 20cm^3 de volume, com predominância do tamanho do colo sobre o do corpo (relação 2:1) e cavidade dificilmente perceptível à ultra-sonografia. À medida que a adolescência prossegue, o corpo uterino cresce, aumenta de volume às custas do desenvolvimento da musculatura, que experimenta um acelerado surto de divisão celular, tornando-se preponderante em relação ao colo (proporção de 3:1), de tal sorte que, dos 7 a 8cm registrados rotineiramente na histerometria, só 2 a 3cm correspondem ao comprimento deste. Ao mesmo tempo, como se descreverá adiante, a maturação do endométrio acresce a esse processo, tornando a cavidade uterina patente e proeminente.

As fibras musculares lisas do miométrio sofrem variadas influências e desempenham oportunas funções, entre as quais as mais importantes são:

- Contraem-se com regularidade na fase estrogênica do ciclo e relaxam na fase lútea, por ação da progesterona, que bloqueia a contratilidade não só nessa fase, mas durante toda a gravidez.

85-7241-634-X

85-7241-634-X

- Contraem-se durante a menstruação, sob influência de prostaglandinas endometriais, causando as cólicas menstruais.
- Proliferam e distendem-se para abrigar o concepto.
- Contraem-se por influência da ocitocina no parto, condicionando a progressão do feto, no abortamento, promovendo a expulsão do concepto ou de suas partes, e durante a amamentação, auxiliando o processo de involução do útero.

Vê-se, assim, que o miométrio participa ativamente de diversas e importantes funções da vida reprodutiva da mulher. Não é à toa que os antigos denominavam o útero de "dona do corpo", salientando o inestimável papel por ele desempenhado.

Mesmo levando em consideração a grande atividade do órgão e a clara influência dos estrogênios, que promovem a mais comum das patologias benignas dos órgãos genitais, a miomatose uterina, a patologia maligna da musculatura do útero é muito rara. Enquanto a incidência de miomas cresce, em razão do avanço da idade da primeira gestação e do cada vez menor número de filhos, as degenerações sarcomatosas de miomas continuam tão raras como os tumores primários da musculatura uterina.

Se atualmente a aceitação da origem muscular dos miomas é universal, os fatores que determinam sua formação e desenvolvimento são ainda bastante controversos. Entre os mais citados estão predisposição genética, estrogênios, hormônio de crescimento (GH), fatores de crescimento semelhantes à insulina (IGF), fator de crescimento epidérmico (EGF) e a progesterona. A menor presença no tecido miomatoso da enzima 17β-hidroxidesidrogenase, capaz de transformar o estradiol em estrona, menos ativa, tem sido aventada como explicativa do papel do estradiol na gênese dos miomas, no que é secundada pelo achado de maiores concentrações de receptores de estrogênios e de progesterona no tecido leiomiomatoso, em comparação com o miométrio adjacente.

AÇÃO NO ENDOMÉTRIO

Na mulher em fase reprodutiva, o endométrio é formado por duas camadas, basal e funcional. A basal, formada por células estromais recobertas por células epiteliais, é delgada, abriga glândulas curtas e é irrigada pelas artérias retas. A camada funcional é constituída de células epiteliais colunares, ciliadas e ricas em glicogênio, contidas em glândulas tortuosas, e percorrida por vasos espiralados.

- Durante a infância praticamente só existe a camada basal. Na puberdade, na proporção em que a produção de estradiol cresce, começa o processo de diferenciação dos elementos da camada funcional, que atinge o grau máximo imediatamente antes da primeira menstruação.

- A maturação completa da mucosa, contudo, só ocorre após a instalação de ciclos ovarianos ovulatórios, quando à ação estrogênica soma-se a da progesterona sintetizada no corpo lúteo, que nela induz a transformações indispensáveis à implantação do concepto na vigência de gestação.
- Na primeira fase do ciclo, que começa com o início da menstruação e termina no dia do pico de LH, sob a influência do estradiol e dos fatores de crescimento (vasculoendotelial, epidérmico, IGF), o endométrio se regenera de forma bastante rápida. Essa fase é caracterizada por divisão celular intensa, pelo crescimento e aumento de calibre dos vasos e das glândulas, que se tornam bastante tortuosas, e pela presença de pequenas quantidades de secreção na luz das glândulas.
- Após a ovulação, na fase lútea do ciclo, que se estende do dia do pico de LH até o início da próxima menstruação, a progesterona condiciona o aumento do comprimento e da tortuosidade das glândulas e dos vasos espiralados, que se acompanham do incremento na secreção glandular, constituindo a fase secretora. A mucosa não mais aumenta, em virtude da cessação das mitoses, pelo contrário, começa a sofrer compactação, que atinge o acme no pré-mênstruo. Logo a seguir, sob a influência de enzimas histolíticas, inicia-se a desagregação endometrial (mais informações no Cap. Fisiologia do Endométrio e da Menstruação).

As condições patológicas benignas do endométrio estão representadas pelos processos hiperplásicos, decorrentes de excessiva ou prolongada estimulação estrogênica, e infecciosos, que, pelos cuidados preventivos e pela eficaz terapêutica dispensados, se tornam cada vez menos danosos. Diferentemente dos demais componentes do trato genital, o papel oncogênico do estradiol no endométrio está fartamente documentado (Tabela 6.1). Desde o início da reposição estrogênica nos anos de 1960, ficou comprovado que o uso continuado de estrogênios provoca hiperplasia e câncer de endométrio, motivo por que a ministração combinada contínua, seqüencial ou periódica de progestínico foi sistematizada na década seguinte[1].

Nos fins dos anos de 1980 foi possível, por fim, determinar que o risco era praticamente abolido com esse recurso, apesar de ocasionais relatos e publicações mostrando sua ínfima persistência, mesmo porque, sabe-se hoje, além dos esteróides ovarianos, o crescimento e o funcionamento do endométrio são regulados por diversos fatores, endógenos e exógenos, o que explica a diferença de comportamentos da mucosa em situações semelhantes, razão por que algumas

85-7241-634-X

Tabela 6.1 – Metanálise de 37 estudos de risco de terapia estrogênica e câncer endometrial[1]

	RR	IC
Nunca usou	2,3	2,1 - 2,5
Dose EC		
0,3mg	3,9	1,6 - 9,5
0,625mg	3,4	2 - 5,6
≥ 1,25mg	5,8	4,5 - 7,5
Duração		
1 – 5 anos	2,8	2,3 - 3,5
6 – 10 anos	5,9	4,7 - 7,5
> 10 anos	9,5	7,4 - 12,3

EC = estrogênios conjugados; IC = intervalo de confiança; RR = risco relativo

mulheres em uso de estrogênios desenvolvem hiperplasia endometrial enquanto outras não o fazem, assim como o surgimento de adenocarcinoma do endométrio em mulheres castradas e menopausadas.

Essa noção ganhou grande importância após a divulgação do risco aumentado para câncer de mama na terapia de reposição combinada, o que possibilitou a diminuição das doses e do tempo de uso dos progestogênios (outras informações na Introdução do Cap. Terapia de Reposição Hormonal).

Recentemente têm surgido relatos de achados de associação de neoplasia maligna do endométrio com o papilomavírus humano (HPV tipo 16), o que é de difícil comprovação, pois a presença do vírus em geral não pode ser confirmada histologicamente, pela sua incorporação ao genoma das células, requerendo uso de outros meios de identificação, como a reação em cadeia da polimerase (PCR).

AÇÃO NAS TROMPAS

As trompas, como os demais compartimentos do trato genital, são influenciadas pelos hormônios ovarianos. Presentes na infância como delgados cordões enrolados em espiral, na puberdade elas passam por transformações idênticas às que têm lugar no útero, não só nos aspectos anatômico e histológico, como no funcional.

A trompa é formada por três camadas: serosa; muscular, constituída por fibras longitudinais e circulares; e mucosa glandular. A última é constituída por células secretoras, intersticiais e ciliadas, com predomínio das primeiras.

No preparo para o exercício de nobres tarefas relativas à fecundação, sob influência do estradiol:

- As tubas aumentam de diâmetro e de comprimento.
- As fímbrias alongam-se e tornam-se mais denteadas e evidentes.

85-7241-634-X

- A musculatura encorpa, aumentando o calibre do órgão.
- A mucosa prolifera e se diferencia, com desenvolvimento das células ciliadas e secretórias.

A trompa não é um simples conduto para a passagem dos espermatozóides e do zigoto; ao contrário:

- Sob influência dos esteróides gonadais, a musculatura desenvolve contrações peristálticas, que variam de intensidade e de direção em diferentes fases do ciclo ovariano, facilitando a ascensão dos espermatozóides e a descida do ovo, no que é auxiliada pelas células ciliadas da mucosa.
- As fímbrias, envolvendo o ovário na ocasião da ovulação, têm papel importante na captação do óvulo.
- As células não ciliadas, secretando material de alto poder nutritivo, rico em lactato, piruvato e bicarbonato, oferecem um meio biológico que auxilia a última fase de ascensão dos espermatozóides e garantem o desenvolvimento inicial do ovo durante seu percurso em direção à cavidade uterina.

85-7241-634-X

Gravidez ectópica, endometriose e processos infecciosos, agudos e crônicos, com menção especial à tuberculose e, mais recentemente, aos fungos associados ao uso de dispositivos intra-uterinos – DIU – são os processos benignos mais freqüentes da trompa. Deles, só a endometriose guarda relação com os estrogênios, de quem depende para sua manutenção, mas não é por eles provocada. Quanto às neoplasias malignas, estão restritas a episódicos casos de carcinoma epitelial, o mais raro dos tumores malignos do trato genital, que em nada pode ser imputado à ação hormonal.

AÇÃO NO OVÁRIO

A partir fim da década passada, têm-se publicado trabalhos que procuram associar o aumento do risco de câncer epitelial do ovário ao uso de tratamento hormonal, sem a mesma precisão obtida quanto ao efeito dos hormônios na mama e no endométrio.

Referência Bibliográfica

1. GRADY, D. et al. Hormone replacement therapy and endometrial cancer risk: a meta-analysis. *Obstet. Gynecol.*, v. 85, p. 304-313, 1995.

Bibliografia Complementar

CIOCCA, D. R.; VARGAS ROID, L. M. Estrogen receptors in human nontarget tissues: biological and clinical implications. *Endocrine Rev.*, v. 16, p. 35, 1995.

ENMARK, E.; PELTO-HUIKKO, M.; GRANDIEN, K. et al. Human estrogen receptor β-gene structure, chromosomal localization, and expression pattern. *J. Clin. Endocrinol. Metab.*, v. 82, p. 4258, 1997.

JENSEN, E. V.; JACOBSON, H. I. Basic guides to the mechanism of estrogen action. *Rec. Prog. Hor. Res.*, v. 18, p. 387, 1962.

KAISER, R.; SCHUMACHER, G. F. B. *Reproduccion Humana – Fertlidad, Esterilidad y Contracepción.* Barcelona: Salvat, 1986.

LACEY JR., J. V.; BRINTON, L. A.; BARNES, W. A. et al. Use of hormone replacement therapy and adenocarcinomas and scquamous cell carcinomas of the uterine cervix. *Gynecol. Oncol.*, v. 77, p. 149, 2000.

LINHARES, E.; NAHOUM, J. C. Fisiologia da puberdade. *GO*, v. 3, n. 5, p. 10, 1969.

NAHOUM, J. C.; COSLOWSKY, S. Crescimento e desenvolvimento esquelético: aspectos propedêuticos em endocrinologia sexual. *GO*, v. 3, n. 5, p. 28, 1969.

PARKER, M. G. Structure and function of the oestrogen receptor. *J. Neuroendocrinol.*, v. 5, p. 233, 1993.

PURDIE, D. M.; BAIN, C. J.; SISKIND, V. et al. Hormone replacement therapy and risk of epithelial ovarian cancer. *British J. Cancer*, v. 81, n. 3, p. 559, 1999.

RIMAN, T.; DICKMAN, P. W.; NILSSON, S. et al. Hormone replacement therapy and the risk of invasive epithelial ovarian cancer in Swedish women. *J. Nat. Cancer Inst.*, v. 64, p. 497, 2002.

85-7241-634-X

Seção 2

Disfunções Ovulatórias

Capítulo 7

Anovulação

José de Souza Costa

INTRODUÇÃO

Designa-se anovulação a ausência habitual da postura ovular.

A anovulação pode ser enquadrada como fisiológica, quando ocorre em situações normais da vida da mulher, como adolescência, gestação, puerpério, amamentação e climatério, e patológica, decorrente de problemas funcionais e orgânicos de diferentes órgãos e sistemas.

Anovulação eventual é um achado comum. Estudos demonstram que quase todas as mulheres que menstruam regularmente têm pelo menos uma falha ovulatória a cada ano, o que é compatível com a observação de que somente 80 de 100 casais comprovadamente férteis terão concebido no primeiro ano de relações sexuais desprotegidas. À redução numérica de ciclos ovulatórios, com incidência máxima de seis ao ano, dá-se o nome de oligovulação.

Ao contrário, a anovulação crônica cursa com ausência da ovulação por três ciclos ou seis meses consecutivos e se acompanha de distúrbios menstruais mais ou menos graves e infertilidade, estando freqüentemente associada a ovários policísticos e hiperandrogenismo.

As disfunções geralmente produzem anovulação temporária e reversível, ao passo que as situações orgânicas são causa de anovulação persistente, que se traduz por amenorréia primária ou irreversível. Estas últimas, que são resultado do bloqueio da produção hormonal da hipófise – insuficiência hipofisária – ou do ovário – resistência ovariana – serão abordadas no Cap. Amenorréia.

85-7241-634-X

85-7241-634-X

ETIOLOGIA

As causas de anovulação crônica são variadas, podendo decorrer de perturbações funcionais do eixo hipotálamo-hipófise-gônada, de disfunções de outras glândulas endócrinas e de doenças sistêmicas.

Ao se considerar que, para o organismo feminino, o funcionamento ovariano é função dispensável, de "luxo", pois sua cessação não afeta a sobrevivência, ao passo que perdas sanguíneas recorrentes e gestações múltiplas são fontes importantes de espoliação, torna-se compreensível que a interrupção da ovulação ocorra, em situações desfavoráveis, a partir de doenças crônicas graves e neoplasias terminais, como forma de poupar as reservas orgânicas.

Segue-se uma proposta de sistematização etiológica:

- Causas centrais:
  - *Disfunção cortical/límbica*: alterações na produção de neurotransmissores cerebrais, que interferem na liberação pulsátil de GnRH e de gonadotrofinas, sob a influência de situações psicológicas, como estresse, de anorexia e exercícios físicos.
  - *Disfunção hipotálamo-hipofisária*: perturbação da liberação seqüenciada de gonadotrofinas, geralmente provocada por retroação inadequada dos hormônios periféricos, ovarianos e supra-renais, como acontece na síndrome dos ovários policísticos, na hiperprolactinemia e no hiperandrogenismo.
  - *Hiperprolactinemia, com e sem galactorréia*: a prolactina interfere na produção das gonadotrofinas e na maturação folicular e esteroidogênese do corpo lúteo.
- Causas ovarianas:
  - *Ovários policísticos*: produção excessiva de androgênios e elevação acíclica de estrogênios causam desequilíbrio no eixo hipotálamo-hipófise e o aumento exagerado do LH, caracterizada por uma relação LH/FSH maior que 2:1.
  - *Hipertecose*: androgênios aumentados, por hiperfunção das células da teca, em grande número de casos associada a diabetes de tipo II. A insulina, como potente fator de crescimento periférico, age no ovário estimulando a produção de testosterona e de androstenediona.
- Doenças endócrinas:
  - *Disfunção tiróidea*: principalmente o hipotireoidismo, caracterizado por altas taxas de TSH e T4 baixo, interfere na função ovariana por diferentes mecanismos. Acompanha-se freqüentemente de hiperprolactinemia.

   - *Disfunção supra-renal*: em muitos casos associada a hiperplasia supra-renal não clássica, decorrente de deficiência de 21 hidroxilase, cursa com elevação de androgênios e do cortisol.
   - *Diabetes mellitus*: resistência à insulina, pelas razões anteriormente apontadas, produz elevação de androgênios.
- Condições sistêmicas:
   - *Insuficiência renal crônica*: a diminuição da filtração glomerular impede a eliminação dos hormônios e de seus metabólitos, que se acumulam no sangue e exercem efeitos retroativos desestabilizadores.
   - *Insuficiência hepática grave*: a excreção dos esteróides depende da sua conjugação como sulfato ou glicuronato. O fígado lesionado não consegue promover essa operação, dificultando, por isso, a passagem desses hormônios para fora da corrente circulatória. Pode também ocorrer interferência na síntese de SHBG (globulina transportadora de hormônios esteróides).
   - *Desnutrição e caquexia*: não se conhece exatamente o mecanismo pelo qual o baixo peso interfere na regulação do eixo neuroendócrino, mas é evidente que um determinado peso é necessário tanto para o despertar quanto para a continuidade funcional do hipotálamo. Além disso, estados nutricionais precários auxiliam nos defeitos de metabolização e/ou excreção dos esteróides e podem produzir a diminuição da SHBG.
   - *Obesidade*: o tecido gorduroso é uma eficiente usina metabólica, podendo sintetizar diferentes esteróides, como testosterona, estradiol e, principalmente, estrona a partir de androstenediona e de DHEA-S (sulfato de deidroepiandrosterona). Pode, assim, causar o aumento desses hormônios e interferir na regulação ovariana.

QUADRO CLÍNICO

85-7241-634-X

Distúrbios menstruais, principal sintoma da anovulação crônica, representados majoritariamente por amenorréia, estão presentes na maioria dos casos. Infertilidade é uma complicação freqüente. A eles podem associar-se sintomas e/ou sinais de doenças endócrinas, de condições sistêmicas e de doenças orgânicas, como se verá adiante.

- Distúrbios menstruais:
   - Amenorréia.
   - Polimenorréia.
   - Hipomenorréia.

- Espaniomenorréia.
- Hemorragia uterina disfuncional.
- Infertilidade.
- Manifestações somáticas:
  - Hirsutismo.
  - Galactorréia.
  - Obesidade.
  - Atraso do desenvolvimento corporal.
  - Proporções eunucóides.
  - Desnutrição.

85-7241-634-X

DIAGNÓSTICO

O diagnóstico da anovulação é quase sempre clínico. Os exames complementares devem ser indicados com parcimônia, principalmente porque a maioria deles tem por escopo a detecção da ovulação.

Portanto é importante ressaltar que uma anamnese bem conduzida e um exame físico corretamente realizado são suficientes, na maioria das vezes, para fechar o diagnóstico. Os dados colhidos dessa forma servem para orientar a solicitação dos exames complementares necessários para a consolidação de diagnósticos diferenciais.

Por esses motivos, apresenta-se uma proposta de sistematização desses procedimentos que, para maior racionalidade, foram agrupados por indicação e por órgão afetado. Eles podem ser usados isolados ou em conjunto. O mesmo exame pode ser indicado em mais de uma situação, para avaliar diferentes condições, como mostrado a seguir:

- Anamnese:
  - Atraso do crescimento e desenvolvimento corporal.
  - Presença de caracteres sexuais secundários.
  - Histórico menstrual.
  - Queixa de aumento de pêlos.
  - Antecedentes patológicos.
  - Tratamentos clínicos e cirúrgicos anteriores.
- Exame físico:
  - Peso, estatura e envergadura.
  - Condição dos pêlos pubianos e axilares.
  - Estágio evolutivo das mamas.
  - Aspecto dos genitais externos.

– Distribuição dos pêlos corporais.
– Presença de distúrbios nutricionais.

INVESTIGAÇÃO COMPLEMENTAR

- Avaliação do estado estrogênico:
  – Teste de Schiller – coloração da mucosa vaginal pelo iodo.
  – Exame do muco cervical – filância e cristalização (Fig. 7.1).
  – Colpocitologia funcional – coleta seriada.
  – Teste da progesterona – sangramento de privação pós-progestínico.
  – Ultra-sonografia transvaginal – avaliação do ovário e do endométrio.
  – Idade óssea – correlação com a idade cronológica.
- Avaliação da função hipofisária:
  – Dosagens de gonadotrofinas – FSH e LH.
  – Dosagem de prolactina – PRL.
  – Exames radiológicos da hipófise – deformações ou tumores.
  – Campimetria visual – compressão do quiasma ótico.
- Avaliação da função ovariana:
  – Dosagem de estradiol – única ou múltipla.
  – Dosagem de progesterona – na segunda fase do ciclo.
  – Dosagem de testosterona total – na vigência de hirsutismo.
- Determinação da ovulação:
  – Estudo do muco cervical.
  – Curva de temperatura basal.

85-7241-634-X

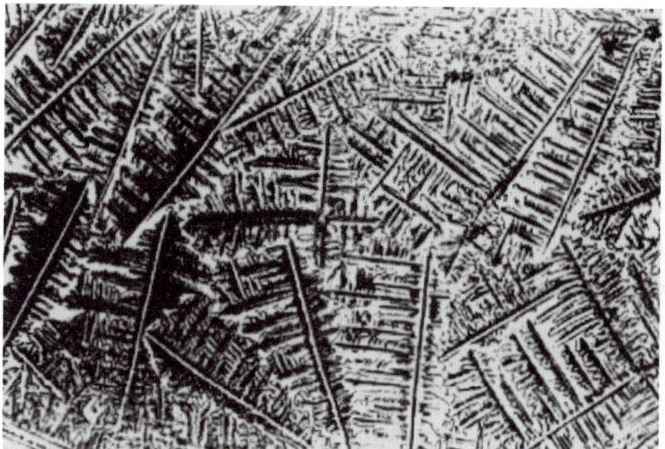

Figura 7.1 – Cristalização do muco cervical.

- Dosagem seriada de estradiol.
- Dosagem de progesterona na segunda fase.
- Ultra-sonografia transvaginal seriada.
- Biópsia de endométrio.

• Avaliação da função supra-renal:
- Dosagem de DHEA-S e 17-hidroxiprogesterona (17-OHP).
- Dosagem de cortisol.

• Avaliação da função tireóidea:
- Tireotrofina – TSH.
- Tiroxina total e livre.

• Avaliação de situações genéticas:
- Cromatina de Barr.
- Cariótipo.

• Avaliação de condições orgânicas:
- Ultra-sonografia de abdome.
- Ultra-sonografia pélvica e transvaginal.
- Exames radiológicos abdominais.
- Exames radiológicos pélvicos.
- Laparoscopia.

• Avaliação de doenças sistêmicas:
- Provas de função hepática.
- Provas de função renal.
- Investigação de diabetes – glicemia de jejum e tolerância à glicose.

TESTES HORMONAIS FUNCIONAIS

São exames que visam identificar a fonte do distúrbio hormonal, como hipogonadotropismos primário e secundário, ou estabelecer o diagnóstico diferencial entre condições funcionais e orgânicas da glândula envolvida, principalmente de tumores produtores de hormônios, como tumores masculinizantes do ovário, que não respondem ao estímulo ou à supressão.

85-7241-634-X

• Hipófise:
- Estimulação com GnRH, aplicado de forma pulsátil por via venosa, como, por exemplo, 25ng/kg a cada 2h, com medida das gonadotrofinas.
- Supressão com análogo de GnRH, por vias nasal e subcutânea diárias, ou por injeção de depósito, mais raramente.

• Ovário:
- Estimulação com gonadotrofina coriônica – HCG, 1.000 a 5.000UI/dia, durante três dias, com medida de testosterona e estradiol.

- Supressão com estrogênio e/ou progesterona, com associações ou progestínico isolado, por via oral, de cinco a dez dias.

- Supra-renal:
  - Estimulação com ACTH, 0,25mg intravenoso, com dosagem basal e aos 60min, da 17-OHP.
  - Supressão com dexametasona, por via ora, 2mg de 6 em 6h, durante cinco dias, medindo a DHEA-S.

TRATAMENTO

A conduta em relação à anovulação dependerá da idade da mulher, do desejo de engravidar, do risco de uma concepção inoportuna, de manifestações socialmente embaraçosas, da necessidade de prevenir a perda de massa óssea e o câncer de endométrio ou de mama. A orientação deverá levar em consideração a possibilidade de ocorrência de uma ovulação de escape.

- Se a mulher estiver em amenorréia ou com sangramentos irregulares, sem vida sexual, deve-se proceder à interrupção periódica da estimulação estrogênica do endométrio com o uso de progesterona ou de progestínico ou prescrever anticoncepcional oral combinado de baixa dose.
- Quando a anticoncepção estiver indicada ou for desejada, o método de escolha será o anticoncepcional oral combinado de baixa dose, pelo tempo que se fizer necessário. Estão contra-indicados as pílulas de dosagem elevada e os progestínicos de depósito.
- Na síndrome dos ovários policísticos, devem-se utilizar anticoncepcionais orais combinados. Quando associada a hiperandrogenismo, hiperprolactinemia ou hiperinsulinemia, pode-se lançar mão de: antiandrogênios, como o acetato de ciproterona, finasterida, flutamida, metformina; de corticóides; de inibidores da prolactina, como bromoergocriptina, lisuride; de hipoglicemiantes, como metformina (ver Cap. Síndrome dos Ovários Policísticos).
- No hirsutismo de origem supra-renal, os anticoncepcionais orais deverão ser ministrados em conjugação com dexametasona, espironolactona, cimetidina, finasterida ou flutamida (mais informações no Cap. Hirsutismo).
- Quando se pretender induzir à ovulação, o citrato de clomifene será a droga mais indicada, pois, além de ser efetiva em cerca de 90% dos casos, tem pouco risco de provocar hiperestimulação na síndrome dos ovários policísticos (para mais pormenores, consultar Cap. Indução da Ovulação).
- O tratamento cirúrgico, principalmente realizado por via laparoscópica, tem indicação muito restrita hoje em dia.

85-7241-634-X

Bibliografia

85-7241-634-X

GIPSON, I. K.; MOCCIA, R.; SPURR-MICHAUD, S. et al. The amount of MUC5B mucin in cervical mucus peaks at midcycle. *J. Clin. Endocrinol. Metab.*, v. 86, p. 594, 2001.

GOUGEON, A. Dynamics of human follicular growth: a morphologic perspective. In: ADASHI, E. Y.; LEUNG, P. C. K. (eds.). *The Ovary*. New York: Raven Press, 1993. p. 21.

HALL, J. E.; SCHOENFELD, D. A.; MARTIN, K. A.; CROWLEY JR., W. F. Hypothalamic gonadotropin-releasing hormone secretion and follicle-stimulating hormone dynamics during the luteal-follicular transition. *J. Clin. Endocrinol. Metab.*, v. 74, p. 600, 1992.

KUTTEN, F.; COUILLIN, P.; GIRARD, F. et al. Late-onset adrenal hyperplasia in hirsutism. *N. Engl. J. Med.*, v. 313, p. 224, 1985.

LIMA, G. R.; BARACAT, E. *Ginecologia Endócrina*. Rio de Janeiro: Atheneu, 1995. p. 115.

LONGCOPE, C. Adrenal and gonadal androgen secretion in normal females. *Endocrinol. Metab. North Am.*, v. 15, p. 213, 1986.

NOYES, R. W.; HERIG, A. T.; ROCK, J. Dating of the endometrium biopsy. *Fertil. Steril.*, v. 1, p. 3, 1950.

PASQUALI, R.; ANTENUCCI, D.; CASIMIRRI, F. et al. Clinical and hormonal characteristics of obese amenorrheic hyperandrogenic women before and after weight loss. *J. Clin. Endocrinol. Metab.*, v. 68, p. 173, 1989.

RICHARDS, J. S. Hormonal control of gene expression in the ovary. *Endocr. Rev.*, v. 15, p. 725, 1994.

SHERMAN, B. M.; KORENMAN, S. G. Hormonal characteristics of the human menstrual cycle throughout reproductive life. *Int. J. Clin. Invest*, v. 55, p. 699, 1975.

TREOLAR, A. E.; BOYNTON, R. E.; BEHN, B. G.; BROWN, B. W. Variation of the human menstrual cycle through reproductive life. *Int. J. Fertil.*, v. 12, p. 77, 1967.

TSAFRIRI, A.; CHUN, S. Y.; REICH, R. Follicular rupture and ovulation. In: ADASHI, E. Y.; LEUNG, P. C. K. (eds.). *The Ovary*. New York: Raven Press, 1993. p. 227.

WELT, C. K.; MCNICHOLL, D. J.; TAYLOR, A. E.; HALL, J. E. Female reproductive aging is marked by decreased secretion of dimeric inhibin. *J. Clin. Endocrinol. Metab.*, v. 84, p. 105, 1999.

Capítulo 8

Distúrbios Menstruais

José de Souza Costa

INTRODUÇÃO

Os distúrbios menstruais são mais comuns em determinadas etapas da vida, como puberdade e climatério, mas é difícil encontrar uma mulher que não tenha sofrido alguma alteração do seu ritmo durante a menacme, o que pode ser explicado pela ocorrência de ciclos anovulatórios esporádicos ou temporários em mulheres habitualmente eumenorréicas (ver Fisiologia do Endométrio e da Menstruação) e de diferentes graus de disovulia, relacionados a condições sistêmicas que perturbam a dinâmica do ciclo ovariano.

Como é grande a variação do que se convencionou considerar ciclo menstrual normal, muitas vezes é mais correto comparar a suposta perturbação menstrual com o padrão da própria paciente.

Para a melhor ordenação da seqüência de apresentações deste trabalho, acredita-se ser indispensável tecer breves considerações sobre os distúrbios que podem afetar a menstruação, e dois delas, amenorréia e sangramento uterino disfuncional, pela sua importância, serão tratadas em capítulos próprios.

Elas podem ser classificadas quanto a:

- Periodicidade:
  - *Polimenorréia*: ciclos com menos de 21 dias.

85-7241-634-X

85-7241-634-X

- *Proiomenorréia*: ciclos com até 21 dias.
- *Opsiomenorréia*: atrasos menstruais de 5 a 10 dias.
- *Espaniomenorréia*: ciclos com mais de 40 dias.

• Volume:
- *Oligomenorréia*: regras escassas, com volume menor que 30mL.
- *Menorragia*: sangramento superior a 80mL.
- *Hipermenorragia*: aumento da quantidade e da duração.
- *Menometrorragia*: hemorragia subseqüente à menstruação.

• Duração:
- *Hipomenorréia*: menstruação com duração de menos de 3 dias.
- *Hipermenorréia*: sangramento de mais de 7 dias.
- *Sangramento uterino disfuncional*: sangramento que se estende por períodos prolongados, com ou sem remissões, em volumes que variam de manchas até hemorragia.

• Amenorréia:
- *Primária*: ausência persistente da menstruação.
- *Secundária*: ausência da menstruação por mais de 3 ciclos ou de 6 meses.

Não se considera adequado incluir, como querem alguns autores, entre os distúrbios menstruais entidades como metrorragia (sangramento uterino não-relacionado ao ciclo menstrual), sangramento intermenstrual (provocado pela queda fisiológica dos níveis estrogênicos na vigência da ruptura do folículo), menostasia (cessação intempestiva da menstruação) ou dismenorréia (cólicas menstruais) e suas variantes que, como a síndrome pré-menstrual, são sintomas que podem ou não estar presentes, sem que perturbem de forma perceptível o andamento do ciclo menstrual.

Geralmente as alterações da periodicidade estão relacionadas à anovulação ou à disovulia. Mas a diminuição do ciclo pode ser decorrente do encurtamento da primeira fase do ciclo em uma paciente que ovula regularmente. Da mesma forma um ciclo retardado pode ter uma fase proliferativa prolongada, seguida de ovulação normal. É importante ter em mente que a fase secretória é sempre fixa, com cerca de 14 dias, que é o tempo de funcionamento do corpo lúteo normal.

A duração e o volume da menstruação dependem do maior ou menor grau de estímulo endometrial pelos esteróides ovarianos, seja na intensidade ou na duração. A menometrorragia pode ser decorrente de um simples retardo da menstruação, quando há excessiva proliferação endometrial, ou da abundante síntese de hormônios por um corpo lúteo encistado. Eventualmente, ela pode estar relacionada a problemas de coagulação do sangue.

Em qualquer hipótese, deve-se considerar o que é normal para cada mulher, pois o que é comum para umas, para outras constitui motivo de queixa.

Bibliografia

ADASHI, E. Y.; WELT, C. K.; MCNICHOLL, D. J.; TAYLOR, A. E.; HALL, J. E. Female reproductive aging is marked by decreased secretion of dimeric inhibin. *J. Clin. Endocrinol. Metab.*, v. 84, p. 105, 1999.

GOUGEON, A. Dynamics of human follicular growth: a morphologic perspective. In: ADASHI, E. Y.; LEUNG, P. C. K. (eds.). *The Ovary*. New York: Raven Press, 1993. p. 21.

HALL, J. E.; SCHOENFELD, D. A.; MARTIN, K. A.; CROWLEY JR., W. F. Hypothalamic gonadotropin-releasing hormone secretion and follicle-stimulating hormone dynamics during the luteal-follicular transition. *J. Clin. Endocrinol. Metab.*, v. 74, p. 600, 1992.

LONGCOPE, C. Adrenal and gonadal androgen secretion in normal females. *Endocrinol. Metab. North Am.*, v. 15, p. 213, 1986.

NOYES, R. W.; HERIG, A. T.; ROCK, J. Dating of the endometrium biopsy. *Fertil. Steril.*, v. 1, p. 3, 1950.

PASQUALI, R.; ANTENUCCI, D.; CASIMIRRI, F. et al. Clinical and hormonal characteristics of obese amenorrheic hyperandrogenic women before and after weight loss. *J. Clin. Endocrinol. Metab.*, v. 68, p. 173, 1989.

RICHARDS, J. S. Hormonal control of gene expression in the ovary. *Endocr. Rev.*, v. 15, p. 725, 1994.

SHERMAN, B. M.; KORENMAN, S. G. Hormonal characteristics of the human menstrual cycle throughout reproductive life. *J. Clin. Invest.*, v. 55, p. 699, 1975.

TREOLAR, A. E.; BOYNTON, R. E.; BEHN, B. G.; BROWN, B. W. Variation of the human menstrual cycle through reproductive life. *Int. J. Fertil.*, v. 12, p. 77, 1967.

TSAFRIRI, A.; CHUN, S. Y.; REICH, R. Follicular rupture and ovulation. In: ADASHI, E. Y.; LEUNG, P. C. K. (eds.). *The Ovary*. New York: Raven Press, 1993. p. 21.

WELT, C. K.; MCNICHOLL, D. J.; TAYLOR, A. E.; HALL, J. E. Female reproductive aging is marked by decreased secretion of dimeric inhibin. *J. Clin. Endocrinol. Metab.*, v. 84, p. 105, 1999.

85-7241-634-X

Capítulo 9

Amenorréia

José de Souza Costa

INTRODUÇÃO

Como foi visto em capítulo anterior, Anovulação, inúmeros são os obstáculos interpostos ao funcionamento normal do eixo hipotálamo-hipófise-ovário, todos eles resultando em interferências de diversas magnitudes na função ovulatória.

A *amenorréia* é a manifestação mais grave da disfunção ovariana, o que aponta para a complexidade do que será exposto neste capítulo. Para torná-lo mais simples e didático, serão detalhados nele somente os pontos pertinentes, evitando assim repetições desnecessárias de assuntos abordados em outros capítulos, que serão oportunamente referidos ao longo do texto.

Antes de entrar no tema propriamente dito, é importante estabelecer alguns conceitos que irão ajudar ao logo desta apresentação.

- *Menarca*: é a primeira menstruação. Às vezes, ela é seguida de um período de irregularidade menstrual decorrente de ciclos anovulatórios.
- *Menacme*: período fértil, em que a mulher menstrua regularmente a partir de ciclos ovulatórios.
- *Amenorréia*: é a ausência da menstruação por mais de 3 ciclos consecutivos.
- *Menopausa*: é a cessação definitiva da menstruação. É caracterizada pelo esgotamento folicular, quase sempre precedido de irregularidade relacionada a ciclos anovulatórios.

85-7241-634-X

CLASSIFICAÇÃO

A amenorréia pode ser classificada de diversas formas, dependendo da época de início, do seu comportamento e dos agentes, órgãos e funções envolvidos.

Dessa forma, podem-se encontrar amenorréias de:

- Curta duração, se permanece por até 6 meses, e longa duração, quando se prolonga por mais tempo.
- Local, se causada por problema no órgão efetor, e sistêmica, se por condição endócrina ou patológica localizada à distância.
- Endócrina ou funcional se está relacionada à disfunção glandular, e orgânica, se tem substrato físico.

Do ponto de vista clínico, pode-se classificá-las como:

- Fisiológica, em que estão incluídas a gravidez e a amamentação.
- Patológica:
  - Primária.
  - Secundária.

Geralmente, a amenorréia primária é mais grave, pois decorre de problemas genéticos, congênitos ou orgânicos, de solução, às vezes, difícil, enquanto a secundária é funcional na maioria absoluta dos casos.

Pela estreita associação do distúrbio menstrual com altas taxas de prolactina, podem-se ainda classificar as amenorréias como:

- Sem hiperprolactinemia.
- Com hiperprolactinemia.

85-7241-634-X

ETIOLOGIA

Como referido anteriormente, inúmeros são os distúrbios que provocam a cessação da menstruação, devido a alterações em diferentes compartimentos do eixo neuroendócrino. Podem-se incluir todos os casos de amenorréia nas seguintes denominações:

- Iatrogênica.
- Neural/hipotalâmica.
- Psicogênica.
- Hipofisária.

- Ovariana.
- Supra-renal.
- Canalicular.

Cada uma delas será estudada separadamente.

Amenorréia Iatrogênica

Pode se iniciar após os mais diversos tipos de intervenção médica, desde o uso de certos anticoncepcionais hormonais até procedimentos cirúrgicos radicais. As mais comuns são produzidas por:

85-7241-634-X

- Medicamentos:
  - Psicotrópicos.
  - Antidepressivos.
  - Anticoncepcionais orais de altas doses.
  - Progestínicos de depósito.
- Radioterapia cerebral e ovariana, durante tratamento de neoplasias.
- Quimioterapia sistêmica, auxiliar na terapia de processos malignos do ovário ou de outros órgãos.
- Intervenções medicamentosas ou cirúrgicas sobre a hipófise, o ovário ou o útero.

Amenorréia de Causa Neural/hipotalâmica

A mais central e provavelmente a mais complexa (Fig. 9.1). Nela são encontradas situações tão díspares quanto obesidade, hipogonadismo hipogonadotrófico e tumores cerebrais. Pode-se enquadrá-la nas seguintes categorias:

- Constitucional.
  - Pan-hipopituitarismo, responsável por quadros de deficiência endócrina múltipla, que incluem o nanismo hipofisário e a doença de Simmonds.
  - Hipogonadotropismo secundário.
  - Hipogonadotropismo primário (idiopático).
  - Síndromes hipotalâmicas, acompanhadas de graves defeitos somáticos e mentais.
- Funcional:
  - Disfunção cortico/límbica.
  - Síndrome dos ovários policísticos.
  - Anorexia nervosa.

- Bulimia.
- Exercícios físicos (atletas).
- Iatrogenia medicamentosa.
- Obesidade (ver Cap. Amenorréias Hipotalâmicas).

• Orgânica:
- Tumor cerebral ou hipofisário.
- Trauma craniano.
- Seqüela de infecção.
- Irradiação.

• Degenerativa:
- Acidente vascular encefálico.
- Encefalite.
- Meningite.
- Sarcoidose.
- Hemocromatose.
- Amiloidose.

• Doenças sistêmicas crônicas:
- Desnutrição.
- Tuberculose.
- Insuficiência renal crônica.
- Cirrose hepática.
- *Diabetes mellitus.*

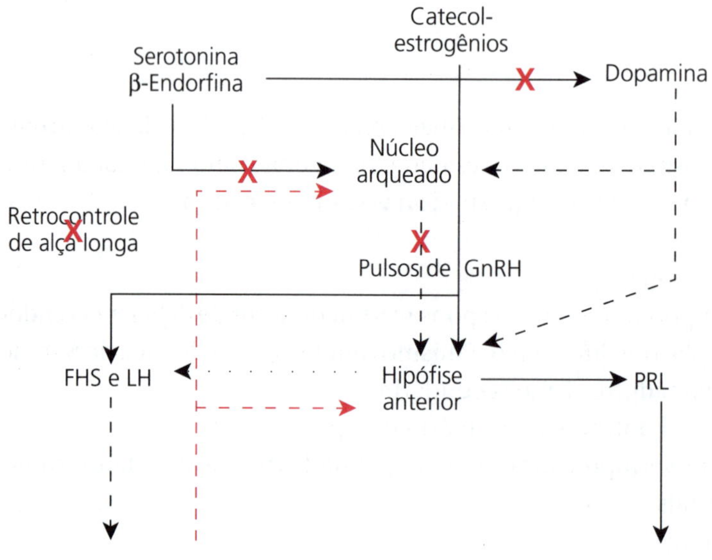

Figura 9.1 – Possíveis distúrbios centrais presentes na amenorréia. FSH = hormônio folículo-estimulante; GnRH = hormônio liberador de gonadotrofina; LH = hormônio luteinizante; PRL = prolactina.

85-7241-634-X

– Câncer.
– Disfunção tireóidea.
– Disfunção supra-renal.

Amenorréia Psicogênica

Além de serem um agente específico de amenorréia, alterações psicológicas podem ser um fator complicador presente em vários estados patológicos e situações limítrofes da vida, como doenças crônicas, obesidade, hirsutismo e câncer. Os fatores etiológicos mais comuns são:

85-7241-634-X

- Estresse.
- Depressão.
- Ansiedade.
- Anorexia nervosa.
- Bulimia.

Amenorréia Hipofisária

Aparentemente bem protegida no interior da sela túrcica, a hipófise está sujeita a acidentes vasculares por causa dessa localização, como a necrose subseqüente à hemorragia no trabalho de parto, a efeitos compressivos produzidos por tumores não neoplásicos, como hérnia meningéia, e a neoplasias malignas e benignas, como craniofaringioma e prolactinoma.

As causas mais freqüentes são:

- Necrose vascular circulatória – síndrome de Sheehan.
- Lesão degenerativa, por causa de infecção, auto-imunidade, sarcoidose.
- Traumatismo cranioencefálico.
- Iatrogenia por anticoncepcionais hormonais, irradiação, hipofisectomia.
- Tumor não neoplásico, como cisto, aneurisma, meningocele.
- Tumor neoplásico como prolactinoma, craniofaringioma, adenoma cromófobo, teratoma, glioma.
- Anomalias da retroalimentação, entre elas a síndrome dos ovários policísticos.

Amenorréia Ovariana

Esta variedade de amenorréia pode cursar com baixos níveis hormonais (Fig. 9.2), quando é denominada de hipoestrogênica, ou com hormônios elevados, provocados por condições tumorais e não tumorais do ovário.

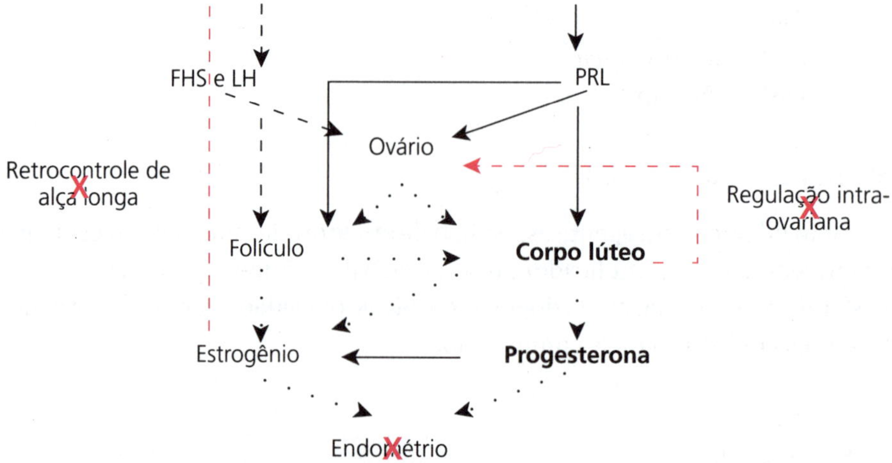

Figura 9.2 – Distúrbios ovarianos e endometriais que levam à amenorréia. FSH = hormônio folículo-estimulante; LH = hormônio luteinizante; PRL = prolactina.

85-7241-634-X

Amenorréia Hipoestrogênica

- Falência ovariana prematura, ligada a falência folicular precoce, defeitos enzimáticos, doenças degenerativas e auto-imunes.
- Disgenesia gonadal da síndrome de Turner.
- Ovário resistente – síndrome de Savage.
- Iatrogenia por uso de irradiação, quimioterápicos, ooforectomia.
- Infecção bacteriana e viral.

Amenorréia Hiperfuncional

- Hiperfunção simples (não tumoral), geralmente decorrente de persistência folicular, encistamento de corpo lúteo ou luteoma.
- Hipertecose associada ou não a hiperinsulinemia, que causa hiperandrogenismo.
- Tumor funcionante, produtor de estrogênio, progesterona e testosterona.

Indicadores de Hiperfunção

- Estrogênio aumentado, por causa de persistência ou cisto folicular.
- Progesterona aumentada, na persistência ou no cisto do corpo lúteo.
- Androgênio aumentado, em presença de hiperplasia de células tecais e hiperplasia de células hilares.

Amenorréia Supra-renal

Freqüentemente, anovulação e amenorréia estão associadas ao aumento de androgênios provenientes da supra-renal, seja por causa de hiperplasia ou de tumores. Outras situações envolvidas incluem:

- Hiperplasia congênita, com bloqueios enzimáticos em diferentes níveis da esteroidogênese:
  - C21, C11 e 3-β-ol.
- Hiperplasia de manifestação tardia (hiperplasia supra-renal congênita não-clássica) provocada por deficiências nos citocromos C21 ou C11:
  - P450C21
  - P450C11
- Síndrome de Cushing.
- Adenoma.
- Adenocarcinoma.

Amenorréia Canalicular

Decorrente da inexistência (agenesia, útero sólido) ou da impossibilidade de diferenciação do endométrio (por destruição, deficiência de receptores) que impeça o sangramento menstrual.

Eventualmente, essa encobre casos de criptomenorréia, em que o problema não está situado na falta da menstruação mas na impossibilidade de sua exteriorização. As condições a seguir são as mais comuns:

- No corpo do útero, por exemplo, agenesia uterina, síndrome de Rokitansky, síndrome de Asherman, endométrio refratário, tuberculose, atrofia do endométrio e histerectomia.
- No colo do útero, por exemplo, agenesia, atresia e estenose.
- Na vagina, por exemplo, agenesia, atresia segmentar, septo transverso e oblíquo.
- Hímen imperfurado.

85-7241-634-X

DIAGNÓSTICO

Como de rotina, a investigação da amenorréia deve estar baseada em uma sólida e bem conduzida anamnese, em cuidadoso exame clínico e ginecológico e na criteriosa indicação e interpretação dos exames complementares.

- A história deve contemplar o registro de:
  - Antecedentes familiais.

- História obstétrica (hemorragia intraparto, ausência de amamentação, curetagem pós-aborto, uso de fórceps, traumatismo craniano).
- Idade do aparecimento e estado atual das mamas e dos caracteres sexuais primários e secundários.
- Retardo do crescimento, anomalias corporais e dos genitais externos.
- História menstrual.
- Sinais e sintomas de falência ovariana.
- Sinais e sintomas de hiperandrogenismo.
- Uso de medicamentos anteriores (anticoncepcionais hormonais orais ou de depósito) e atuais (anorexiantes, tranqüilizantes).
- Tratamentos clínicos, inclusive rádio e quimioterapia, e cirúrgicos.
- Intercorrências nutricionais (perda ou aumento exagerado de peso).
- Estado psicológico, emocional, conjugal, familial e social.
- Práticas esportivas.
- Sinais e sintomas de doenças funcionais (endocrinopatias) e orgânicas locais, sistêmicas e neurológicas.

• O exame físico consolidará grande parte dos dados coletados na observação e auxiliará na escolha dos métodos complementares indispensáveis. Os seguintes dados deverão ser investigados integralmente:
- Peso, altura e envergadura.
- Estado nutricional e discrepâncias entre o desenvolvimento corporal e a idade cronológica.
- Aspecto e quantidade dos pêlos axilares e pubianos.
- Definição ou ambigüidade dos genitais externos.
- Presença de estigmas turnerianos.
- Descarga papilar serosa ou láctea.
- Hirsutismo, acne e virilização.
- Volume do útero e dos ovários.

• Na ausência de uma conclusão diagnóstica, o primeiro cuidado deve ser afastar a sua causa mais comum, a gravidez, o que pode ser facilmente conduzido com:
- Desafio progestacional (progesterona natural).
- Dosagem de β-hCG (beta gonadotrofina coriônica humana).
- Exame ultra-sonográfico.

• Quando inexiste gestação, o teste de progesterona negativo (ausência de sangramento) serve para estimar os níveis de estrogênio.

• Ao mesmo tempo, serão solicitados exames laboratoriais básicos, que deverão incluir:
- Colpocitologia – IMH (índice de maturação hormonal).
- Radiografia de punho – idade óssea.

85-7241-634-X

- PPD (derivado protéico purificado) – teste de Mantoux.
- Radiografia da sela túrcica.
- Campimetria visual.
- Ultra-sonografia pélvica ou transvaginal.
- Glicemia em jejum e pós-prandial.
- Dosagens hormonais.

• Como a causa mais freqüente de amenorréia secundária é a anovulação crônica, associada ou não à hiperprolactinemia, a avaliação endócrina da função ovariana e a dosagem de prolactina devem ser o ponto de partida da investigação. Também pela associação freqüente de hiperprolactinemia e hipotireoidismo, a proposta inicial de dosagens hormonais deve compreender os seguintes exames:
- FSH (hormônio folículo-estimulante).
- LH (hormônio luteinizante).
- Estradiol.
- Progesterona.
- Prolactina.
- TSH (hormônio tireóide-estimulante), T_3 e T_4 (tiroxina) livre.

• Na presença de prolactina elevada, com ou sem galactorréia, deve ser indicada:
- Tomografia da sela túrcica.

• A existência de hirsutismo e de outros sinais de hiperandrogenismo apontam a necessidade de:
- Ultra-sonografia dos ovários (SOP, síndrome dos ovários policísticos).
- Ultra-sonografia de abdome total (tumores de ovário e supra-renal).
- Ressonância magnética do abdome (malformações, tumores).
- Testosterona total.
- E avaliação adicional da glândula supra-renal (hiperplasia supra-renal congênita não-clássica), que deve constar de dosagens de:
  ♦ DHEA-S – sulfato de deidroepiandrosterona.
  ♦ Cortisol.
  ♦ 17-α-OHP (17-α-hidroxiprogesterona).

• Na suspeita de causas ovarianas e genitais de amenorréia, os exames seguintes deverão ser adicionados:
- Biópsia de endométrio (grau de diferenciação).
- Histerossalpingografia (aderências).
- Histeroscopia (irresponsividade do endométrio).
- Cromatina de Barr (disgenesia gonadal).
- Cariótipo (pseudo-hermafroditismo, hermafroditismo verdadeiro).
- Biópsia ovariana (resistência ovariana).

85-7241-634-X

INTERPRETAÇÃO DOS EXAMES LABORATORIAIS E PROCEDIMENTOS COMPLEMENTARES

- O sangramento de supressão progestogênica positivo, com prolactina e TSH normais, aponta para anovulação, ao passo que a falta de resposta ao tratamento combinado ou seqüenciado estro-progestogênico é sugestivo de comprometimento endometrial (hipoestrogenismo, síndrome de Asherman) ou de qualquer outro ponto do trato genital (colo, vagina).
- Níveis normais e baixos de FSH e LH são indicativos de disfunção hipotalâmica (hipogonadotropismo secundário, anorexia nervosa, exercícios físicos intensivos), de insuficiência hipofisária (hipogonadotropismo primário) e necrose de tumores (confirmáveis por tomografia computadorizada ou ressonância magnética), enquanto taxas elevadas desses hormônios cursam com disfunção ovariana (ovários resistentes, esgotamento germinativo, processos degenerativos). Nas duas situações os estrogênios estão baixos, e a paciente deverá ser tratada com reposição hormonal.
- Estrogênios elevados podem estar associados a SOP, tumores funcionantes do ovário (acessíveis à ultra-sonografia transvaginal e à tomografia) e defeitos de metabolização e/ou excreção hormonal, presentes nas insuficiências hepática e renal graves e na obesidade (para mais informações, ver Cap. Síndrome dos Ovários Policísticos).
- A progesterona diminuída na segunda fase do ciclo menstrual é indicativa de ausência de ovulação ou de disfunção do corpo lúteo, que podem estar associadas à hiperprolactinemia (para detalhes, ver Cap. Anovulação), enquanto a progesterona elevada é compatível com persistência ou cisto do corpo lúteo e deve ser tratada com estrogênios, progestínicos e anticoncepcionais orais.
- A prolactina alta decorre de hiperplasia hipofisária (hiperprolactinemia funcional), de prolactinoma (micro ou macro) ou de hipotireoidismo. Medidas de prolactina > 100ηg/mL são sugestivas de adenoma, e a tomografia da hipófise é obrigatória. Os resultados do tratamento, tanto da hiperplasia como do prolactinoma, com supressores de prolactina são muito bons, e a cirurgia desse tumor atualmente tem indicações muito limitadas.
- A elevação de TSH é o sinal mais sensível de insuficiência tireóidea, cuja avaliação pode ser complementada com outras medidas, como as de T_3, T_4 (tiroxina) e T_4 livre.
- Estrogênios baixos ocorrem nas insuficiências ovarianas, que devem receber reposição hormonal substitutiva.

85-7241-634-X

85-7241-634-X

- A testosterona aumentada é indicativa de hiperandrogenismo de origem ovariana, ao passo que DHEA-S e 17-α-OHP apontam para uma hiperfunção supra-renal isolada (hiperplasia supra-renal congênita não-clássica) ou associada a aumento do cortisol (síndrome de Cushing). Nas duas situações uma condição tumoral pode ser afastada por meio dos testes de supressão, pela ultra-sonografia de abdome ou pela ressonância magnética.

TRATAMENTO

O tratamento da amenorréia deve ser etiológico, sempre que possível. Pode-se optar pelos seguintes tipos de tratamento:

- Clínico, dirigido à cura das disfunções e de doenças intercorrentes por meio de medicamentos e de procedimentos (radioterapia, quimioterapia).
- Cirúrgico, para a correção de comprometimentos orgânicos e a recuperação da funcionalidade dos órgãos terminais.
- Sintomático, pela indução de sangramentos periódicos com hormônios.
- Supletivo, com a finalidade de complementar hormônios deficientes, como a progesterona na deficiência do corpo lúteo e os hormônios tireóideos no hipotireoidismo.
- Substitutivo, sob a forma de reposição estro-progestogênica cíclica.
- Estimulante, visando a retomada da função cíclica do ovário, com o uso de medicamentos (indutor da ovulação, corticóides, supressores da prolactina, antiandrogênios, hipoglicemiantes), da mudança de hábitos alimentares, da introdução ou diminuição da atividade física e da psicoterapia.
- Supressivo, como acontece com o uso de estrogênios, de progestogênios, de cortisol, de bloqueadores da prolactina e de antiandrogênios.
- Eventualmente, tratamentos de fertilização assistida poderão ser usados para suprir o desejo de maternidade, quando a retomada da ovulação não for obtida.

Bibliografia

GIPSON, I. K.; MOCCIA, R.; SPURR-MICHAUD, S. et al. The amount of MUC5B mucin in cervical mucus peaks at midcycle. *J. Clin. Endocrinol. Metab.*, v. 86, p. 594, 2001.

GOUGEON, A. Dynamics of human follicular growth: a morphologic perspective. In: ADASHI, E. Y.; LEUNG, P. C. K. (eds.). *The Ovary*. New York: Raven Press, 1993. p. 21.

HALL, J. E.; SCHOENFELD, D. A.; MARTIN, K. A.; CROWLEY JR., W. F. Hypothalamic gonadotropin-releasing hormone secretion and follicle-stimulating hormone dynamics during the luteal-follicular transition. *J. Clin. Endocrinol. Metab.*, v. 74, p. 600, 1992.

KUTTEN, F.; COUILLIN, P.; GIRARD, F. et al. Late-onset adrenal hyperplasia in hirsutism. *N. Engl. J. Med.*, v. 313, p. 224, 1985.

LIMA, G. R.; BARACAT, E. *Ginecologia Endócrina.* Rio de Janeiro: Atheneu, 1995. p. 115.

LONGCOPE, C. Adrenal and gonadal androgen secretion in normal females. *Endocrinol. Metab. North Am.*, v. 15, p. 213, 1986.

NOYES, R. W.; HERIG, A. T.; ROCK, J. Dating of the endometrium biopsy. *Fertil. Steril.*, v. 1, p. 3, 1950.

PASQUALI, R.; ANTENUCCI, D.; CASIMIRRI, F. et al. Clinical and hormonal characteristics of obese amenorrheic hyperandrogenic women before and after weight loss. *J. Clin. Endocrinol. Metab.*, v. 68, p. 173, 1989.

RICHARDS, J. S. Hormonal control of gene expression in the ovary. *Endocr. Rev.*, v. 15, p. 725, 1994.

SHERMAN, B. M.; KORENMAN, S. G. Hormonal characteristics of the human menstrual cycle throughout reproductive life. *Int. J. Cli. Invest.*, v. 55, p. 699, 1975.

TREOLAR, A. E.; BOYNTON, R. E.; BEHN, B. G.; BROWN, B. W. Variation of the human menstrual cycle through reproductive life. *Int. J. Fertil.*, v. 12, p. 77, 1967.

TSAFRIRI, A.; CHUN, S. Y.; REICH, R. Follicular rupture and ovulation. In: ADASHI, E. Y.; LEUNG, P. C. K. (eds.). *The Ovary.* New York: Raven Press, 1993. p. 227.

WELT, C. K.; MCNICHOL, D. J.; TAYLOR, A. E. Female reproductive aging is marked by decreased secretion of dimeric inhibin. *J. Clin. Endocrinol. Metab.*, v. 84, p. 105, 1999.

85-7241-634-X

Capítulo 10

Sangramento Uterino Disfuncional

José de Souza Costa

INTRODUÇÃO

Classifica-se como sangramento uterino disfuncional (SUD) o sangramento endometrial anômalo diverso da menstruação e não relacionado à gestação, decorrente ou não de ciclo ovulatório, em que não se pode identificar substrato orgânico ou defeitos na coagulação sanguínea e que se estende por períodos mais ou menos prolongados, em quantidades variáveis.

Nesse grupo estão incluídos os sangramentos de causa hormonal, decorrentes de distúrbios na produção e/ou metabolização dos hormônios ovarianos ou da sua ação na mucosa endometrial.

Alguns autores incluem no SUD as desordens menstruais, mas aqui se prefere considerá-las separadamente.

A maior freqüência dessa disfunção ocorre nos extremos da vida reprodutiva, em conseqüência da maior incidência de distúrbios ovarianos na puberdade e no climatério (ver Cap. Anovulação), mas a sua prevalência é universal.

Às vezes, o SUD ocorre como episódio único ou esporádico, como manifestação de disfunção ovariana leve e transitória, o que não é incomum na história menstrual de qualquer mulher; em outras vezes, esse se repete com maior freqüência, havendo casos em que o problema persiste da puberdade à menopausa.

85-7241-634-X

A quantidade do sangramento também é diversificada, variando de *manchas* (sangramento escasso, só percebido na calcinha) até quadros hemorrágicos graves, que podem pôr em risco a vida da mulher.

ETIOLOGIA

Mesmo considerando a multiplicidade de fatores envolvidos na gênese dos distúrbios hemorrágicos, pode-se resumir nos seguintes os principais mecanismos do processo:

- Incorreta estimulação endometrial por esteróides impropriamente secretados por ovários com diferentes graus de disfunção.
- Distúrbios na metabolização de hormônios ovarianos produzidos de forma seqüenciada correta.
- Deficiência ou inadequação de receptores na mucosa endometrial.

ETIOPATOGENIA

O modo como a perturbação da função ovariana repercute negativamente na dinâmica do endométrio é conhecido. Apesar da variedade de situações em que isso ocorre, a maioria dos casos de SUD está associada à anovulação crônica e a ciclos anovulatórios.

A seguir, as ocorrências mais prováveis em um quadro de sangramento disfuncional:

- Taxas elevadas de estradiol em curto prazo ou níveis normais ou baixos em longo prazo provocam excessiva proliferação do endométrio e hiperplasia.
- Níveis baixos de progesterona em ciclos normais ou níveis normais ou altos em ciclos prolongados interferem na correta maturação do endométrio.
- Grandes variações nos níveis estrogênicos e de progesterona induzem focos de necrose e fragmentação em diferentes áreas do endométrio, o que dá início ao sangramento.
- Essas mesmas flutuações provocam a regeneração endometrial em regiões previamente descamadas.
- O sangramento é mantido pela desagregação e regeneração assincrônicas da mucosa endometrial, até que se intervenha ou que o endométrio seja levado à exaustão. Os casos de SUD rotulados como provenientes de endométrio atrófico geralmente resultam da quase completa eliminação da camada funcional da mucosa após sangramentos prolongados.

85-7241-634-X

QUADRO CLÍNICO

As variações sintomáticas são grandes e muito diversas são as situações em que os sangramentos disfuncionais podem ocorrer. Do ponto de vista clínico, podemos classificá-los como:

- *Agudo*: é o episódio inicial de sangramento, de volume variável e geralmente de duração limitada. Quando abundante, requer terapia intensiva imediata. Apesar de a cura espontânea não ser a regra, mesmo surtos de maior gravidade podem evoluir para a cessação da perda, pela normalização do quadro hormonal, pela recomposição endometrial induzida pelo aumento dos estrogênios ou por exaustão da capacidade de resposta da mucosa.
- *Crônico*: consiste no sangramento repetitivo ou prolongado, com ou sem períodos de acalmia. Aqui também devem ser incluídas a hemorragia resultante da exacerbação do sangramento ovulatório normal, atribuída à baixa do estradiol que se segue à ruptura do folículo, e as perdas de sangue tipo borra de café pré e pós-menstruais, decorrentes do retardo da produção de estradiol pelos folículos ovarianos, no primeiro caso, e à queda precoce dos esteróides secretados pelo corpo lúteo, no segundo.

85-7241-634-X

O sangramento ovulatório é autolimitante, dura geralmente entre dois e três dias e cessa com a retomada da produção de hormônios pelo corpo lúteo. Por outro lado, o sangramento pós-menstrual pode persistir por muitos dias, de 10 a 15, não raro até a menstruação seguinte.

- *Leve*: sangramento discreto provocado por pequenas variações das taxas de estradiol e/ou de progesterona.
- *Moderado*: sangramento um pouco mais abundante, acompanhado ou não de coágulos, que incide em mulheres com ciclo normal ou prolongado ou em casos de amenorréia, mas sem repercussões sistêmicas importantes. Origina quadros de espoliação sustentada, constituindo-se mais em um estorvo à vida cotidiana do que um agravo imediato à saúde.
- *Grave*: hemorragia profusa, associada a altos níveis de esteróides e/ou à estimulação prolongada do endométrio, acompanhada de coágulos, às vezes de cólicas e/ou desconforto abdominal, de repercussões emocionais, adinamia, anemia e queda do estado geral, com sudorese, pulso filiforme, e, se não assistida, de estado de torpor e perda da consciência. Se não tratada a tempo, a condição pode resultar em morte.
- *Cíclico*: perdas sanguíneas que se repetem em intervalos regulares, geralmente relacionadas com o ciclo menstrual, como o sangramento

ovulatório, provocado pela queda do estradiol após a ruptura do folículo, e as manchas ou rajas pré e pós-menstruais, decorrentes de fase lútea inadequada, a primeira, e de retardo na maturação folicular, a última. Têm pouca significação, impressionando mais pela repetição do que pelos riscos.

- *Irregular*: em que o sangramento precede ou sucede à menstruação, quando essa persiste; mais freqüentemente incide em situações de irregularidade menstrual ou quando o episódio hemorrágico é a manifestação da incapacidade de sustentação do endométrio frente às variações das taxas de hormônios.

85-7241-634-X

DIAGNÓSTICO

O diagnóstico do sangramento uterino disfuncional é, na maioria das vezes, de exclusão, quando não se consegue identificar patologia orgânica uterina ou pélvica, situações iatrogênicas, disfunções endócrinas, doenças sistêmicas ou discrasias sanguíneas que justifiquem o sangramento.

Para tanto, deve ser esgotado o armamentário propedêutico disponível e necessário, que inclui consultas clínicas especializadas, pesquisas hematológicas (hemograma, coagulograma), exame histológico (biópsia de endométrio), dosagens hormonais (FSH [hormônio folículo-estimulante], LH [hormônio luteinizante], E2, P, TSH [hormônio tireóide-estimulante], T_4 [tiroxina], PRL [prolactina], T, cortisol, 17-α-OHP [17-α-hidroxiprogesterona], β-hCG [beta gonadotrofina coriônica humana]), exames radiológicos e ultra-sonográficos (tomografias, histerossalpingografia, ultra-sonografia de abdome e pelve) e endoscópicos (histeroscopia e laparoscopia).

Nesse caso, a anamnese adquire grande importância, e deverão ser cuidadosamente registrados os antecedentes familiais, a história menstrual, os distúrbios menstruais, a presença, o aspecto e a quantidade de pêlos axilares e pubianos, e o crescimento de pêlos terminais em áreas atípicas. A confrontação desses dados com os achados de exame físico pode ser de grande valia no estabelecimento do diagnóstico.

Em qualquer circunstância, deve-se ter em mente o axioma:

"Por ser sempre provisório, o diagnóstico inicial pode sofrer mudanças no decorrer do processo, orientadas pela utilização de meios propedêuticos mais precisos".

DIAGNÓSTICO DIFERENCIAL

Esse deve ser estabelecido com situações que podem gerar sintomatologia semelhante à do sangramento uterino disfuncional.

Entre elas, as mais comuns são as seguintes:

- Patologias locorregionais:
  - Pólipos endocervicais e endometriais.
  - Neoplasias malignas do colo uterino.
  - Endometriose e/ou adenomiose.
  - Hiperplasia do endométrio.
  - Miomas submucosos e intramurais.
  - Endometrite.
  - Salpingite crônica.
  - Congestão pélvica crônica.
  - SOP (síndrome dos ovários policísticos).
  - Tumores funcionantes de ovário.
- Condições sistêmicas:
  - Discrasias sanguíneas.
  - Processos degenerativos e tumorais do hipotálamo e da hipófise.
  - Estado psicológico alterado.
  - Doenças crônicas.
  - Disfunções endócrinas.
  - Insuficiência renal crônica.
  - Insuficiência hepática grave.
  - Obesidade.
  - Desnutrição.
- Situações iatrogênicas:
  - Ingestão de esteróides ovarianos, sob a forma de AHO (anticoncepcionais hormonais orais) e de TRH (hormônio liberador de tireotrofina).
  - Uso terapêutico de hormônios tireóideos.
  - Consumo de anabolizantes.
  - Uso de DIU (dispositivo intra-uterino).
  - Salpingotripsia?
- Problemas obstétricos:
  - Abortamento.
  - Gravidez ectópica.
  - Neoplasias trofoblásticas.

85-7241-634-X

OBJETIVOS DO TRATAMENTO

Antes de propor condutas terapêuticas, é necessário estabelecer critérios para a sua indicação e as metas a serem alcançadas. De forma geral, estes são os objetivos:

- Controle do episódio hemorrágico inicial.
- Manutenção da hemostasia.
- Prevenção de recidiva.
- Correção de patologias subjacentes.

Para alcançá-los, podemos recorrer a condutas clínicas e cirúrgicas.

TRATAMENTO CLÍNICO

É indicado na hemorragia aguda, na manutenção da hemostasia e na prevenção da recidiva, com base principalmente em medicações contendo estrogênios, progestínicos, associações estro-progestínicas, análogos de GnRH (hormônio liberador de gonadotrofina) e competidores de prostaglandinas.

Fase Aguda

- Medidas gerais, quando indicadas, devem incluir repouso, transfusão de sangue, dieta, suplementação de ferro e vitaminas, suspensão de medicamentos, aconselhamento psicológico e tratamentos específicos.
- *Estrogênios*: estradiol oral, 1 a 5mg/dia, ou estrogênios conjugados por via oral, 1,25 a 10mg/dia, com a finalidade de elevar o hormônio acima do nível crítico e induzir a recomposição endometrial. A rápida proliferação da mucosa sepulta os cotos das artérias sangrantes e faz diminuir ou cessar a hemorragia.
- *Progestínicos por via oral*: medroxiprogesterona, 5 a 10mg/dia, desogestrel, 75μg a 300μg/dia, e noretisterona, 0,35 a 70mg/dia, para promover a reorganização do endométrio. O progestacional, atuando sobre um endométrio irregularmente proliferado, induz alterações secretoras e pseudo-decidualização do endométrio, que assim controlam a perda sanguínea. Pode-se também usar a medroxiprogesterona intramuscular, 25 a 50mg, como reforço do tratamento com estrogênios por via oral.
- *Inibidores da síntese de prostaglandinas*: alguns antiinflamatórios não-hormonais, entre os quais o ácido mefenâmico, 500mg de 8 em 8h, impedem a ligação da PGE_2 (prostaglandina 2) aos receptores e inibem a cicloxigenase, e aumentam a síntese de leucotrienos por ativação da lipoxigenase (vasoconstrição) e de tromboxanos (agregação plaquetária), acelerando a coagulabilidade local do sangue. Podem reduzir o sangramento em até 50%.
- *Antifibrinolítico*: a administração venosa contínua de ácido tranexâmico diluído em soro, 1.500 a 3.000mg/dia, na fase aguda, e 250 a 500mg,

85-7241-634-X

quatro vezes ao dia, por via oral, na fase de manutenção, tem sido citada com efeito bastante favorável, comparável ao dos antiinflamatórios. Deve-se lembrar que a aspirina tem efeito antagônico.

- *Combinações de estrogênios e progestínicos*: habitualmente usadas sob a forma de anticoncepcional oral, duas a quatro pílulas por dia, durante 15 a 30 dias, são menos indicadas nessa fase, pela dificuldade de se obter a dose ideal de seus componentes.

Fase de Manutenção da Hemostasia

Supressivo

- *Combinados estro-progestogênicos por via oral*: de preferência, a pílula anticoncepcional de dosagem média, ingerida de forma contínua ou cíclica, é o mais eficaz tratamento medicamentoso.
- *Progestínicos*: por via oral, como medroxiprogesterona, 5 a 10mg/dia, e noretisterona, 10mg/dia, ou intramuscular de depósito, principalmente a medroxiprogesterona, 50 e 150mg, têm, contudo, o inconveniente de, às vezes, não prevenir a recorrência de sangramentos de escape.
- DIU contendo levonorgestrel, que condiciona a diminuição do fluxo em até 70% e pode levar à amenorréia com o passar do tempo.
- *Análogos de GnRH de depósito por via subcutânea, a cada 30 dias*: apesar do alto custo, esses produtos, que são eficientes inibidores centrais da liberação de gonadotrofinas mas têm escassa ação local, agem mais lentamente e devem ser reservados a casos de hiperestrogenismo acentuado. Não devem ser usados por períodos prolongados.

Estimulante

- Indutor hipotalâmico da ovulação, como o citrato de clomifeno, 50 a 100mg/dia, do 5º ao 9º dia do ciclo, quando se pretende reverter a anovulação e regularizar o ciclo menstrual.

Prevenção da Recidiva

- Reversão da anovulação, como anteriormente exposto.
- Correção de fase lútea inadequada, com o uso do citrato de clomifeno ou de progesterona natural, 100 a 200mg/dia, via oral ou vaginal, a partir do 14º dia do ciclo.
- Tratamento de distúrbios endócrinos associados.
- Orientação dietética, visando o ajuste ponderal.

85-7241-634-X

- Interrupção do uso de medicamentos, de hormônios a psicotrópicos, que possam estar envolvidos na disfunção ovariana.
- Psicoterapia clínica e medicamentosa.

TRATAMENTO CIRÚRGICO

É indicado nos casos de falha do tratamento clínico ou complementar a esse. Alguns desses tratamentos, como a curetagem e a aspiração endometrial, têm também um caráter propedêutico, e o material obtido deve ser enviado para exame histopatológico, exames imunoistoquímicos e pesquisa de receptores hormonais, conforme a indicação. Pode-se, assim, além de determinar a situação funcional e as distorções da estrutura histológica do endométrio, identificar processos infecciosos, como a endometrite tuberculosa, e a chamada metrose de receptividade.

As cirurgias mais extensas ficam reservadas para o insucesso da abordagem clínica e para as situações de recidiva freqüente.

São elas:

- Curetagem uterina sob anestesia.
- Aspiração a vácuo endometrial.
- Ablação endometrial histeroscópica monopolar com *rollerball* ou ressectoscópio.
- Ablação endometrial histeroscópica bipolar (Versapoint®).
- Ablação endometrial térmica por criocoagulação ou com balão com soro glicosado a 87º (Therma Choice®).
- Histerectomia abdominal ou vaginal.
- Embolização das artérias uterinas.

85-7241-634-X

Bibliografia

GOUGEON, A. Dynamics of human follicular growth: a morphologic perspective. In: ADASHI, E. Y.; LEUNG, P. C. K. (eds.). *The Ovary.* New York: Raven Press, 1993. p. 21.

HALL, J. E.; SCHOENFELD, D. A.; MARTIN, K. A.; CROWLEY JR., W. F. Hypothalamic gonadotropin-releasing hormone secretion and follicle-stimulating hormone dynamics during the luteal-follicular transition. *J. Clin. Endocrinol. Metab.*, v. 74, p. 600, 1992.

HALL, J. E.; SCHOENFELD, D. A.; MARTIN, K. A.; CROWLWY JR., W. F. Hypothalamic gonadotropin-releasing hormone secretion and follicle-stimulating hormone dynamics during the luteal-follicular transition. *J. Clin. Endocrinol. Metab.*, v. 74, p. 600, 1992.

LIMA, G. R.; BARACAT, E. *Ginecologia Endócrina.* Rio de Janeiro: Atheneu, 1995. p. 115.

MUNRO, M. C. Medical management of abnormal uterine bleeding. *Obstet. Gynecol.*, v. 27, p. 30, 2000.

RICHARDS, J. S. Hormonal control of gene expression in the ovary. *Endocr. Rev.*, v. 15, p. 725, 1994.

SHERMAN, B. M.; KORENMAN, S. G. Hormonal characteristics of the human menstrual cycle throughout reproductive life. *Int. J. Cli. Invest.*, v. 55, p. 699, 1975.

TREOLAR, A. E.; BOYNTON, R. E.; BEHN, B. G.; BROWN, B. W. Variation of the human menstrual cycle through reproductive life. *Int. J. Fertil.*, v. 12, p. 77, 1967.

TSAFRIRI, A.; CHUN, S. Y.; REICH, R. Follicular rupture and ovulation. In: ADASHI, E. Y.; LEUNG, P. C. K. (eds.). *The Ovary*. New York: Raven Press, 1993. p. 227.

WELT, C. K.; MCNICHOLL, D. J.; TAYLOR, A. E.; HALL, J. E. Female reproductive aging is marked by decreased secretion of dimeric inhibin. *J. Clin. Endocrinol. Metab.*, v. 84, p. 105, 1999.

85-7241-634-X

Capítulo 11

Síndrome dos Ovários Policísticos

José de Souza Costa

INTRODUÇÃO

Apesar de ser uma condição bastante freqüente, a síndrome dos ovários policísticos (SOP) ainda desperta muitas controvérsias, que vão da sua denominação e das suas reais causas ao diagnóstico e ao tratamento. Caracterizada por anovulação crônica, essa é uma situação paradoxal em que ocorre o aumento simultâneo de androgênios e estrogênios, e a perturbação do eixo neuroendócrino dá lugar a um círculo vicioso em que LH (hormônio luteinizante) e androgênios se estimulam sucessivamente e que, se deixado intocado, se sustentará indefinidamente (Fig. 11.1). A longo prazo, os altos teores de androgênio provocam a deposição de fibrina na túnica albugínea do ovário, que se torna lisa, espessa e branco-brilhante, o que era anteriormente a sua principal característica, como descrito por Stein e Leventhal.

85-7241-634-X

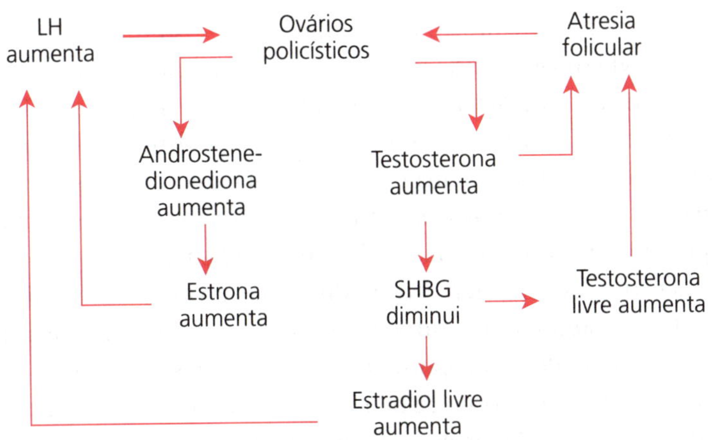

Figura 11.1 – Distúrbios na secreção hormonal do ovário. LH = hormônio luteinizante; SHBG = globulina transportadora de hormônios esteróides.

85-7241-634-X

SINONÍMIA

Inicialmente intitulada de síndrome de Stein-Leventhal, é também conhecida como doença cística do ovário, anovulação crônica hiperandrogênica e hiperandrogenismo ovariano funcional, entre outros.

EPIDEMIOLOGIA

Calcula-se uma prevalência de 5 a 10%, sendo responsável por 30% das amenorréias, primárias ou secundárias, e 75% dos desvios menstruais para menos. Apesar de estar associada à anovulação crônica, cursa com amenorréia somente em 50% dos casos e acompanha-se de sangramento uterino disfuncional 29% das vezes. A associação com infertilidade é de 74% e hirsutismo está presente em 60% das mulheres afetadas. Nos caso de NIDDM (*diabetes mellitus* não dependente de insulina), há um aumento de risco cardiovascular decorrente de hipertensão arterial e aterosclerose.

ASPECTOS FISIOPATOLÓGICOS

A SOP decorre do bloqueio enzimático ovariano e, em menor escala, supra-renal, do qual resulta um quadro hormonal anômalo, caracterizado pela diminuição do FSH (hormônio folículo-estimulante) e de aumentos significativos de LH, testosterona, androstenediona, DHEA (deidroepiandrosterona) e DHEA-S (sulfato de deidroepiandrosterona), secretados pelo ovário e pela supra-renal, que são responsáveis pelo hirsutismo e pela atresia folicular.

O androstenediona é o precursor imediato da testosterona e dos estrogênios.

No ovário ovulatório grande parte do androstenediona folicular é metabolizada em estrona e estradiol nas células granulosas (ver Fisiologia do Endométrio e da Menstruação). Na SOP, grandes quantidades de androstenediona provenientes do ovário e menores provenientes da supra-renal são convertidas em testosterona pela enzima 17-β-hidroxiesteróide desidrogenase (17-cetoesteróide redutase), que se encontra presente em vários tecidos, inclusive nos folículos pilosos. Por outro lado, o aumento da conversão periférica de androgênios provoca a elevação dos níveis circulantes de testosterona e de estrogênios, que se tornam mais ativos pela diminuição da SHBG (globulina transportadora de hormônios esteróides), provocando hirsutismo e aumentando o risco de neoplasias de endométrio e, talvez, de mama.

O quadro ovariano, decorrente da maturação inadequada dos folículos, é caracterizado pela duplicação do número de folículos em crescimento e atrésicos.

Um achado freqüente é o aumento dos ovários, que têm a área da sua superfície duplicada, com aumento médio do volume de 2,8 vezes, acompanhado de espessamento da túnica albugínea, que pode incorporar 50% da sua espessura. Esse aumento do volume do ovário depende do incremento em um terço na espessura do estroma cortical e de cinco vezes no estroma subcortical. Eventualmente, pode-se encontrar hiperplasia das células hilares, com quatro vezes mais ninhos celulares.

QUADRO CLÍNICO

Envolve duas ou mais das situações a seguir, apesar de raramente haver a manifestação de todas elas, principalmente quando o início do tratamento é precoce:

- Disfunção menstrual.
- Seborréia.
- Acne.
- Hirsutismo.
- Obesidade.
- Infertilidade.
- Resistência à insulina.
- Hipertensão arterial.
- Doença coronariana.
- Neoplasias hormônio-dependentes.

85-7241-634-X

ETIOPATOGENIA

Vários agentes foram citados, agindo isoladamente ou em associação. Entre eles destacamos:

- Aumento da quantidade de células da teca.
- Aumento da estimulação das células da teca pelo LH.
- Desregulação do citocromo P450c17 no ovário e, talvez, na supra-renal.
- Supressão da secreção pulsátil de GnRH (hormônio liberador de gonadotrofina), com diminuição da liberação de gonadotrofinas e da produção estrogênica, provocada por obesidade ou distúrbios psíquicos.
- Expressão aumentada do receptor de LH aos mRNA (RNA mensageiros) StAR, CYP11A e CYP17 nas células tecais dos folículos dos ovários policísticos.
- Produção de subunidades beta do LH com diferentes atividades biológicas, como resultado de polimorfismo do gene para a subunidade. Como o LH mais ativo pode não ser o mais imunorreativo, as taxas de LH sérico podem estar normais.
- Diminuição da SHBG por causa de hiperandrogenismo ou hiperinsulinemia.
- Potenciação da ação do LH pela hiperinsulinemia, associada ou não com NIDDM, obesidade e sedentarismo, o que pode ser comprovado pela diminuição dos androgênios com metformina, que diminui a resistência insulínica, ou com diazóxido, redutor da secreção de insulina. A presença de hiperinsulinemia deve ser valorizada, pois as portadoras de resistência à insulina podem, e geralmente o fazem, desenvolver *diabetes mellitus* gestacional e evoluir para quadros graves de síndrome plurimetabólica, caracterizada por *diabetes mellitus* do tipo 2, dislipidemia, hipertensão arterial e doença vascular coronariana.
- Diminuição da atividade da aromatase pelo decréscimo da secreção de FSH.
- Aumento da produção periférica de estrogênios, causada por obesidade e estresse físico e psicológico.
- Defeitos de metabolização de esteróides, por causa de disfunção tireóidea ou doença hepática.

85-7241-634-X

CRITÉRIOS DIAGNÓSTICOS

Podem ser divididos em *definidos* ou *prováveis* e *possíveis*, segundo o Consenso NIH/NICHHD (National Institutes of Health/ National Institute of Child Health and Human Development), de 1990.

Entre os primeiros, encontram-se:

- Hiperandrogenemia, provocada pelo aumento da testosterona total e da androstenediona.
- Distúrbios menstruais dependentes da anovulação crônica, como amenorréia, espaniomenorréia e hemorragia uterina disfuncional.
- Infertilidade.

Nos segundos, estão incluídos:

- Presença morfológica do ovário policístico, consistente com o diagnóstico, mas não essencial.
- Aumento da relação de LH/FSH acima de dois, confirmada em medidas múltiplas.
- Hiperandrogenismo clínico, com ou sem hirsutismo.
- Resistência à insulina, associada a obesidade troncular, dislipidemia e acantose nigricante.

85-7241-634-X

BASES DO DIAGNÓSTICO

O diagnóstico clínico e as investigações laboratoriais devem ter como base a compreensão das anomalias endócrinas quanto a:

- *Fisiologia do eixo hipotálamo-hipófise*: ↓ FSH e ↑ LH.
- *Distúrbios da secreção hormonal do ovário*: ↑ androstenediona → ↑ estrona e ↑ testosterona → ↓ SHBG → ↑ testosterona livre e ↑ estradiol livre.
- *Agentes do hiperandrogenismo*: ↓ citocromo P450c17 e ↑ insulina.
- *Repercussões adversas dos desvios hormonais*: hirsutismo e aumento do risco de câncer de endométrio e de mama (Fig. 11.2).

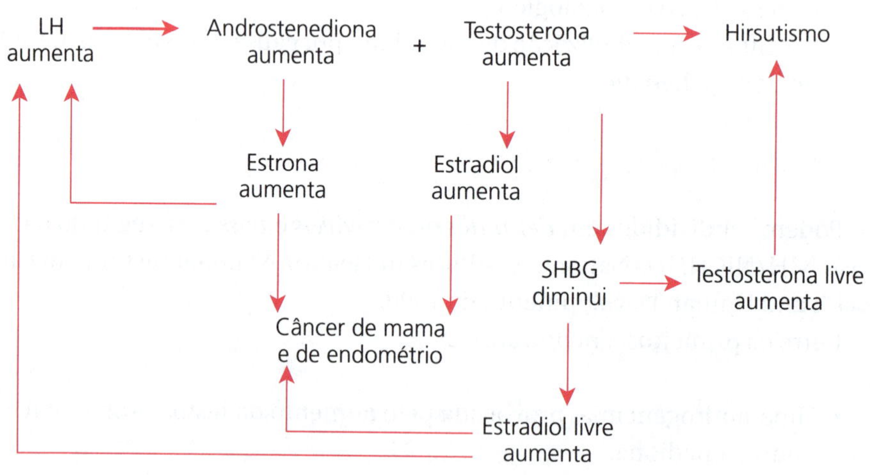

Figura 11.2 – Repercussões negativas da SOP (síndrome dos ovários policísticos). LH = hormônio luteinizante; SHBG = globulina transportadora de hormônios esteróides.

DIAGNÓSTICO

É eminentemente clínico, fundamentado no relato de distúrbio menstrual, de infertilidade e nos achados de obesidade e hirsutismo. Os exames complementares deverão ser solicitados com parcimônia, para a confirmação ou para fazer o diagnóstico diferencial. As dosagens hormonais são completamente dispensáveis na maioria dos casos, uma vez que os principais indicadores da disfunção são a anovulação crônica e o hiperandrogenismo.

- Clínico:
  - Anamnese, com ênfase nas histórias menstrual, reprodutiva e familial.
  - *Exame físico*: aumento ovariano, sinais de hiperandrogenismo, obesidade.
- Complementar:
  - Ultra-sonografia pélvica – para a visualização dos ovários.
  - Videolaparoscopia.
  - Glicemia em jejum e pós-prandial.
  - Teste de resistência insulínica.
  - Avaliação tireóidea – TSH (hormônio tireóide-estimulante), T_4 (tiroxina) livre.
  - Biópsia de endométrio.
  - Perfil lipídico.
  - Dosagens hormonais – LH, FSH, P, PRL (prolactina), T, T livre, cortisol, DHEA-S, 17-α-OHP (17-α-hidroxiprogesterona).

Diagnóstico Diferencial

Esse deve ser estabelecido principalmente com quadros que cursam com hiperandrogenismo, como os seguintes:

Supra-renais

85-7241-634-X

Defeitos enzimáticos: defeito dos citocromos P450scc, P450c21 e P450c17 – hiperplasia supra-renal congênita não-clássica – ou deficiência da 3-β-ol desidrogenase.

- *Hiperadrenalismo*: síndrome de Cushing, adenoma ou carcinoma supra-renal.

Ovarianos

- Tumores secretores de androgênios.
- Hipertecose isolada ou associada à hiperinsulinemia.
- Mulheres com ovários policísticos, hiperandrogenismo e eumenorréia.

Outros

- Hiperprolactinemia simulando SOP, pelo aumento de DHEA-S.
- Disfunção tireóidea.

OBJETIVOS DO TRATAMENTO

Medidas direcionadas para a solução dos problemas mais marcantes ou mais preocupantes da SOP:

- Controle do hirsutismo.
- Redução do risco de neoplasia endometrial e mamária.
- Obtenção da concepção.

TRATAMENTO

Deve ser estabelecido para cada caso, evitando-se formalmente as tentativas de restabelecer o padrão menstrual e a cura da anovulação com drogas indutoras da ovulação, que não melhoram o quadro e causam o desgaste do patrimônio folicular e devem ser reservadas para a indução da gravidez.

O uso de anticoncepcionais hormonais orais é especialmente indicado, pois a sua composição hormonal propicia uma tríplice ação benéfica:

85-7241-634-X

- A retroalimentação negativa da combinação estro-progestogênica inibe a liberação de LH pela hipófise, diminuindo a produção de androgênios pelas células tecais e a população de folículos atrésicos.
- O aumento da quantidade de estrogênios estimula a maior produção de SHBG pelo fígado e a conjugação dos androgênios, reduzindo principalmente a fração livre de testosterona.
- O controle da liberação de FSH reduz o estímulo de maturação folicular, evitando a ocorrência de ovulação de escape e a gravidez indesejada.

Por essas razões, os esquemas a seguir são propostos:

- *Mulheres com pouco hirsutismo e sangramento genital periódico*: podem ser tratadas simplesmente com medidas cosméticas.
- *Mulheres sem vida sexual, sem hirsutismo importante, que não querem ou não podem usar a pílula*: progestínicos orais periódicos, com a finalidade de induzir a descamação endometrial e diminuir o risco de hiperplasia.

- *Mulheres sem vida sexual, com hirsutismo e aumento apreciável do volume ovariano*: anticoncepcionais orais.
- *Mulheres com vida sexual, sem desejo de conceber*: anticoncepcionais orais.
- *Distúrbios menstruais*: anticoncepcionais orais, progestínicos orais ou injetáveis de depósito.
- *Mulheres que desejam engravidar*: indução da ovulação.
- *Hirsutismo preponderante*: anticoncepcionais orais combinados, acetato de ciproterona, espironolactona, finasterida, metformina, flutamida, análogos de GnRH isolados ou combinados com estrogênios e progestínicos, eletrólise e depilação a *laser*.
- *Hiperinsulinemia (NIDDM)*: metformina.
- *Hiperprolactinemia*: bromoergocriptina, cabergolina, cirurgia.
- *Hiperadrenalismo funcional*: prednisona, dexametasona.
- *Obesidade*: dieta, exercícios físicos, moderadores do apetite.
- *Abortamento de repetição*: indutores da ovulação, progesterona micronizada.

Os anticoncepcionais hormonais devem ser mantidos por períodos prolongados, até que se obtenha a remissão do hirsutismo e a redução dos ovários; depois disso o tratamento deve ser suspenso periodicamente para observar uma possível normalização da função ovariana. Por agir centralmente, quaisquer das formulações com progestínicos não-androgênicos disponíveis podem ser prescritas, independentemente da dosagem.

A indução da ovulação com citrato de clomifeno é o tratamento de escolha, pois é eficaz em mais de 80% das vezes. Nos casos resistentes, pode ser usado FSH puro ou FSH recombinante, com cautela, para minorar o risco de hiperestimulação e de gestação múltipla, isolado ou com gonadotrofina coriônica ou LH recombinante. A ressecção cuneiforme, antes método de escolha, frente à intensa compressão dos volumosos ovários pela albugínea espessada, atualmente tem indicações muito restritas, em geral feita por via laparoscópica.

Quando o hirsutismo é acentuado, como ocorre na hipertecose, a par dos anticonceptivos hormonais, pode-se fazer uso de medicamentos capazes de inibir a síntese e/ou competir localmente com a testosterona, como o acetato de ciproterona, 50 a 100mg/dia, a espironolactona, 100mg/dia, a flutamida, 250mg/dia e a finasterida, 5mg/dia. A resistência ao tratamento clínico da hipertecose, que geralmente ocorre na perimenopausa, pode, eventualmente, ser solucionada com ooforectomia.

Medidas cosméticas adicionais, como a destruição dos folículos pilosos, são de grande auxílio na resolução do problema.

85-7241-634-X

Os hipoglicemiantes orais, em especial a metformina, são indicados no controle da hiperinsulinemia, principalmente na presença de hipertecose e acentuada diminuição da SHBG. Como potente fator de crescimento periférico, a insulina pode causar intensa proliferação das células da teca, com grande aumento da produção de testosterona.

Na presença de elevação da prolactina, o tratamento medicamentoso deve ser estabelecido, uma vez que a grande maioria das hiperprolactinemias funcionais volta à normalidade em curto prazo.

Quando a hiperfunção supra-renal é diagnosticada, o tratamento com corticóides é indicado, por períodos variáveis. No hirsutismo mais leve, como na hiperplasia supra-renal secundária por deficiência da 21-hidroxilase, o uso de dexametasona, na dose de 0,5mg no fim da tarde, é extremamente eficiente para bloquear a esteroidogênese noturna da supra-renal. Deve-se ter cuidado com os efeitos colaterais do uso prolongado, que incluem aumento acentuado de peso, osteoporose, redução da tolerância à glicose e insuficiência supra-renal.

O controle ponderal é muito importante como forma de prevenção de problemas cardiovasculares e fatores de risco como hipertensão, hipercolesterolemia e *diabetes mellitus* têm que ser adequada e vigorosamente tratados. Também se deve tentar perder peso com grande empenho, na tentativa de restabelecer a função cíclica do ovário e a ovulação, assim como para viabilizar a evolução de uma gestação a termo, quando pretendida.

Bibliografia

BUVAT, J.; BUVAT-HERBAUT, M.; MARCOLIN, G. et al. A double blind controlled study of the hormonal and clinical effects of bromocriptine in the polycystic ovary syndrome. *J. Clin. Endocrinol. Metab.*, v. 63, p. 119, 1986.

CARMINA, E.; KOIAMA, T.; CHANG, L. et al. Does ethnicity influence the prevalence of adrenal hyperandrogenism and insulin resistance in polycystic ovary syndrome? *Am. J. Obstet. Gynecol.*, v. 167, p. 1807, 1992

GILLING-SMITH, C.; STORY, H.; ROGERS, V. et al. Evidence for a primary abnormality of thecal cell steroidogenesis in the polycystic ovary syndrome. *Clin. Endocrinol.*, v. 47, p. 93, 1997.

JAKIMIUC, J.; WEITSMAN, S. T.; NAVAB, A.; MAGOFFIN, D. A. Luteinizing hormone receptor, steroidogenesis, acute regulatory protein and steroidogenic enzyme messenger ribonucleic acids are overexpressed in thecal and granulosa cells from polycystic ovaries. *J. Clin. Endocrinol. Metab.*, v. 86, p. 1318, 2001.

NESTLER, J. E.; BARLASCINI, C. O.; MATT, D. W. et al. Supression of serum insulin by diazoxide reduces serum testosterone levels in obese women with polycystic ovary syndrome. *J. Clin. Endocrinol. Metab.*, v. 68, p. 1027, 1989.

NESTLER, J. E.; JAKUBOWICZ, D. J. Decreases in ovarian cytochrome P450c17-alpha activity and serum free testosterone after reduction of insulin secretion in polycystic ovary syndrome. *N. Engl. J. Med.*, v. 335, p. 617, 1996.

85-7241-634-X

85-7241-634-X

NESTLER, J. E.; POWERS, L. P.; MATT, D. W. et al. A direct effect of hyperinsulinemia on serum sex hormone-binding globulin levels in obese women with polycystic ovary syndrome. *J. Clin. Endocrinol. Metab.*, v. 72, p. 83, 1991.

RISMA, K. A.; CLAY, C. M.; NETT, T. M. et al. Targeted overexpression of luteinizing hormone in transgenic mice lead to infertility, polycystic ovaries and ovarian tumors. *Proc. Nat. Acad. Sci. U. S. A.*, v. 92, p. 1322, 1995.

TAPANAINEN, J. S.; KOIVUNEN, R.; FAUSER, B. C. et al. A new contributing factor to polycystic ovary syndrome: the genetic variant of luteinizing hormone. *J. Clin. Endocrinol. Metab.*, v. 84, p. 1711, 1999.

TOSCANA, V.; BALDUCCI, R.; BIANCHI, P. et al. Ovarian 17-ketosteroid reductase deficiency as a possible cause of polycystic ovarian disease. *J. Clin. Endocrinol. Metab.*, v. 71, p. 288, 1990.

WILLIS, D. S.; FRANKS, S. Insulin action in human granolosa cells from normal and polycystic ovaries is mediated by the insulin receptor and not by the type-1 insulin-like growth factor receptor. *J. Clin. Endocinol. Metab.*, v. 80, p. 3788, 1995.

ZAWADZKI, J. K.; DUNAIF, A. Diagnostic criteria for polycystic ovary syndrome: towards a rational approach. In: DUNAIF, A.; GIVENS, J. R.; HASELTINE, F. P.; MERRIAM, G. R. (eds.). *Polycystic Ovary Syndrome – Current Issues in Endocrinology and Metabolism.* 4. ed. Boston: Blackwell, 1992.

Capítulo 12

Amenorréias Hipotalâmicas

José de Souza Costa

INTRODUÇÃO

O plural é usado nesse caso porque existem duas variedades distintas de amenorréia hipotalâmica, com história, etiologia, quadro clínico e fisiopatologia completamente distintos, que trataremos como Variedade 1 e Variedade 2.

VARIEDADE 1

A Variedade 1 corresponde à amenorréia primária decorrente da deficiência congênita do GnRH (hormônio liberador de gonadotrofina), intitulada de IHH (hipogonadismo hipogonadotrófico idiopático), também conhecida como hipogonadismo hipogonadotrófico secundário.

O IHH é uma doença rara, com incidência entre 1/70.000 e 1/100.000, que atinge preferencialmente indivíduos do sexo masculino, na proporção de 1 mulher para cada 10 homens.

Algumas formas podem estar acompanhadas de hiposmia ou anosmia, recebendo a denominação de síndrome de Kallmann, enquanto outras cursam com defeitos congênitos, dos quais a fenda palatina e a agenesia renal unilateral são os mais freqüentes.

85-7241-634-X

Situações muito raras de IHH são as amenorréias acompanhadas de retardo mental e obesidade, conhecidas como síndrome de Laurence-Moon-Biedl, que é acompanhada de retinite pigmentosa e polidactilia, e síndrome de Prader-Willi, que cursa com hipotonia, micrognatia, clinodactilia e ausência de cartilagem auricular.

Etiologia

Como referido anteriormente, o agente mais comum da IHH é a deficiência congênita de GnRH. Contudo, têm sido descritos casos raros em que o fator etiológico são mutações inativantes em diferentes genes, cujos portadores não podem ser clinicamente diferenciados dos pacientes afetados com IHH. As causas já comprovadas são relacionadas a seguir:

85-7241-634-X

- Deficiência da produção do GnRH, por causa do baixo número ou da ausência de neurônios hipofisotróficos na eminência média, provocada por defeito congênito adiante explicitado.
- Mutações de perda de função nos genes dos receptores de GnRH, que os tornam incompatíveis.
- Mutações nos genes da subunidade β do FSH (hormônio folículo-estimulante) e do LH (hormônio luteinizante), que resultam na produção de gonadotrofinas de baixa atividade biológica.

Fisiopatologia

Embora o IHH possa ser adquirido por herança autossômica dominante, herança recessiva ou defeito ligado ao cromossomo X, mais de 2/3 dos casos são esporádicos. Dessas situações, somente a patogenia da forma ligada ao cromossomo X é conhecida.

- *Forma ligada ao cromossomo X*: nesta, o mecanismo identificado é a falta ou a migração defeituosa dos neurônios produtores de GnRH provenientes do bulbo olfatório, que na espécie humana está situado fora do cérebro embrionário, para o hipotálamo ventral, durante o desenvolvimento fetal. O trânsito apropriado desses neurônios é dependente da correta expressão da anosmina, proteína de adesão de células neurais, cujo gene – Kalig-1 – localizado na região Xp.22.3 do cromossomo X, sofre mutação (Fig. 12.1). A perda maior ou menor de bases púricas pode possivelmente explicar a gradação da perda olfativa.
- *Formas hereditárias recessivas ou dominantes e formas esporádicas*: a patogênese desses casos ainda é desconhecida, mas os genes mutantes estão seguramente localizados em autossomos.

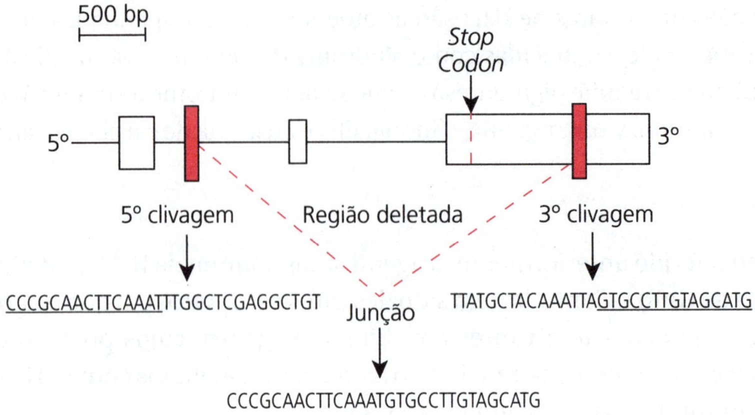

Adaptado de Bick, D, Franco, B, Sherins, RJ, et al.

Figura 12.1 – Deleção do gene Kalig-1 na síndrome de Kallmann.

Repercussões Negativas Importantes

- *No sistema reprodutor*: infantilismo ou eunucoidismo, hipoestrogenismo, amenorréia e infertilidade.
- *No segmento musculoesquelético*: massa muscular deficiente, osteopenia e osteoporose.

Quadro Clínico

De modo geral, na mulher, os achados clínicos manifestam-se como:

- *Recém-nascidas*: ausência de estigmas.
- *Infância*: deficiência olfativa ou anosmia podem ser os únicos achados.
- *Puberdade*: ausência de sinais de maturação sexual, configuração eunucóide.
- *Idade adulta*: raros casos desenvolvem quadro pubertário parcial ou normal e hipogonadismo tardio, cursando com amenorréia e infertilidade. 85-7241-634-X

Diagnóstico

A ausência absoluta de pulsos de GnRH endógeno não pode ser demonstrada por exame direto, mas alguns achados corroboram essa suposição:

- Ausência de pulsos endógenos de LH, obtidos em múltiplos exames.
- Aumento dos níveis circulantes de LH pela ministração pulsátil de GnRH, 25ng/kg de peso durante 15min, a cada 2h, comprova a integridade dos gonadotropos hipofisários e das gônadas.

- Essa resposta não ocorre nas situações de hipogonadismo provocado por mutações inativantes do receptor de GnRH.

Por outro lado, por causa da escassez de informações fornecidas pela anamnese (exceto a identificação de casos anteriores de IHH na família, uma tarefa muito difícil) e da informação de deficiência olfativa, o diagnóstico baseia-se essencialmente nos achados físicos, dos quais os relacionados a seguir são os mais comuns:

- Envergadura excedendo altura em pelo menos 5cm, decorrente do atraso na soldadura das epífises dos ossos longos pela falta da produção de estradiol durante a puberdade.
- Ausência completa de pêlos axilares.
- Pouco ou nenhum desenvolvimento mamário.
- Pêlos pubianos presentes como conseqüência da produção de androgênios supra-renais pós-adrenarca, o que não ocorre nos casos de retardo puberal, em que tanto o crescimento estatural como a adrenarca estão adiados.
- Presença de alguma das anomalias congênitas associadas descritas anteriormente.

85-7241-634-X

Exames Complementares

As dosagens de hormônios são indispensáveis para firmar diagnóstico presuntivo, mas esse deve ser complementado com exames radiológicos da região hipotálamo-hipófise para afastar possíveis lesões orgânicas nessa área.

- Dosagens hormonais:
  - *Hipofisárias*: FSH, LH, PRL (prolactina), TSH (hormônio tireóide-estimulante), ACTH (corticotrofina ou hormônio adrenocorticotrófico), GH (hormônio de crescimento).
  - *Gonadais*: E2, P, T.
- Avaliação do hipotálamo e da hipófise:
  - Tomografia computadorizada.
  - Ressonância magnética.

Achados Hormonais

- Níveis de estradiol abaixo de 20pg/mL.
- Taxas de FSH e LH baixas ou normais, geralmente entre 4 e 5UI/L, em contraposição às gonadotrofinas elevadas características do hipogonadismo primário.
- Demais funções hipofisárias (PRL, TSH, ACTH e GH) normais.

Diagnóstico Diferencial

A deficiência de GnRH pode manifestar-se em qualquer idade. Em um grande número de casos, a disfunção só é identificada na idade puberal, até os 18 anos, quando a deficiência das gonadotrofinas se torna patente. Por isso, a distinção com retardo constitucional da puberdade, situação absolutamente mais comum, é um desafio diagnóstico importante (para mais informações, ver Cap. Puberdade).

Quando o hipogonadismo secundário aparece após a puberdade, outras causas devem ser investigadas, entre elas os tumores do eixo hipotálamo-hipófise, que podem produzir sintomas neurológicos, como cefaléia e distúrbios visuais, ou alterar a secreção hormonal da hipófise anterior (ver Cap. Amenorréia).

Tratamento

O tratamento das portadoras de IHH depende da idade e dos objetivos.

- Na puberdade, a ministração de estrogênios deve ser indicada com a finalidade de promover a interrupção do crescimento, a diferenciação dos caracteres sexuais secundários e o desenvolvimento dos órgãos genitais, principalmente da vagina.
- Uma vez superada essa etapa, o emprego criterioso de combinações estro-progestogênicas deve ser feito, de forma contínua ou intermitente, para manter o bem-estar da mulher, possibilitar o seu engajamento em atividade sexual proveitosa e diminuir o surgimento ou retardar o curso da osteoporose. Deve-se ter em mente os riscos do uso prolongado de terapias de reposição hormonal, principalmente em nulíparas, ao se programar os regimes de ingestão desses medicamentos. Em casos de risco de câncer de mama e nos intervalos da TRH (hormônio liberador de tireotrofina), tratamentos alternativos, como cálcio oral, alendronato, raloxifeno e estrogênios de ação local na vagina, devem ser prescritos (para outras informações, ver Cap. Terapia de Reposição Hormonal). Nos casos comprovados de IHH, a administração de GnRH exógeno, de forma pulsátil, é capaz de induzir a ovulação e a concepção.
- Resultados idênticos ou melhores podem ser obtidos com a mais simples aplicação de gonadotrofinas menopáusicas, de FSH isolado ou de FSH e LH recombinantes, em esquemas adaptados à necessidade (para outras informações, ver Cap. Indução da Ovulação).
- Pelo próprio mecanismo etiológico, o emprego de citrato de clomifeno é inútil.

85-7241-634-X

VARIEDADE 2

Enquadram-se nesse grupo todos os casos de amenorréia secundária em mulheres de qualquer idade, sem causas orgânicas, afecções psiquiátricas graves, doenças sistêmicas ou disfunções endócrinas prévias.

São historicamente conhecidos os casos de amenorréia passageira em estudantes de colégios internos e em jovens ausentando-se do lar por períodos longos, como nos programas internacionais de intercâmbio atualmente comuns, o que pode eventualmente acontecer em adultas que viajam a países estrangeiros. O autor tem encontrado situações de amenorréia relacionadas a variações na altitude, dos Andes para o nível do mar, por exemplo, e a mudanças de cidade e até de bairro, na mesma cidade, com conseqüente perda dos relacionamentos sociais.

Também são comuns os casos de amenorréia associados a perdas afetivas, como morte de um ente querido, separações conjugais, término de namoro, e a traumas emocionais, como perda de emprego, de bens materiais, violência sexual e outras situações em que a ênfase está no emocional.

Nele despontam como problemas mais graves os transtornos alimentares das portadoras de bulimia, quando a paciente come exageradamente e em seguida provoca a regurgitação de todo o alimento, e de anorexia nervosa, conseqüente ao compulsivo abuso de dietas ultra-radicais. É necessário enfatizar que esses casos, que têm aumentado muito nos últimos anos, com surgimento cada vez mais precoce, cursam com alta taxa de mortalidade.

Entre adolescentes, dois grupos de risco que merecem estrita atenção são as estudantes e praticantes de balé e as candidatas a modelo, em que a manutenção do peso é um fator limitante.

Outros fatores provavelmente envolvidos são:

- Estresse físico e psicológico crônicos.
- Altos níveis de gasto energético em praticantes de atividades físicas intensivas, esportivas ou profissionais.
- Perda acentuada de peso, por nutrição inadequada, com baixo aporte calórico e de gorduras.
- Baixo peso inicial.
- "Amenorréia pós-pílula".
- Interferência na produção de leptina?

85-7241-634-X

Etiologia

O defeito básico é a falência secundária de gonadotrofinas, provocada por alterações inibitórias da liberação de GnRH, por mecanismos ainda não completamente esclarecidos, mas que envolvem distúrbios nas vias neuronais e ativação anômala de neurotransmissores.

Fisiopatologia

Diferentes agentes, atuando de forma independente ou, mais freqüentemente, em conjunto, estão envolvidos na gênese da disfunção. A seguir, procura-se, com a ajuda de figuras, explicar como esses distúrbios alteram de modo significativo a fisiologia do eixo hipotálamo-hipófise.

85-7241-634-X

- Interferência na liberação normal de gonadotrofinas (Fig. 12.2) pela ação direta de neurotransmissores alterados (serotonina, β-END [beta-endorfina]) que agem diretamente no núcleo arqueado, bloqueando a secreção pulsátil de GnRH, inibem a síntese de dopamina, provocando a elevação das taxas séricas de prolactina, além do aumento da atividade de catecol-estrogênios, que reforçam a supressão da liberação de FSH e LH diretamente na hipófise (Fig. 12.3).
- Disrupção do equilíbrio entre os controles intrínsecos e extrínsecos (Fig. 12.4), com o aumento de opióides locais e ativação de catecolaminas induzidos por GABA (ácido gama-aminobutírico), CRH (hormônio liberador de corticotrofina) e IGF-1 (fator de crescimento semelhante à insulina tipo 1) e fatores emocionais mediados pelo sistema límbico (estresse, ansiedade, solidão, medo, raiva, carência afetiva), que abolem os pulsos de LH (Fig. 12.5).
- Alterações do eixo hipotálamo-hipófise-supra-renal também exercem efeitos negativos no controle do sistema reprodutor, pela capacidade do CRH, dos glicocorticóides e de peptídeos proopiomelanocortina CRH-induzidos de inibir a liberação pulsátil hipotalâmica de GnRH.
- Elevação dos níveis de prolactina, que pode ocorrer em ambas situações, afeta não só o retrocontrole de alça curta entre a hipófise e o hipotálamo (Fig. 12.6), como age diretamente nos folículos ovarianos, impedindo a sua diferenciação, maturação e a ovulação, e no corpo lúteo, bloqueando a síntese dos hormônios esteróides (Fig. 12.7).
- Além disso, os glicocorticóides aumentados reduzem a secreção hipofisária de LH, a produção de estrogênios e de progesterona ovarianos e aumentam a resistência ao estradiol nos órgãos-alvo.
- Aparentemente a inibição hipotalâmica causada pelo uso prolongado de anticoncepcionais hormonais, principalmente os progestínicos injetáveis de depósito, promove a desregulação dos neurotransmissores, que resulta em anovulação crônica.

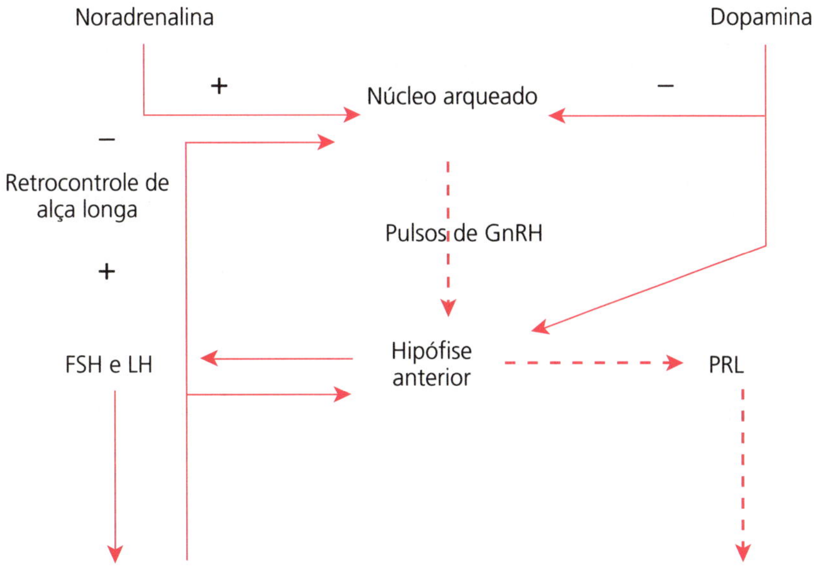

Figura 12.2 – Regulação normal da função hipofisária. FSH = hormônio folículo-estimulante; GnRH = hormônio liberador de gonadotrofina; LH = hormônio luteinizante; PRL = prolactina.

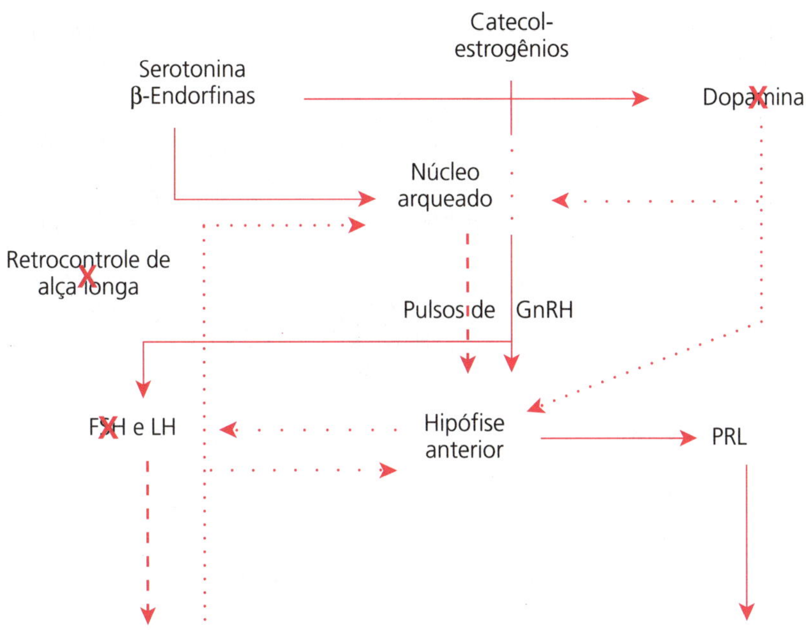

85-7241-634-X

Figura 12.3 – Bloqueio da liberação pulsátil de GnRH. FSH = hormônio folículo-estimulante; GnRH = hormônio liberador de gonadotrofina; LH = hormônio luteinizante; PRL = prolactina.

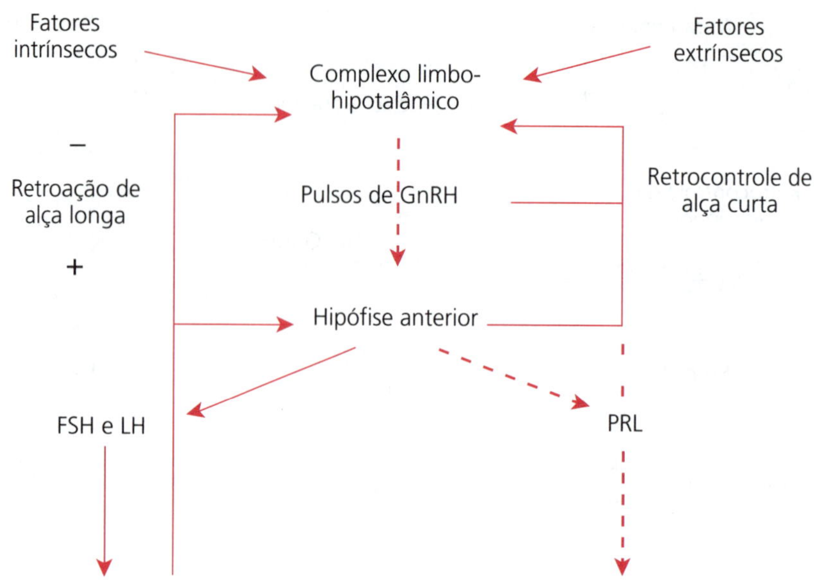

Figura 12.4 – Regulação normal do eixo hipotálamo-hipófise. FSH = hormônio folículo-estimulante; GnRH = hormônio liberador de gonadotrofina; LH = hormônio luteinizante; PRL = prolactina.

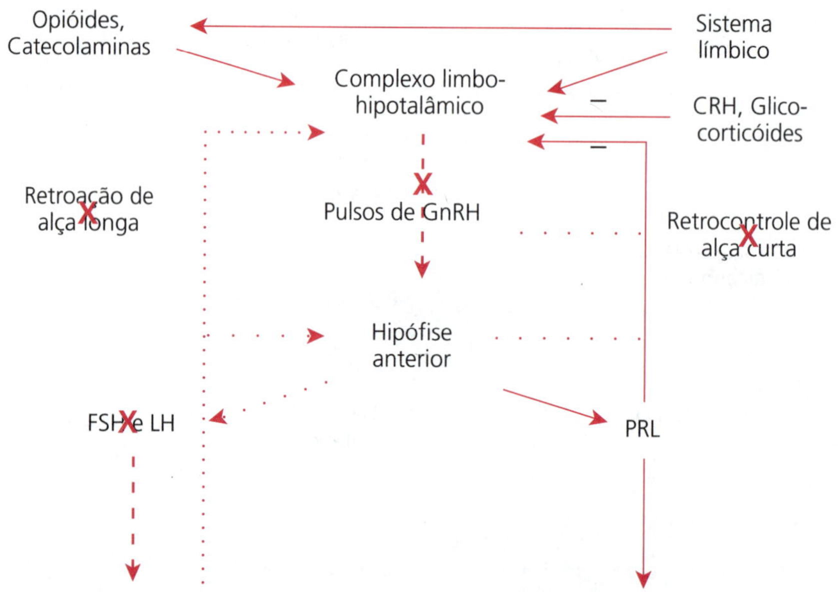

Figura 12.5 – Efeito de alterações nos neurotransmissores no funcionamento hipotálamo-hipófise. CRH = hormônio liberador de corticotrofina; FSH = hormônio folículo-estimulante; GnRH = hormônio liberador de gonadotrofina; LH = hormônio luteinizante; PRL = prolactina.

85-7241-634-X

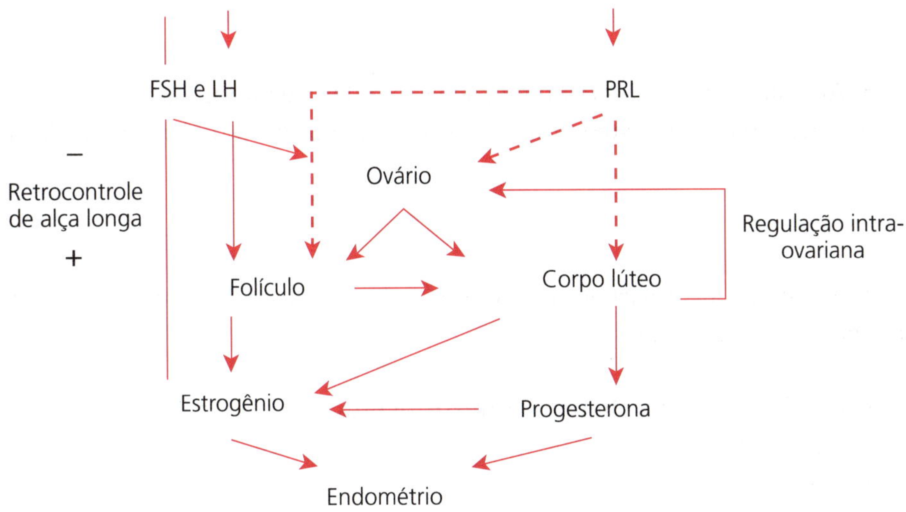

85-7241-634-X

Figura 12.6 – Regulação normal do ovário. FSH = hormônio folículo-estimulante; LH = hormônio luteinizante; PRL = prolactina.

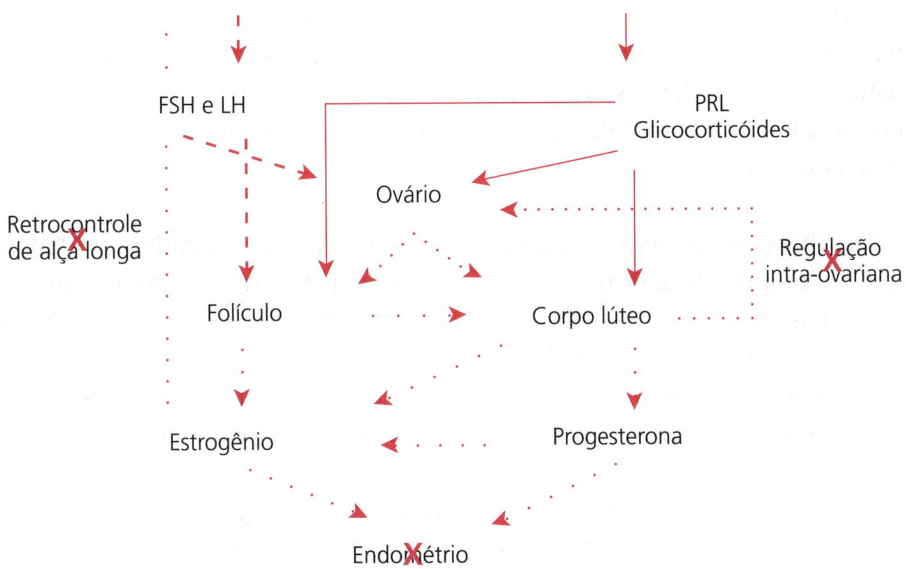

Figura 12.7 – Bloqueio da esteroidogênese ovariana. FSH = hormônio folículo-estimulante; LH = hormônio luteinizante; PRL = prolactina.

Repercussões Negativas Importantes

- *No sistema reprodutor*: amenorréia secundária e infertilidade.
- *No sistema ósseo*: osteopenia, osteoporose, fraturas de esforço e escoliose.

Quadro Clínico

Depende do agente causal e da duração da disfunção. Estigmas freqüentes na maioria dos casos são:

- Estado emocional alterado: estresse, depressão.
- Ansiedade.
- Competitividade.
- Nutrição inadequada.
- Baixo peso.
- Hipoestrogenismo.
- Hirsutismo discreto.
- Infertilidade.

Diagnóstico

Os casos mais brandos são auto-explicativos, dispensando qualquer investigação. Nos quadros mais complexos, frente à multiplicidade de fatores e de disfunções que podem estar envolvidos, todos os meios devem ser usados para a correta identificação do(s) agente(s), com o fim de possibilitar uma abordagem terapêutica correta.

- A história é de suma importância, pois somente um escrutínio cuidadoso e competente pode trazer à tona problemas psicológicos, traumas emocionais, anseios e expectativas profundamente ocultos pelos mecanismos naturais de defesa do indivíduo.
- Os achados físicos, pouco característicos, são essencialmente decorrentes das disfunções endócrinas ou dos distúrbios metabólicos.

No primeiro grupo, abrigam-se os sinais de hipoestrogenismo e da presença de hiperandrogenismo: atrofia vaginal e mamária, queda dos cabelos, pele ressecada, acne e hirsutismo.

Entre os associados à condição nutricional estão: desnutrição, anasarca, fraturas e deformações esqueléticas.

85-7241-634-X

Exames Complementares

As dosagens de hormônios são necessárias para fechar o diagnóstico, mas devem ser complementadas com exames radiológicos da região hipotálamo-hipófise para afastar possíveis lesões orgânicas. Outros exames podem ser solicitados, de acordo com os achados clínicos, como glicemia, tolerância à glicose e exames cardiológicos.

- Dosagens hormonais:
  - *Hipofisárias*: FSH, LH, PRL.
  - *Gonadais*: E2, P, T.
  - *Supra-renais*: Cortisol, DHEA-S (sulfato de deidroepiandrosterona).
  - Insulina.
- Avaliação do hipotálamo e da hipófise para afastar neoplasias:
  - Tomografia computadorizada.
  - Ressonância magnética.
  - Campimetria visual, para detecção de compressão do quiasma ótico.
- Ultra-sonografia pélvica, para afastar tumores funcionantes ovarianos.
- Ultra-sonografia abdominal, para afastar tumores funcionantes da supra-renal.

85-7241-634-X

Achados Hormonais

- Níveis baixos ou normais de FSH e LH, que podem se situar entre 4 e 5UI/L, em contraste com as elevadas taxas de gonadotrofinas que acompanham o hipogonadismo primário.
- Nível de estradiol abaixo de 20pg/mL, do que resulta a amenorréia.
- Testosterona total muito baixa, menos de 30pg/mL, causa de redução da libido.
- Aumento acentuado de cortisol, que eventualmente pode estar associado à elevação de androgênios supra-renais, causa mau humor, supressão hipotalâmica, lesões nervosas, aumento da resistência periférica ao estrogênio e hirsutismo.

Diagnóstico Diferencial

A diferenciação tem de ser feita com outras causas de amenorréia secundária, principalmente com causas centrais, como necrose, atrofia e/ou compressão da hipófise, originadas por tumores funcionantes e não-funcionantes da hipófise, craniofaringiomas, gliomas e outros tumores de origem neural, que são causa corriqueira dessa amenorréia. Deve-se, também, afastar a presença de tumores funcionantes de ovário e da supra-renal (para mais informações, ver Cap. Amenorréia).

Tratamento

A condução dos casos leves dessa forma de amenorréia geralmente é muito simples, à base de compreensão, simpatia e de psicoterapia breve, e vários deles resolvem-se de forma espontânea. O importante é que, uma vez firmado o diagnóstico, a paciente seja totalmente informada do problema e engajada de modo ativo na sua resolução. Nas mulheres mais jovens, a participação da família é imprescindível.

Ao contrário, o tratamento dos casos graves pode ser extremamente complicado pela dificuldade em lidar, muitas vezes, com distúrbios psicológicos graves, como nos casos de portadoras de anorexia nervosa, que demandam psicoterapia clínica e farmacológica intensiva, e são acompanhados de altas taxas de mortalidade, com mulheres obcecadas por realização profissional (artistas, bailarinas, modelos), vitória esportiva (atletas), sucesso financeiro (executivas) e admiração.

Muitas vezes, o sucesso só pode ser alcançado com a participação de outros profissionais, dentre os quais, psicólogo, psicoterapeuta, nutricionista, fisioterapeuta, psiquiatra, neurologista, ortopedista e preparador físico, mas sem descuido com a criação de uma forte relação médico/paciente. Deve-se sempre levar em conta as altas taxas de refratariedade encontradas entre essas mulheres, que não respondem às mais diversas terapias ou o fazem de forma precária. Por isso, o tratamento em clínicas especializadas e o engajamento em grupos de terapia podem ser altamente benéficos. A psicoterapia e o uso de antidepressivos são as formas mais comuns de tratamento.

Como a condição ocorre com mais freqüência em mulheres jovens, os cuidados quanto ao estado hormonal devem ser dados como em outros casos de hipoestrogenismo precoce. O emprego inicial de estrogênios isolados é a melhor proposta.

Em amenorréias de longa duração, combinações estro-progestogênicas devem ser prescritas, de forma contínua ou intermitente, para propiciar o equilíbrio orgânico e a manutenção da atividade sexual, e para evitar ou retardar a instalação da osteoporose que, numa situação caracterizada por baixa ingestão de cálcio por causa de má nutrição e de altas perdas provocadas pela excessiva atividade física, tende a ser uma fatalidade.

Ao se planejar a duração do tratamento, deve-se considerar os riscos do uso prolongado da reposição hormonal, principalmente no que se refere ao câncer de mama, cujo risco é maior em nulíparas. Nesse caso, tratamentos alternativos, como

85-7241-634-X

85-7241-634-X

cálcio oral, alendronato, raloxifeno, estrogênios tópicos, fitoterápicos e fitoestrogênios, devem ser utilizados. (Ver Terapia Não-hormonal do Climatério.)

Quando a mulher em amenorréia deseja engravidar, a ovulação pode ser induzida com citrato de clomifeno, 100 a 150mg/dia, durante 5 dias, isolado ou associado a estrogênio, com altas taxas de sucesso.

Na falha desse método, pode-ser fazer uso de gonadotrofinas menopáusicas, FSH isolado ou FSH e LH recombinantes, em variados protocolos (para detalhes, ver Cap. Indução da Ovulação).

Bibliografia

CARON, P.; CHAUVIN, S.; CHRISTIN-MAITRE, S. et al. Resistance of hypogonadic patients with mutated GnRH receptor genes to pulsatile GnRH administration. *J. Clin. Endocrinol. Metab.*, v. 84, p. 990, 1999.

DE ROUX, N.; YOUNG, J.; BRAILLI-TABARD, S. et al. The same molecular defects of the gonadotropin-releasing hormone receptor determine a variable degree of hypogonadism in affected kindred. *J. Clin. Endocrinol. Metab.*, v. 84, p. 567, 1999.

GEORGOPOULOS, N. A.; PRALONG, F. P.; SEIDMAN, C. E. et al. Genetic heterogeneity evidenced by low incidence of Kal-1 gene mutations in sporadic cases of gonadotropin-releasing hormone deficiency. *J. Clin. Endocrinol. Metab.*, v. 82, p. 213, 1997.

KALLMANN, F. J.; SCHOENFELD, W. A.; BARRERA, S. E. The genetic aspects of primary eunuchoidism. *Am. J. Mental Defic.*, v. 48, p. 203, 1994.

PHILLIP, M.; ARBELLE, J. E.; SEGEV, Y.; PARVARI, R. Male hypogonadism due to a mutation in the gene for the beta-subunit of follicle-stimulating hormone. *N. Engl. J. Med.*, v. 338, p. 1729, 1998.

PITTELOUD, N.; BOEPPLE, P. A.; DECRUZ, S. et al. The fertile eunuch variant of idiopathic hypogonadotropic hypogonadism: Spontaneuos reversal associated with a homozygous mutation in the gonadotropin-releasig hormone receptor. *J. Clin. Endocrinol. Metab.*, v. 86, p. 2470, 2001.

PRAGER, D.; BRAUNSTEIN, G. D. Editorial: X-chromosome-linked Kallmann´s syndrome: pathology at the molecular level. *J. Clin. Endocrinol. Metab.*, v. 76, p. 824, 1993.

SCHWANZEL-FUKUDA, M.; BICK, D.; PFAFF, D. W. Luteinizing hormone-releasing hormone (LHRH)-expressing cells do not migrate normally in an inherited hypogonadal (Kallmann) syndrome. *Brain Res. Mol. Brain Res.*, v. 6, p. 311, 1989.

SCHWANZEL-FUKUDA, M.; PFAFF, D. W. Origin of luteinizing hormone-releasing hormone neurons. *Nature*, v. 338, p. 161, 1989.

SEMINARA, S. B.; BERANOVA, M.; OLIVEIRA, L. M. et al. Successful use of pulsatile gonadotropin-releasig hormone (GnRH) for ovulation induction and pregnancy in a patient with GnRH receptor mutations. *J. Clin. Endocrinol. Metab.*, v. 85, p. 556, 2000.

SNYDER, P. J.; RUDENSTEIN, R. S.; GARDNER, D. F. et al. Repetitive infusion of gonadotropin-releasing hormone distinguishes hypothalamic from pituitary hypogonadism. *J. Clin. Endocrinol. Metab.*, v. 48, p. 864, 1979.

SOUSSI-YANICOSTAS, N.; CASTRO, F.; JULLIARD, A. K. et al. Anosmin-1, defective in the x-linked form of Kallmann syndrome, promotes axonal branch formation from olfatory bulb output neurons. *Cell*, v. 109, p. 217, 2002.

Capítulo 13

Disgenesia Gonadal

Vicente Renato Bagnoli
Ângela Maggio da Fonseca

CONCEITO

A síndrome da disgenesia gonadal agrupa indivíduos portadores de gônadas em fita indiferenciadas sem elementos germinativos e de fenótipo feminino com características pré-puberais, bem como os órgãos genitais externos e internos[1].

Essa síndrome faz parte do grupo de alterações responsáveis por anovulação crônica, amenorréia primária, bem como estados intersexuais. Sua incidência é rara, contudo o diagnóstico correto tem importância, pois esses são casos especiais, cujo potencial reprodutor é praticamente nulo, mas a sexualidade e a diferenciação morfológica são perfeitamente controláveis mediante tratamento adequado.

85-7241-634-X

CLASSIFICAÇÃO

Embora existam várias proposições, a mais adequada é a que considera parâmetros clínicos como: estatura, presença ou ausência de malformações e gônadas indiferenciadas[2]:

- *Disgenesia gonadal pura*: estatura normal, ausência de malformações e gônadas indiferenciadas.
- *Síndrome de Turner*: baixa estatura, presença de malformações e gônadas indiferenciadas.
- *Síndrome de Bonnevie-Ullrich*: estatura normal, presença de malformações e gônadas geralmente indiferenciadas.
- *Síndrome de Roessle*: baixa estatura, sem malformações e gônadas indiferenciadas.
- *Disgenesia gonadal assimétrica ou mista*: estatura baixa, porém menos acentuada, assim como as malformações, uma gônada indiferenciada e contralateralmente um testículo pouco diferenciado.

85-7241-634-X

FISIOPATOLOGIA E ETIOLOGIA

As disgenesias gonadais têm como alteração básica a diferenciação anômala da gônada embrionária, induzida por fatores diversos, que determinam a formação de gônada indiferenciada, constituída de tecido conjuntivo, sem qualquer elemento germinativo. Assim, os indivíduos afetados apresentam anovulação primária e irreversível causada por ausência de folículos e, como conseqüência, além de anovulação e amenorréia, apresentam ausência de diferenciação sexual, pois essas gônadas são incapazes de secretar esteróides sexuais.

A disgenesia gonadal resulta fundamentalmente de três grupos de alterações: fatores ambientais, anomalias cromossômicas e alterações genéticas.

- *Os fatores ambientais são vários, como*: drogas, irradiação, processos infecciosos e outros, que destruíram os elementos germinativos antes ou logo após sua chegada na gônada embrionária, embora esse fator seja o menos freqüente.
- *As anomalias cromossômicas são representadas por alterações do segundo cromossomo X como*: monossomia (45,X), deleção, isocromossomia e mosaicos (45,X/46,XY), e são determinantes das síndromes de Turner, de Bonnevie-Ullrich e de Roessle. Essas alterações do segundo cromossomo X explicam em alguns grupos a ocorrência de baixa estatura e de malformações somáticas, que são características controladas por esse cromossomo, juntamente a outros fatores como alterações na secreção do hormônio do crescimento e do IGF-1 (fator de crescimento semelhante à insulina tipo 1)[3,4].
- Alterações genéticas, sem anomalias visíveis na morfologia dos cromossomos, são responsáveis pela disgenesia gonadal pura 46,XX ou 46,XY, que condicionam a gonadogênese imperfeita, sem causar malformações somáticas ou baixa estatura[5].

QUADRO CLÍNICO

Os indivíduos portadores dessa síndrome apresentam algumas características clínicas em comum, independentemente do tipo de disgenesia gonadal que a conceitua, sendo as mais relevantes a amenorréia primária e a ausência de diferenciação puberal, a qual se caracteriza por fenótipo e órgãos genitais externos e internos femininos nos padrões pré-puberais.

Contudo, como evidenciado na classificação, determinadas características clínicas diferenciam as diversas formas de disgenesia gonadal. Na forma pura, a estatura é normal e não se observam malformações somáticas; na síndrome de Turner e nas suas variantes, a estatura em geral é baixa e estão presentes associações diversas de malformações somáticas.

85-7241-634-X

As pacientes que apresentam diferenciação sexual espontânea ou mesmo menstruações espontâneas devem ser excluídas dessa síndrome e consideradas portadoras de climatério precoce[5,6]. Outra condição particular ocorre quando pacientes com essa síndrome apresentam sinais de virilização; elas deverão ser investigadas por causa da grande chance de isso se tratar de transformação da gônada disgenética.

DIAGNÓSTICO CLÍNICO

As manifestações clínicas comentadas anteriormente permitem sugerir o provável diagnóstico de disgenesia gonadal[5].

Na anamnese, a referência de falta de menstruação e de desenvolvimento dos caracteres sexuais no período esperado da puberdade é sugestiva, podendo haver referência associada de baixa estatura nas pacientes com síndrome de Turner e suas variantes.

Os antecedentes pessoais e familiais são importantes, pois doenças e tratamentos ocorridos durante gestação ou infância podem ser ilustrativos. A história de quadro familial e consangüinidade é comum nas portadoras da forma pura de disgenesia gonadal.

O exame físico, na fase neonatal, pode ser sugestivo na presença de malformações características da síndrome de Turner em crianças de baixo peso; nos demais casos, apenas haverá evidências clínicas do quadro na época da puberdade, quando será observado infantilismo do fenótipo e dos órgãos genitais. Deve-se salientar que a estatura normal com hábito eunucóide é sugestiva, assim como a baixa estatura e a presença de malformações (tórax em escudo, pescoço alado, manchas café com leite e malformações ósseas, cardíacas e renais).

DIAGNÓSTICO LABORATORIAL

Estudos da Cromatina Sexual e do Cariótipo Leucocitário

Esses são indicados para recém-nascidos com suspeita de síndrome de Turner. Nas pacientes que não apresentam evidências de estímulo hormonal na fase puberal, quando se trata de disgenesia gonadal, a cromatina sexual é negativa na síndrome de Turner, sendo o cariótipo 45,X, enquanto nas suas variantes a cromatina pode ser negativa ou baixa e o cariótipo mostrar aberrações ou mosaicos. A forma pura apresenta cromatina positiva e cariótipo 46,XX ou negativa e cariótipo 46,XY[1].

Dosagens Hormonais

Essa avaliação é indicada na fase puberal, quando há retardo das manifestações puberais e da menarca, devendo ser o teste inicial. As gonadotrofinas são fundamentais pois separam essas pacientes em hipergonadotróficas, que são as disgenesias gonadais, conduzindo a propedêutica para a avaliação das gônadas, e hipogonadotróficas, por alterações centrais, que constituem grupo à parte. Outras dosagens não são necessárias, pois os esteróides sexuais estão sempre em níveis pré-puberais. Quando houver manifestações androgênicas, deverá ser realizada a dosagem de testosterona e androstenediona, para a detecção de eventual neoplasia gonadal.

As portadoras da síndrome de Turner e de suas variantes necessitam de avaliações de acordo com as manifestações clínicas. Para o estudo da tireóide, dose T_3, T_4 (tiroxina), TSH (hormônio tireóide-estimulante) e anticorpos antiperoxidase tireóidea e antitireoglobulina. São úteis a avaliação da glicemia, o teste de tolerância à glicose e o perfil lipídico (colesterol total e frações e triglicérides).

Avaliação Cardiovascular e Renal

85-7241-634-X

Indicada também na síndrome de Turner, pois esses indivíduos freqüentemente apresentam anomalias; o mais indicado é a consulta com especialistas.

Estudo Morfológico dos Órgãos Genitais Internos

Emprega-se geralmente a ultra-sonografia, que cada vez mais oferece resultados conclusivos, mostrando útero com hipoplasia acentuada, ausência de imagem gonadal ou então imagem sugestiva de gônadas em fita. A laparoscopia tem indicação limitada em casos de suspeita de neoplasia gonadal. A avaliação da vagina, quando o vestíbulo vulvar for atípico, pode ser feita pela meatografia perineal contrastada.

Radiografia de Mãos e Punhos

Exame realizado para avaliação da idade óssea, indicado principalmente para pacientes em início e acompanhamento do tratamento, por meio do progressivo fechamento das epífises ósseas.

Histologia Gonadal

Esse exame não é obrigatório, pois os demais parâmetros em geral são conclusivos. Contudo, quando houver suspeita de transformação neoplásica, ele deve ser recomendado.

TRATAMENTO

O atendimento aos indivíduos portadores da síndrome de disgenesia gonadal, à semelhança dos demais grupos de estados intersexuais, merece atenção especial, pois o diagnóstico precoce, assim como o tratamento correto, são fundamentais para melhorar o prognóstico. O tratamento consiste em assistência psicológica, medidas clínicas e cirúrgicas.

Assistência Psicológica

Os portadores dessa síndrome, assim como seus familiares, devem receber atendimento psicológico desde o momento do diagnóstico e esse deve perdurar praticamente por toda vida. O enfoque principal é dado às limitações que os indivíduos com gônada disgenética apresentam em relação à reprodução e à secreção dos esteróides sexuais, com o objetivo de orientar o próprio indivíduo e os familiares sobre o convívio com isso. É fundamental que se facilite a compreensão do paciente e dos familiares para a necessidade de tratamento permanente, bem como a conscientização da esterilidade, procurando mostrar outros valores que os ajudem a superar as limitações. Com esses cuidados, com certeza será obtida uma melhor adequação de todos os elementos envolvidos[7].

Tratamento Clínico

É feito com esteróides sexuais para promover a diferenciação dos caracteres sexuais femininos, os órgãos genitais externos e internos, conferindo à menina características de mulher adulta, com menstruações induzidas e possibilidade de atividade sexual normal.

O início do tratamento hormonal, tanto na disgenesia gonadal pura como na síndrome de Turner e nas variantes, é mais ou menos aos 10 anos de idade, quando o diagnóstico é feito antes, ou então no momento do diagnóstico. Existe certa tendência atualmente de começar por volta dos oito anos a administração de pequenas doses de estrogênios e, como citado anteriormente, aos 10 anos, dar início a um dos diversos esquemas. Os mais empregados são: estrogênios eqüinos conjugados (0,625mg/dia por 20 dias) associados ao acetato de medroxiprogesterona (5mg/dia por 10 dias), ou valerato de estradiol (2mg/dia por 20 dias) e acetato de medroxiprogesterona (5 a 10mg/dia por 10 dias), sempre simulando ciclo menstrual normal. Com esse procedimento, induz-se e mantém-se a diferenciação sexual, o trofismo genital apropriado para o coito; e promovem-se ciclos menstruais[1].

Na síndrome de Turner, junto com a reposição hormonal, tem-se tentado melhorar a estatura final iniciando precocemente a administração de GH (hormônio de crescimento) em doses variáveis, mas geralmente de 0,05mg/dia de GH sintético, até que ocorra o fechamento das epífises ósseas quando a estatura final já é definitiva. Contudo, a experiência ainda é limitada e os resultados não são conclusivos[8]. Quando houver outros distúrbios endócrinos, deverá ser realizada a correção adequada, como o tratamento do hipotireoidismo com reposição específica.

Deve-se salientar que o tratamento de reposição hormonal deve ser mantido até os 50 a 60 anos, para manter a qualidade de vida, bem como prevenir distúrbios como a osteoporose e a dislipidemia.

Tratamento Cirúrgico

Essa etapa nem sempre é necessária nas disgenesias gonadais, contudo, quando indicada tem como objetivo o tratamento das malformações somáticas, nas portadoras da síndrome de Turner e variantes, e a gonadectomia profilática, conforme a constituição cromossômica.

A correção das malformações turnerianas deve ser individualizada e feita de acordo com a necessidade de cada caso, sempre realizada por cirurgião plástico preparado para isso.

A gonadectomia profilática em indivíduos com cromossomo Y, com cariótipo 45,X ou mosaicos com Y, é rotina unânime na literatura, pois o risco de transformação neoplásica é elevado. Nas formas sem cromossomo Y, a gonadectomia não é obrigatória, pois o risco de transformação neoplásica é menor, mas existe, e não deve ser ignorado. Assim, quando não for realizada a cirurgia, essas mulheres deverão ser acompanhadas rigorosamente, para detecção precoce de qualquer alteração[1,9].

85-7241-634-X

SEXUALIDADE E REPRODUÇÃO

As portadoras de disgenesia gonadal, desde que recebam orientação e tratamento hormonal adequados, costumam apresentar vida sexual nos padrões da normalidade, em nada diferindo da população feminina normal.

Em relação à reprodução, até a alguns anos, a esterilidade era definitiva. Atualmente, com os avanços na fertilização assistida, essas pacientes passaram a ter a opção de receberem óvulo de doadora, que fecundado por esperma de seu parceiro, pode ser implantado em seu útero, desde que devidamente preparado com esteróides sexuais. Deve-se ressaltar que durante a gestação, principalmente nas primeiras semanas, deve-se administrar altas doses de esteróides para manter a nidação e o desenvolvimento do ovo e do embrião. Com esse procedimento, vários casos têm sido tratados com resultados satisfatórios, constituindo uma esperança a mais para essas mulheres[10,11].

PROGNÓSTICO E SEGUIMENTO

O prognóstico desses indivíduos em geral é bastante favorável, pois na quase totalidade dos casos o diagnóstico é correto e oportuno, assim como o tratamento feito de forma adequada. As únicas limitações são: infertilidade, hoje passível de fertilização assistida, e dependência da reposição hormonal. Quanto ao seguimento, deve-se salientar que as portadoras de disgenesia gonadal, por causa do hipoestrogenismo, apresentam maior risco para dislipidemias, osteoporose, envelhecimento precoce e atrofia urogenital. Por essas razões, além de ser fundamental o tratamento hormonal, devem-se realizar exames preventivos como perfil lipídico, densitometria óssea, avaliação do trofismo genital e outros cuidados que se fizerem necessários.

85-7241-634-X

Referências Bibliográficas

1. BAGNOLI, V. R.; FONSECA, A. M.; JUNQUEIRA, P. A. A.; PAIXÃO, J. S. Disgenesia gonadal. In: FONSECA, A. M.; BAGNOLI, V. R.; HALBE, H. W.; PINOTTI, J. A. *Ginecologia Endócrina – Manual de Normas*. São Paulo: Roca, 2004. cap. 19, p. 321-334.
2. BAGNOLI, V. R.; HALBE, H. W. Disgenesia gonádica. In: HALBE, H. W. *Ginecologia Endócrina*. São Paulo: Berlimed, 1973.
3. AMIEL, A.; KIDRON, D.; KEDAR, I. Are all phenotypically normal Turner syndrome fetuses mosaics? *Prenat. Diagn.*, v. 16, n. 9, p. 791, 1996.
4. CUTTKEB, L.; VAN VLIET, G. et al. Somatomedin-C levels in children and adolescents with gonadal dysgenesis: differences from age-matched normal females and effect of chronic estrogen replacement therapy. *J. Clin. Endocrinol. Metab.*, v. 60, p. 1087, 1985.

5. BAGNOLI, V. R.; HAYASHIDA, S. A. Y.; FONSECA, A. M.; HALBE, H. W. Estados intersexuais. In: HALBE, H. W. *Tratado de Ginecologia.* São Paulo: Roca, 2000. p. 1654.
6. TARANI, L.; LAMPARIELLO, S.; RAGUSO, G. Pregnancy in patients with Turner's syndrome: six new cases and review of literature. *Gynecol. Endocrinol.*, v. 12, n. 2, p. 83, 1998.
7. BITTENCOURT, W. Assistência psicológica aos portadores de malformações congênitas. In: BAGNOLI, V. R.; FONSECA, A. M.; HALBE, H. W.; PINOTTI, J. A. *Malformações Genitais Congênitas.* São Paulo: Roca, 1993.
8. YOULTON, R. Disgenesia gonadal: diagnóstico y perspectivas terapêuticas. *Rev. Med. Chile,* v. 124, p. 103, 1995.
9. BAGNOLI, V. R. *Contribuição ao Estudo do Potencial Oncogênico da Gônada Disgenética na Disgenesia Gonadal.* São Paulo, 1982. Tese (Livre-Docência) – Faculdade de Medicina da Universidade de São Paulo.
10. BIRKEBAEK, N. H.; CRUGER, D.; HANSEN, J. Fertility and pregnancy outcome in Danish women with Turner syndrome. *Clin. Genet.*, v. 61, n. 1, p. 35, 2002.
11. PETERSON, W. F.; HOLLMAN, A. S.; DONALDSON, M. D. Poor uterine development in Turner syndrome with oral oestrogen therapy. *Clin. Endocrinol.*, v. 56, n. 3, p. 359, 2002.

85-7241-634-X

Seção 3

Clínica

Capítulo 14

Puberdade

José de Souza Costa

A puberdade é um período de intensa transformação orgânica caracterizada pela aceleração do crescimento corporal e do funcionamento das glândulas supra-renais, da maturação das gônadas e dos órgãos genitais, da diferenciação dos caracteres sexuais primários e secundários, e por mudanças psíquicas que se cristalizarão no padrão cognitivo e emocional da mentalidade adulta. Essas manifestações se completam em um tempo máximo de 5 anos. É nesse período que, na menina, ocorre a menarca.

Para conceituar corretamente a puberdade é necessário estabelecer a diferença com outros fenômenos com ela relacionados, cuja designação é, às vezes, feita de forma incorreta:

- *Adolescência*: geralmente iniciada com a puberdade, é uma fase de duração indeterminada entre a infância e a idade adulta, marcada por importantes mudanças biopsicossociais que balizam a trajetória do indivíduo em busca do seu lugar na sociedade. Os critérios de inclusão nessa categoria são estabelecidos por situação familial, emocional e econômica do jovem, classe social a que pertence e costumes e valores da sociedade em que vive. Os limites variam de autor a autor, com idades superiores variando de 18 a 24 anos. Geralmente, os jovens de classes socioeconômicas mais baixas encerram a adolescência mais precocemente, os homens pela necessidade de entrar mais cedo no mercado de trabalho e as meninas pela ocorrência

85-7241-634-X

85-7241-634-X

de gravidez. O Colégio Americano de Obstetrícia e Ginecologia e a Organização Mundial da Saúde (OMS) estabeleceram os seus limites entre os 10 e os 19 anos.

- *Nubilidade*: é o conceito legal e social que estabelece a capacidade da pessoa de contrair matrimônio e procriar. Varia muito de país a país e em diferentes sociedades e religiões. Na mulher, tem geralmente como sinalizador o início dos ciclos menstruais.
- *Maturidade*: conceito subjetivo que assinala o amadurecimento biológico, psicológico e emocional do indivíduo. Pode ocorrer em qualquer época, da adolescência à maioridade, ou pode não acontecer nunca. São antigas e de amplo conhecimento as figuras de "jovens que têm mentalidade de adulto" e de "adultos que não amadurecem nunca".

FATORES DESENCADEANTES

A produção de GnRH (hormônio liberador de gonadotrofina) e de gonadotrofinas começa precocemente na vida fetal, sendo os seus níveis controlados pelos esteróides fetais e maternos. Nos primeiros anos da vida pós-natal, como decorrência da ausência de retrocontrole periférico, ocorre um aumento da liberação desses hormônios, que atinge o máximo até os dois anos de idade, caindo em seguida.

A puberdade começa com o despertar do relógio hipotalâmico, que o retira da relativa inatividade experimentada na segunda metade da infância para um período de grande atividade.

Apesar de esse ser um mecanismo genética e fisiologicamente induzido, esse fenômeno tem sofrido variações etárias ao longo do tempo, assim como pode ser influenciado por fatores externos. Como exemplo, o decréscimo da idade do início da puberdade experimentou grande impulso na Europa a partir do início do século XX, quando, como efeito da revolução industrial ocorrida no século precedente, melhoraram as condições de vida e os padrões de nutrição e de saúde da população.

Não se sabe com exatidão qual é ou quais são os fatores desencadeantes desse processo, mas os citados a seguir estão certamente envolvidos:

- *Idade*: a puberdade é mais precoce na mulher, iniciando em média aos 10 anos e 6 meses, com variações entre os 8 e os 14 anos. Discute-se ainda se a idade é fator contribuinte importante para o despertar da puberdade, uma vez que situações orgânicas, ambientais e sociais são capazes de alterar a faixa etária da sua ocorrência.

- *Genoma × ambiente*: o fato de ser uma manifestação comum à maioria dos animais e aos seres humanos comprova que a puberdade é um fenômeno geneticamente determinado. Contudo, o conhecimento empírico revela que a expressão genômica sofre forte influência de fatores ambientais, do clima à condição socioeconômica, da escolaridade à qualidade de vida e às pressões sociais, familiais e psicológicas a que o indivíduo estiver submetido.
- *Condições orgânicas*: se aceita atualmente que o peso é um sinalizador mais importante do que a idade para o início da puberdade. É o conceito do peso crítico, cuja análise fornece resultados mais consistentes do que outros parâmetros. A seu favor, invoca-se o papel negativo das doenças crônicas, da obesidade acentuada e da desnutrição grave sobre a fisiologia puberal.

ENDOCRINOLOGIA

O hipotálamo aumenta a produção e a liberação do GnRH, que por sua vez estimula a hipófise a produzir e liberar maiores quantidades de gonadotrofinas hipofisárias – FSH (hormônio folículo-estimulante) e LH (hormônio luteinizante). Essas vão agir no ovário, estimulando a maturação dos folículos primordiais e a fabricação dos hormônios esteróides, que atuam inicialmente na mama (telarca) e depois nos órgãos genitais, inclusive no endométrio (menarca). Além dessas ações locais, os hormônios ovarianos causam modificações em todo o organismo da mulher: na pele, no panículo adiposo, nos cabelos e nos ossos, onde o aumento da deposição de cálcio por ação dos osteoblastos é o motor do estirão de crescimento (ver Fisiologia do Endométrio e da Menstruação).

A elevação das taxas de ACTH (corticotrofina) acelera a função supra-renal (adrenarca) e aumenta a produção de cortisol e de androgênios, que provocam o crescimento dos pêlos pubianos (pubarca) e axilares (axilarca), além das ações sistêmicas, principalmente nos pêlos e músculos (para detalhes, ver Cap. Fisiologia da Supra-renal). São esses androgênios que, transformados em DHT (diidrotestosterona) pela ação da 5-α-redutase e/ou da 17KS-redutase, atuam nas glândulas sebáceas, provocando o aumento da produção de gordura e da oleosidade da pele, motivo da alta incidência de acne nesse período.

85-7241-634-X

EVOLUÇÃO FISIOLÓGICA

A ordem de aparecimento e a intensidade dos sintomas puberais podem sofrer pequenas variações, mas, de forma geral, os fenômenos nela envolvidos seguem a seqüência apontada:

- *Repleção*: no começo da puberdade, o organismo sofre modificações esqueléticas, como a relação entre o diâmetro biacromial e o bitrocantérico, que na mulher diminui gradativamente, na pele, que se torna mais oleosa, na voz, que fica mais grave, nos cabelos, que ficam mais cheios e brilhantes, nas mamas, que aumentam de volume e se tornam túrgidas, e principalmente na gordura, que se deposita em nádegas, ancas, coxas e abdome, dando ao corpo andrógino da menina pré-púbere a conformação feminina que ela irá aperfeiçoar ao longo da adolescência. Essa é a denominada fase de repleção.
- *Telarca*: formação do broto mamário. Em 80% dos casos é o primeiro sinal da puberdade, em decorrência do início da produção de estrogênios pelos ovários. Ocorre aos 10 anos, em média, e é seguido do crescimento de pêlos pubianos, dependentes dos androgênios supra-renais, dentro dos primeiros 12 meses. Os estágios de desenvolvimento das mamas permitem acompanhar a evolução puberal.
- *Pubarca e axilarca*: em cerca de 20% das meninas, o surgimento dos pêlos pubianos ou pubarca precede a telarca. A axilarca ocorre tardiamente, cerca de um ano após a telarca, em torno dos 12 anos, bem próxima da menarca. A diferenciação dos pêlos pubianos também é característica da evolução da puberdade.
- *Estirão de crescimento*: é a aceleração do crescimento vegetativo de 5 a 7cm/ano, mantido na infância pelo hormônio de crescimento, para o aumento de 7 a 10cm/ano, motivado pelo estímulo dos receptores de estrogênio dos ossos, que induz o aumento da velocidade de remodelação óssea. Na menina, esse fenômeno atinge o máximo antes da primeira menstruação e se encerra cerca de 2 anos após a menarca, quando se completa o fechamento das epífises. Nesse período, a menina pode acrescentar de 25 a 30cm à estatura.
- *Menarca*: a primeira menstruação, que geralmente acontece dois anos após a telarca, sinaliza o fim da puberdade e o início do funcionamento cíclico do ovário. Normalmente, é seguida de menstruações regulares, decorrentes de ciclos ovulatórios. Às vezes pode ocorrer falha menstrual em até 6 meses pós-menarca ou um período de ataxia menstrual, com ciclos irregulares, no primeiro ano, acidentes que estão relacionados a ciclos anovulatórios.
- *Fusão das epífises*: o fechamento das epífises, cartilagens de conjugação nas extremidades dos ossos longos, por onde o osso cresce, ocorre cerca de 2 anos após a menarca. Pela avaliação radiológica do estado das epífises das mãos e dos punhos, é possível determinar a idade óssea, que é mais representativa do grau de maturação orgânica do que a idade cronológica.

85-7241-634-X

É um meio eficiente de seguimento da evolução puberal e de diagnóstico dos desvios da puberdade.

- *Papel das distâncias púbis-cabeça e púbis-pé*: o crescimento normal na puberdade é predominante no tronco, com incremento da distância púbis-cabeça. Esse é um dado importante porque na ausência de estrogênio, como no hipogonadismo, a falta de estimulação adequada do osso resulta em retardo do fechamento epifisário, o que leva ao aumento da distância púbis-pé. O indivíduo exibe então o que se denomina de proporção eunucóide, em que a envergadura excede a altura.

85-7241-634-X

Referências Bibliográficas

1. SHAHARA, F. I.; GIUDICE, L. C. Role of growth hormone in ovarian physiology and onset of puberty. *J. Soc. Gynecol. Invest.*, v. 4, p. 2, 1997.
2. FRISCH, R. E.; NAGEL, J. S. Height and weight at menarche and a hypothesis of menarche. *Arch. Dis. Child.*, v. 46, p. 695, 1971.
3. FRISCH, R. E.; MCARTHUR, J. W. Menstrual cycles, fatness as a determinant of minimum weight for height necessary for their maintenance or onset. *Science*, v. 185, p. 949, 1974.
4. HALBE, H. W. A maturação do sistema hipotálamo-hipofisário. *Femina*, v. 7, p. 840, 1979.
5. GIVENS, J. R. *Endocrine Causes of Menstrual Disorders*. Chicago: Year Book Medical Publishers, 1978.
6. DAMIANI, D.; SETIAN, N. Crescimento e desenvolvimento físico do adolescente. In: SETIAN, N. et al. *Adolescência*. São Paulo: Sarvier, 1979.
7. LIMA, G. R. Desenvolvimento sexual normal e anormal. In: REZENDE, J. et al. *Ginecologia, Enciclopédia Médica Brasileira*. Rio de Janeiro: Enciclopédia Médica Brasileira, 1981.
8. MARCONDES, E. Introdução ao estudo da adolescência. In: SETIAN, N. et al. *Adolescência*. São Paulo: Sarvier, 1979.
9. MARTI-HENNEBERG, C.; VIZMANOS, B. The duration of puberty in girls is related to the timing of its onset. *J. Pediatr.*, v. 131, p. 618, 1997.
10. CANELLA, P. R. B. Fisiologia da puberdade. *Femina*, v. 900, 1979.
11. PARKER, L. N. Adrenarche. *Endocrinol. Metab. Clin. N. Am.*, v. 20, p. 71, 1991.

Capítulo 15

Desvios da Puberdade

José de Souza Costa

INTRODUÇÃO

Os desvios puberais podem variar não só na cronologia em relação à puberdade como também nos fatores etiológicos que os provocam.

Podem-se enquadrar essas variações nos seguintes tópicos:

85-7241-634-X

- Puberdade precoce.
- Puberdade tardia.
- Pseudopuberdade precoce.
  - Isossexual.
  - Heterossexual.

PUBERDADE PRECOCE

Etiologia

A puberdade precoce (puberdade precoce verdadeira, precocidade isossexual completa) é uma situação altamente incômoda, pois é causa de transtornos desagradáveis, como o crescimento de pêlos, o início das menstruações e o desenvolvimento das mamas, que interferem no cotidiano da criança, nas suas relações familiares e na sua integração ao meio social. Além disso, se não tratada no tempo correto, conduz à interrupção prematura do crescimento estatural, causando baixa estatura em mulheres adultas.

Ela pode ter como causa a maturação hipotalâmica precoce, quando as transformações puberais são ativadas muito antes da época normal, algumas vezes a partir dos dois anos de idade. Geralmente, nesse caso, instalam-se ciclos ovulatórios após as primeiras menstruações, o que torna a menina fértil. É amplamente difundido o caso da peruana Lina Medina, que engravidou aos 5 anos de idade. Nos demais casos, a puberdade precoce é parcial, não havendo ativação hipófise-gonadal completa.

A puberdade precoce pode ser:

- Idiopática, cuja origem é desconhecida, sendo avocado o fator genético para explicá-la.
- Familial, quando a investigação revela a existência de casos semelhantes em parentes próximos.
- Decorrente de cegueira, mediada pela ativação da glândula pineal.
- Decorrente de obesidade moderada, com peso não superior a 30%, em que o processo puberal é acelerado pelo aumento da produção periférica de estrogênios que, exercendo o retrocontrole positivo de alça longa, ativa a liberação de gonadotrofinas pela hipófise.

Dessa forma, são reconhecidos dois tipos de maturação precoce:

Telarca Precoce

A telarca precoce (puberdade precoce incompleta por estímulo estrogênico isolado) decorre da estimulação da mama por níveis aumentados de estrogênios ou da maior sensibilidade da mama a taxas ainda baixas desses esteróides, antes dos 8 anos de idade. Pode cursar sem complicações durante vários anos e evoluir para um quadro puberal normal.

85-7241-634-X

Pubarca Precoce

A pubarca precoce (puberdade precoce incompleta por estímulo androgênico preponderante) é causada pelo crescimento prematuro dos pêlos pubianos sob o estímulo dos androgênios fabricados na supra-renal. Geralmente a evolução é muito lenta e o fenômeno fica restrito aos pêlos genitais, com os pêlos axilares surgindo somente na época da puberdade fisiológica.

Diagnóstico

- Anamnese:
  - Antecedentes pessoais.
  - História familiar.
- Exame clínico, incluindo exame neurológico:
  - Peso, altura, envergadura.
  - Desenvolvimento mamário.
  - Presença dos caracteres sexuais secundários.
- Exames complementares:
  - Idade óssea.
  - Ultra-sonografia pélvica e abdominal.
  - Laparoscopia.
- Dosagens hormonais:
  - FSH (hormônio folículo-estimulante), LH (hormônio luteinizante), PRL (prolactina), hCG (gonadotrofina coriônica humana).
  - Estradiol, progesterona.
  - Testosterona.
  - Cortisol, DHEA-S (sulfato de deidroepiandrosterona), 17-α-OHP (17-α-hidroxiprogesterona).
  - TSH (hormônio tireóide-estimulante), T_4 (tiroxina) livre.

85-7241-634-X

Tratamento

O objetivo principal do tratamento da puberdade precoce completa é interromper a ativação dos receptores dos hormônios ovarianos, em especial nos ossos, desacelerando assim o crescimento, em busca da adequação da idade óssea à idade cronológica. Com isso procura-se evitar o fechamento das epífises e a interrupção do crescimento.

A seguir, as formas de tratamento normalmente adotadas:

- Acetato de medroxiprogesterona (MPA).
- Acetato de ciproterona.
- Danazol.
- Análogos de GnRH (hormônio liberador de gonadotrofina).
- Expectante e/ou progestínicos na telarca precoce.
- Corticóides e/ou antiandrogênios na pubarca precoce.

O tratamento com progestínicos é o mais usado, pois são as drogas que causam menores feitos colaterais. Eles podem ser ministrados em doses diárias por via oral ou em injeções de depósito mensais, bimestrais ou trimestrais. Entre eles, o acetato de ciproterona, por ter também uma ação inibitória central, é que fornece melhor resultado. O danazol, que é um antiestrogênio, tem ação virilizante, pelo que deve ser prescrito com cautela. Os análogos do GnRH, a mais eficiente forma interromper a esteroidogênese ovariana, são tratamento de exceção, pois além de caros, não podem ser consumidos por um tempo muito longo, pelo risco de acelerar a perda de massa óssea por causa da carência estrogênica.

PUBERDADE TARDIA

Por volta dos 15 anos o processo puberal chegou ao fim e os caracteres sexuais secundários completaram o seu desenvolvimento. A ausência desses elementos configura o quadro de retardo puberal.

Etiologia

Como indicado antes, a desnutrição crônica, decorrente da miséria em que vivem grandes contingentes populacionais, é importante causa de atraso da puberdade, ainda mais se a ela adicionarmos os processos infecciosos crônicos, principalmente respiratórios e intestinais, que acometem grande parte dos jovens nessas comunidades. Quando não é esse o caso, podemos enquadrar as causas de retardo puberal nos seguintes tipos:

- *Tipo 1*: associada a gonadotrofinas baixas:
  - Hipogonadismo hipogonadotrófico constitucional (secundário), decorrente do déficit isolado de gonadotrofinas por defeito hipotálamo-hipófise, que pode ser:
    - De origem autossômica dominante.
    - Herança recessiva.
    - Defeito ligado ao cromossomo X.
    - De origem esporádica.
  - Síndromes hipotalâmicas, variedades do quadro anterior:
    - Síndrome de Kallmann, com hiposmia ou anosmia.
    - Síndrome de Prader-Willi, com retardo mental e intolerância a carboidratos.
    - Síndrome de Laurence-Moon-Biedl, com retardo mental e obesidade (para mais detalhes, ver Cap. Amenorréias Hipotalâmicas).
  - Pan-hipopituitarismo – nanismo hipotalâmico idiopático ou incapacitação funcional da hipófise associada a necrose hipofisária ou outros

processos degenerativos e compressivos, com quadro de deficiências hormonais múltiplas.

  - Endocrinopatias:
    - Hipotireoidismo, freqüentemente associado a hiperprolactinemia.
    - Hiperprolactinemia disfuncional, que inibe a liberação de gonadotrofinas e a síntese de estrogênios.
    - Anorexia nervosa.
  - Tumores cerebrais, de origem intra ou extra-selar, todos eles capazes de, no processo de crescimento, comprimir ou destruir a hipófise, reduzindo a sua capacidade funcional:
    - Prolactinoma.
    - Craniofaringioma.
    - Adenoma cromófobo.
    - Teratoma.
    - Glioma.
  - Doenças crônicas e degenerativas cerebrais:
    - Sarcoidose.
    - Tuberculose.
- *Tipo 2*: associada a gonadotrofinas elevadas:
  - Hipogonadismo hipergonadotrófico (primário):
    - Disgenesias gonadais, síndrome de Turner e suas variantes.
    - Ovários resistentes – síndrome de Savage.
    - Falência ovariana precoce, por esgotamento folicular.
    - Irradiação ovariana.
    - Quimioterápicos.
    - Castração cirúrgica.
    - Ooforectomia parcial.

85-7241-634-X

Diagnóstico

- Anamnese:
  - Antecedentes pessoais e familiares.
- Exame clínico, incluindo exames neurológico e psicológico:
  - Peso, altura, envergadura.
- Exames complementares:
  - Idade óssea.
  - Tomografia do crânio.
  - Campimetria visual.
  - Ultra-sonografia abdominal e pélvica.
  - Laparoscopia.

  - Cromatina de Barr.
  - Cariótipo.
- Dosagens hormonais:
  - FSH, LH, PRL.
  - Estradiol, progesterona.
  - GH (hormônio de crescimento).
  - TSH, T_4 livre.

Tratamento

As orientações terapêuticas estão relacionadas às causas do problema e aos quadros clínicos com que se apresenta. Em algumas situações, como na presença de problemas nutricionais, tumores cerebrais ou disfunções endócrinas, o tratamento deve ser etiológico. Em outras, quando não existe possibilidade de recuperação, como no hipogonadismo primário, o tratamento deve ser puramente sintomático. A seguir as condutas mais adequadas:

- Acompanhamento, com dosagens hormonais periódicas (FSH, LH, PRL, E2), nos casos de hipogonadismo secundário, na expectativa de possível recuperação funcional. Caso negativo, fazer como a seguir, para propiciar o desenvolvimento dos caracteres sexuais secundários e das mamas, além de impedir o crescimento exagerado dos membros e as proporções eunucóides.
- Reposição hormonal – E2 + P, na insuficiência ovariana grave. Podem-se usar estrogênios conjugados, 1,25mg/dia ou etinilestradiol 2mg/dia, por via oral, durante 3 a 4 semanas, adicionando acetato de medroxiprogesterona 5mg/dia, via oral, nos últimos 7 a 10 dias.
- Gonadotrofinas – FSH, LH, hCG, no hipogonadismo secundário, como tentativa de restabelecer a função ou induzir ovulação (para esquemas, ver Cap. Indução da Ovulação).
- Citrato de clomifeno, 50 a 100mg/dia, por via oral, como indutor hipotalâmico da ovulação.
- GnRH pulsátil, isolado ou associado a hormônio do crescimento.
- GH nos quadros com deficiência estatural grave, principalmente no panhipopituitarismo. A dose preconizada é de 0,5UI/kg por semana, via subcutânea.
- Bloqueadores de prolactina – bromoergocriptina, 2,5 a 7,5mg/dia, em duas a três tomadas, ou cabergolina, 0,5 a 1mg/semana, ambos por via oral.
- Hormônio tireóideo – triiodotironina ou tiroxina, em doses adaptadas a cada caso.
- Remoção cirúrgica das gônadas nos quadros de disgenesia gonadal.

PSEUDOPUBERDADE PRECOCE

Pseudopuberdade Precoce Isossexual

Enquadram-se nesse grupo as situações em que a produção precocemente aumentada de estrogênios decorre de condições patológicas não relacionadas à função cíclica do ovário.

Nesses casos, há predominância de efeitos estrogênicos, escassa ou ausente manifestação androgênica e ausência de perdas menstruais.

Etiologia

As causas mais comuns dessa entidade são as patologias tumorais e não-tumorais centrais (cérebro, hipófise) ou ovarianas, as endocrinopatias e a ingestão de esteróides estrogênicos.

Pela dificuldade inerente à sua localização intracraniana, é difícil determinar os mecanismos pelos quais as patologias do sistema nervoso central provocam a síntese de estrogênios, mesmo os tumores, em que se sabe que a compressão desempenha um papel. A atribuição diagnóstica é feita pelo quadro clínico, pela associação histórica de casos de pseudopuberdade precoce a determinadas doenças ou suas seqüelas ou pela comprovação do agente, como os tumores. Nos demais casos, o diagnóstico diferencial é imprescindível. A seguir, estão os mais possíveis fatores etiológicos envolvidos:

- Neoplasias do SNC (sistema nervoso central) e da hipófise.
  - Tumores não-secretantes:
    - Glioma.
    - Astrocitoma.
    - Ependimoma.
  - Tumor secretor de GH.
  - Hamartoma.
- Doenças não-neoplásicas do SNC:
  - Anomalias congênitas.
  - Retardo mental.
  - Epilepsia.
  - Traumatismos.
  - Tuberculose.
  - Encefalite.
  - Sarcoidose.
  - Neurofibromatose.

85-7241-634-X

- Síndrome de Silver (intolerância a carboidratos).
- Doença de McCune-Albright (hiperostose e cistos no crânio).

- Endocrinopatias:
  - Hipotireoidismo primário.
  - Cisto folicular ovariano autônomo.
- Tumores funcionantes do ovário, secretantes de hCG:
  - Coriocarcinoma.
  - Disgerminoma.
  - Teratoma benigno.
  - Teratoma maligno.
- Tumores funcionantes do ovário, produtores de estrogênio:
  - Tecoma.
  - Gonadoblastoma.
  - Cistadenoma.
  - Cistadenocarcinoma.
- Iatrogênica:
  - Estrogênios.

Diagnóstico

- Anamnese:
  - Antecedentes pessoais e familiares.
- Exame clínico, incluindo exames neurológico e psicológico:
  - Peso, altura, envergadura.
- Exames complementares:
  - Idade óssea.
  - Tomografia do crânio.
  - Campimetria visual.
  - Radiografias ósseas.
  - Ultra-sonografia abdominal e pélvica.
  - Laparoscopia.
- Dosagens hormonais:
  - FSH, LH, PRL, hCG.
  - Estradiol, progesterona.
  - TSH, T_4 livre.

85-7241-634-X

Tratamento

O tratamento deve ser sempre etiológico, exceto nas situações congênitas e nas seqüelas das doenças do SNC, em que a conduta é paliativa:

- Clínico:
  - Controle das taxas circulantes de estrogênio e da estimulação dos seus receptores, com o emprego de antiestrogênios (danazol, tamoxifeno), de progestínicos (medroxiprogesterona, ciproterona) ou de análogos de GnRH (detalhes em *Puberdade Precoce*, anteriormente).
  - Tratamento das disfunções neurológicas (epilepsia, traumatismos, degenerações).
  - Resolução das condições endócrinas (ovário, tireóide).
- Cirúrgico:
  - Retirada de tumores cerebrais e ovarianos.
- Sintomático:
  - Interrupção do uso de medicamentos contendo estrogênios.

Pseudopuberdade Precoce Heterossexual

Esse grupo compreende os quadros decorrentes da secreção precocemente aumentada de androgênios de origem ovariana ou supra-renal ou da ingestão de esteróides com ação androgênica.

Etiologia

A hiperandrogenemia pode ser decorrente tanto de hiperplasia como de tumor funcionante de ambas as glândulas.

A seguir estão listadas as causas do problema:

- Supra-renal:
  - Hiperplasia supra-renal congênita.
  - Hiperplasia supra-renal secundária.
  - Adenoma.
  - Adenocarcinoma.
- Ovariana:
  - Hipertecose.
  - Hiperplasia de células hilares.
  - Arrenoblastoma.
  - Tecoma.
  - Tumor de células hilares.
- Iatrogênica:
  - Anabolizantes.
  - Androgênios.

85-7241-634-X

Tratamento

O tratamento deve ser sempre etiológico. A seguir, as recomendações:

- Clínico:
  - Supressão da hiperfunção ovariana:
    - Combinados estro-progestínicos, como os contraceptivos orais, usados de forma contínua.
    - Progestínicos por via oral ou intramuscular, principalmente a medroxiprogesterona de depósito.
    - Análogos de GnRH de depósito por via subcutânea.
    - Hipoglicemiantes orais, como a metformina.
  - Inibição da hiperfunção da supra-renal:
    - Dexametasona, por via oral ou intramuscular.
    - Cortisona, por via oral ou intramuscular.
- Cirúrgico:
  - Exérese de tumores ovarianos ou supra-renais.
- Sintomático:
  - Suspensão de medicamentos.

Bibliografia

BASTOS, A. C. *Ginecologia Infanto-juvenil.* 3. ed. São Paulo: Roca, 1998.

BASTOS, A. C. Puberdade anormal. In: HALBE, H. W. et al. *Tratado de Ginecologia.* 3. ed. São Paulo: Roca, 2000.

FRISCH, R. E.; WYSHAK, G.; VINCENT, L. Delayed menarche and amenorrhea in ballet dancers. *N. England J. Med.*, v. 303, p. 17, 1980.

HALBE, H. W. *Ginecologia Endócrina.* São Paulo: Roca, 1981.

HUFFMAN, J. W.; DEWHURST, C. J.; CAPRARO, V. J. *The Gynecology of Childhood and Adolescence.* 2. ed. Philadelphia: WB Saunders, 1981.

MARSHALL, J. C.; KELCH, R. P. Low dose pulsatile GnRh in anorexia nervosa: a model of human pubertal development. *J. Clin. Endocrinol. Metab. Clin. N. Am.*, v. 20, p. 211, 1991.

PASQUINO, A. M.; MUNICCHI, G.; PUCARELLI, I. et al. Combined treatment with gonadotropin-releasing analog and growth hormone in central precocious puberty. *J. Clin. Endocrinol. Metab.*, v. 81, p. 948, 1996.

ROSENFELD, R. L. Puberty and its disorders in girls. *Endocrinol. Metab. Clin. N. Am.*, v. 20, p. 15, 1991.

WHEELER, M. D.; STYNE, D. M. The treatment of precocious puberty. *Edocrinol. Metab. Clin. N. Am.*, v. 20, p. 2, 1991.

85-7241-634-X

Capítulo 16

Hirsutismo

José de Souza Costa

INTRODUÇÃO

Denomina-se de hirsutismo a exacerbação de pêlos androgênio-dependentes normalmente encontrados em regiões do rosto e do corpo da mulher, mas não sob a forma de pêlos terminais. Na maioria das vezes o hirsutismo é idiopático ou decorrente da excessiva produção de androgênios por ovários anovulatórios, mas pode ser também conseqüência de disfunção da supra-renal. Em ambas as situações, a condição mais grave é a virilização, ou seja, a aquisição de características morfológicas do sexo masculino. Raramente a causa do hirsutismo é o aumento da produção de androgênios nos receptores.

85-7241-634-X

Uma vez estimulado o folículo piloso, o pêlo terminal que se forma mantém-se inalterado até completar o seu ciclo vital, independente das medidas que sejam adotadas, fator complicador do sucesso do tratamento desses casos.

Deve-se estabelecer a distinção entre hirsutismo e hipertricose, que consiste no aumento generalizado de pêlos velamentosos não-pigmentados provocado pela ingestão de medicamentos ou por situações patológicas, benignas e malignas, que cursam com elevados níveis androgênicos, como tumores funcionantes de ovário e de supra-renal. A hipertricose também pode ocorrer em doenças sistêmicas, como desnutrição, anorexia nervosa, hipotireoidismo, e em alguns pacientes com câncer.

O hirsutismo é um problema que repercute de forma negativa no psiquismo, pois, junto com o excesso de pêlos na face, no abdome, nas coxas e nas mamas, outras condições dermatológicas, como aumento da oleosidade da pele e acne, podem dificultar a aceitação pessoal, social e familiar e o desempenho sexual da mulher afetada. Por isso é importante o estabelecimento de um bom relacionamento entre o médico e essas pacientes, para assegurar a continuidade do tratamento.

ORIGEM DO HIPERANDROGENISMO

Apesar de uma apreciável quantidade de androgênios, especialmente de testosterona, ser produzida na mulher por conversão periférica, essa geralmente mantém-se estável, sendo as elevações desses hormônios conseqüência do aumento de produção ovariana ou supra-renal, como se pode observar no gráfico a seguir.

Na mulher, cerca de 80% da testosterona circula de forma conjugada a SHBG (globulina transportadora de hormônios esteróides) e 19% ligada frouxamente à albumina, ficando o efeito androgênico dependente do 1% de testosterona livre. No hirsutismo, a diminuição da SHBG induzida pelo aumento dos androgênios eleva o percentual de testosterona livre para 2%, o que, em decorrência da maior produção de testosterona ovariana, explica o quadro hiperandrogênico, mesmo com níveis normais de testosterona total.

DHEA-S (sulfato de deidroepiandrosterona) e DHEA (deidroepiandrosterona) são amplamente fabricados na supra-renal, mas não têm uma atividade androgênica importante, sendo a maior parte deles convertida em androstenediona e depois em testosterona (Fig. 16.1).

Sob a ação da 5-α-redutase a testosterona é transformada em DHT (diidrotestosterona), que é o metabólito ativo. O hirsutismo pode decorrer do maior aporte de DHT, do aumento do número de seus receptores ou da diminuição do limiar de sensibilidade do folículo piloso. Essas alternativas explicam a ausência de hirsutismo na vigência de hiperandrogenismo e a sua presença com dosagens hormonais normais.

85-7241-634-X

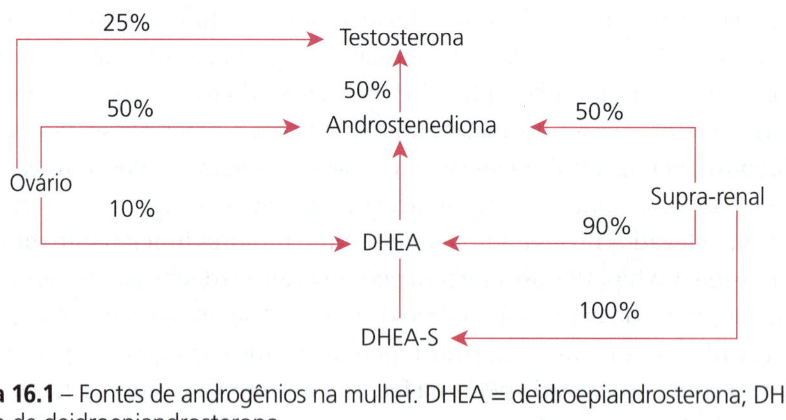

Figura 16.1 – Fontes de androgênios na mulher. DHEA = deidroepiandrosterona; DHEA-S = sulfato de deidroepiandrosterona.

Entre as possíveis causas de hiperandrogenismo citadas a seguir, são destacadas em *itálico* as mais comuns.

- Ovário.
  - Disfunção:
    - *Anovulação crônica.*
    - *SOP* (*síndrome dos ovários policísticos*).
    - Desregulação do citocromo P450c17, com deficiência da 17-hidroxilase.
    - Hipertecose.
    - Síndrome de resistência à insulina – *diabetes mellitus* do tipo 2 – associada a ovários policísticos e/ou hipertecose e acantose nigricante.
  - Tumores:
    - *Arrenoblastoma.*
    - Tumor de células hilares.
    - Tumor de células lipóides.
    - *Tecoma.*
    - Luteoma.
- Supra-renal.
  - Síndrome de Cushing.
  - Disfunção.
    - Hiperplasia congênita por deficiência de C21-hidroxilase, de 11-β-hidroxilase e, raramente, de 3-β-ol desidrogenase (Fig. 16.2)
    - *Hiperplasia de aparecimento tardio – forma não-clássica – hiperplasia supra-renal congênita não-clássica ligada ao citocromo P450c21, com deficiência da 21-hidroxilase.*
    - Desregulação do citocromo P450c17, com deficiência da 17-hidroxilase.
  - Tumores:
    - Carcinoma supra-renal.
    - *Adenoma produtor de testosterona.*

85-7241-634-X

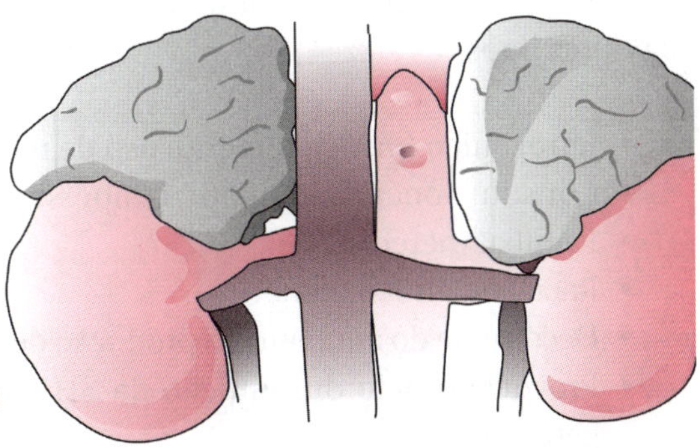

Figura 16.2 – Hiperplasia supra-renal congênita.

ASPECTOS FISIOPATOLÓGICOS

Os androgênios, em especial a testosterona, estimulam o crescimento, o aumento do diâmetro e a pigmentação dos pêlos e, provavelmente, a velocidade das mitoses das células matriciais em todos os pêlos, menos no couro cabeludo, o que também ocorre durante a gravidez, sob a influência das altas concentrações de progesterona. Um efeito antagônico é exercido pelos estrogênios, que retardam o crescimento e induzem a formação de pêlos mais finos e menos pigmentados.

É necessário esclarecer que, como será visto a seguir, alguns casos de hirsutismo são dependentes de condições não-hormonais, tendo como origem a expressão de fatores constitucionais e genéticos presentes no indivíduo, que agem por outros mecanismos. É o caso da ocorrência de hirsutismo em várias mulheres de uma mesma família, o amplamente conhecido excesso de pêlos das mulheres mediterrâneas e a baixa pilosidade das mulheres orientais.

85-7241-634-X

Muitas mulheres hirsutas também apresentam distúrbios menstruais que variam de ciclos anovulatórios a amenorréia. Elas raramente desenvolvem virilização.

ETIOLOGIA

A SOP é responsável por grande parte dos casos de hirsutismo, sendo os demais enquadrados como idiopáticos e de causa supra-renal. Menos de 3% têm outras disfunções endócrinas comprovadas.

O hiperandrogenismo decorrente de SOP geralmente se inicia na puberdade, quando aumentam tanto os hormônios ovarianos quanto os de origem supra-renal, e os sintomas pioram com a idade.

Raramente o uso de medicamentos, os problemas locais, como hiperemia reativa, edema e estase da pele, e os sistêmicos, alguns de difícil explicação, como hipotireoidismo, as disritmias corticais e as lesões do sistema nervoso são capazes de promover o aumento da pilificação.

Esses conhecimentos possibilitam enquadrar os casos de hirsutismo nos seguintes tipos:

- Iatrogênico (principalmente uso de medicamentos).
- Constitucional ou idiopático (hipersensibilidade do folículo piloso).
- Familial (hereditário).
- Racial ou étnico (genético).
- Decorrente do aumento da produção de testosterona (anovulação crônica).
- Provocado pela diminuição da SHBG (hiperinsulinemia, hiperandrogenismo).

- Conseqüente ao aumento da atividade das enzimas 5-α-redutase e 17-β-hidroxiesteróide desidrogenase ou 17-cetosteróide redutase (ação local).
- Desenvolvido em situações funcionais:
  - Climatério.
  - Hipotireoidismo juvenil.
  - Gestação (cistos produtores de hormônio).
  - Disritmia cortical.
  - Estresse (aumento do funcionamento da supra-renal).
- Dependente de doenças genéticas:
  - Pseudo-hermafroditismo masculino.
  - Disgenesia gonadal mista.
- Conseqüente a processos patológicos:
  - Ovarianos.
  - Supra-renais.
  - Hiperprolactinemia.
  - NIDDM (*diabetes mellitus* não dependente de insulina).
  - Acromegalia.
- Associado a lesões do sistema nervoso central:
  - Encefalite.
  - Traumatismo craniano.

QUADROS CLÍNICOS

Os casos de hirsutismo podem ser descritos como leves e graves, na dependência dos sintomas e sinais que estão presentes:

- Leves:
  - Anovulação.
  - Acne.
  - Seborréia.
  - Oligomenorréia.
  - Amenorréia.
  - Infertilidade.
- Graves:
  - Amenorréia.
  - Agravamento da voz.
  - Aumento da massa muscular.
  - Calvície temporal.
  - Atrofia mamária.
  - Hipertrofia do clitóris.

85-7241-634-X

DIAGNÓSTICO

Como dito anteriormente, o diagnóstico de hirsutismo é eminentemente clínico, pois a identificação do problema é feita pela própria paciente. Uma história clínica bem conduzida pode documentar, além dos distúrbios próprios do hirsutismo, situações familiares, fatores ambientais, uso de medicamentos e presença de gravidez. O exame físico cuidadoso complementa a investigação, revelando sinais e estigmas indicativos de diferentes condições patológicas.

Exames laboratoriais e complementares são dispensáveis, mesmo as rotineiras dosagens hormonais e a ultra-sonografia, devendo ser usados somente quando há dúvida sobre a fonte do hiperandrogenismo e para fazer o diagnóstico diferencial entre causas funcionais e orgânicas. Um exemplo é a medida do 3-α-androstanediol-glucoronato (3-α-A-G), um derivado do metabolismo do potente androgênio intracelular DHT. Concentrações séricas de 3-α-A-G são consistentemente altas em mulheres hirsutas, o que torna esse ensaio dispensável, ainda mais porque a presença do hirsutismo é o indicador ideal da atividade androgênica aumentada na pele.

Com base nessa compreensão, é apresentada a proposta propedêutica a seguir:

- Exame clínico:
  - *Anamnese*: história menstrual, antecedentes familiais, hábitos e usos.
  - Exame físico, centrado no exame ginecológico.
- Exames laboratoriais:
  - Glicemia em jejum e pós-prandial.
  - PRL (prolactina).
  - Avaliação da supra-renal.
    - DHEA-S.
    - 17-α-OHP (17-α-hidroxiprogesterona).
    - Ritmo do cortisol.
  - Avaliação do ovário:
    - FSH (hormônio folículo-estimulante).
    - LH (hormônio luteinizante).
    - TT (testosterona total).
  - Avaliação da tireóide:
    - TSH (hormônio tireóide-estimulante).
    - T_4 (tiroxina) livre.
  - Avaliação do metabolismo da DHT:
    - 3-α-A-G
  - Procedimentos complementares:
    - Ultra-sonografia de abdome total.

85-7241-634-X

- Ultra-sonografia pélvica: abdominal e transvaginal.
- Laparoscopia.
- Tomografia computadorizada e/ou ressonância magnética.

INTERPRETAÇÃO DAS DOSAGENS HORMONAIS

- Para afastar hiperplasia supra-renal:
  - 17-α-OHP < 300ng/dL.
  - DHEA-S < 700μg/dL.
- Para teste de supressão prolongada com dexametasona:
  - 17-α-OHP > 300ng/dL.
  - DHEA-S > 700μg/dL e/ou sinais e sintomas de síndrome de Cushing.
- Para teste de estimulação com ACTH (hormônio adrenocorticotrófico):
  - 17-α-OHP > 800ng/dL.
- Para suspeita de tumor virilizante:
  - TT > 200μg/dL
- Compatível com síndrome de Cushing:
  - Cortisol vespertino > 16μg/dL.

TESTES HORMONAIS

- Teste de supressão prolongado:
  - 2mg de dexametasona por via oral, de 6 em 6h, durante 5 dias; depois disso será feita a dosagem de DHEA-S, que deve ter diminuído.
- Teste de estimulação com ACTH sintético:
  - 0,25mg por via intravenosa, amostras coletadas no tempo zero e aos 60min para dosagem de 17-α-OHP, que deve aumentar.
- Resultados – aumento normal de até duas vezes a dosagem basal:
  - Taxas maiores são suspeitas de hiperplasia supra-renal congênita não-clássica P450c21 e indicam a dosagem de DHEA-S, que deve estar alta.
  - Uma elevação acentuada é compatível com deficiência de 3-β-ol desidrogenase e indica a dosagem de 11-desoxicortisol, que estará muito baixa.
  - Se estiver muito elevada, é compatível com hiperplasia supra-renal congênita não-clássica P450c11.

TRATAMENTO

Os casos leves de hirsutismo podem ser conduzidos com terapia cosmética (raspagem, depiladores químicos, descoloração, eletrólise, tratamento com *laser*,

85-7241-634-X

creme de hidrocloreto de eflornitina a 13,9%) complementada com técnicas destinadas à melhora da auto-estima, apoio psicológico e medidas de ordem geral, como perda de peso e exercícios físicos.

Como referido na introdução, o tratamento do hirsutismo grave é sempre longo e dificultado pela dinâmica própria do crescimento dos pêlos, que obedece a mecanismos de difícil controle. Por isso a paciente deve ser informada desses percalços, não devendo esperar resultados milagrosos, instantâneos, o que é causa freqüente de abandono do tratamento.

A terapêutica é dirigida para a remissão do hiperandrogenismo, seja com medicamentos ou por meio de procedimentos cirúrgicos.

O tratamento medicamentoso deve ser mantido indefinidamente, pois a síntese aumentada de androgênios ou a hipersensibilidade do folículo é permanente. A recidiva após a suspensão das drogas é muito alta.

A diminuição de androgênios previne o crescimento de novos folículos pilosos mas tem pouca influência nos já existentes, que devem completar o seu ciclo antes que o pêlo seja eliminado. Em geral os folículos pilosos têm uma meia vida de até seis meses.

Grande parte do detalhamento do tratamento do hirsutismo já foi feita no Cap. Síndrome dos Ovários Policísticos. A pílula anticoncepcional combinada é o tratamento ideal no hirsutismo de origem ovariana, pois a sua composição é a mais simples e eficiente forma de controlar a hiperfunção dessa glândula: inibe a liberação de LH, impede a fabricação de testosterona pelo ovário e promove o aumento da produção de SHBG pelo fígado, reduzindo assim as taxas de testosterona livre. Além disso, promove a inibição da secreção de androgênios supra-renais.

Esse efeito é obtido por qualquer dos fármacos não-androgênicos disponíveis, independentemente da sua composição e dosagem. O mito de que o anticoncepcional oral com ciproterona é mais eficiente não tem valia, pois as doses de ciproterona necessárias para exercer efeito antiandrogênico estão entre 50 a 100mg/dia, muito acima dos 2,5 ou 3mg presentes na pílula. Outros progestínicos, como desogestrel e norgestimato, têm efeito idêntico à ciproterona.

85-7241-634-X

Nos casos resistentes, a pílula pode ser complementada com antiandrogênios, como espironolactona, flutamida, finasterida e tiazolidinediona.

Nessas combinações, além da ação terapêutica, o anticoncepcional oral evita o risco de uma gravidez que possa ser comprometida por esses medicamentos.

A associação da pílula anticoncepcional com a espironolactona, 100mg/dia, parece ser bastante efetiva. A flutamida, é mais eficiente no controle do hirsutismo, pois é capaz de fazer regredir os pêlos a parâmetros próximos do normal em seis meses de uso, mas é cara e hepatotóxica, mesmo nas doses farmacológicas de 250mg/dia. Ambas são inibidoras da ligação da testosterona ao receptor. A finasterida, um inibidor do tipo 2 da 5-α-redutase presente na próstata, é menos eficaz na inibição do tipo 1 da 5-α-redutase, encontrado na pele e nos folículos pilosos. A dose habitual é de 5mg/dia. Seus resultados parecem ser menos favoráveis que os das drogas precedentes.

O acetato de ciproterona, progestínico com ação antiandrogênica, é efetivo tanto isoladamente como em associação com anticoncepcional oral, dando resposta favorável em cerca de 70% dos casos. O uso isolado por longos períodos deve ser complementado com estrogênio, para evitar a perda óssea.

Os análogos de GnRH (hormônio liberador de gonadotrofina), indicados em hirsutismo decorrente de hipertecose e hiperinsulinemia com virilização, devem ser usados com cuidado por causa dos sintomas adversos que os acompanham, assim como pelo risco de perda de massa óssea, o que pode ser evitado pela adição de estrogênios e progestínicos.

A seguir, são esquematizados os tratamentos disponíveis, que devem ser prescritos de acordo com o caso, a conveniência e a aceitação da paciente.

85-7241-634-X

- Medidas cosméticas:
  - Tricotomia.
  - Descoloração.
  - Depilação temporária com cera ou química.
  - Eletrocoagulação da papila dérmica (eletrólise).
  - Depilação a *laser*.
- Inibição central da função ovariana:
  - Anticoncepcionais hormonais orais combinados.
  - Acetato de ciproterona, via oral.
  - Análogos de GnRH, via subcutânea ou nasal.
- Inibição da hiperfunção supra-renal:
  - Dexametasona.
  - Cortisona.
- Inibição da biossíntese ovariana de androgênios e competição por receptores de testosterona:
  - Espironolactona, via oral.
- Competição por receptores de androgênios:
  - Acetato de ciproterona, via oral.
  - Cetoconazol, via oral.
  - Cimetidina, via oral.
  - Finasterida, via oral.
  - Flutamida, via oral.
- Aumento da secreção de insulina pelas células beta das ilhotas do pâncreas, dos receptores de insulina e/ou aumento da resistência à insulina:
  - Metformina.

  - Clorpropamida.
  - Troglitazona.
- Conduta cirúrgica:
  - Remoção de tumores ovarianos ou supra-renais.
- Medidas complementares:
  - Dieta de emagrecimento.
  - Psicoterapia.

85-7241-634-X

Bibliografia

BURKMAN JR., R. T. The role of oral contraceptives in the treatment of hyperandrogenic disorders. *Am. J. Med.*, v. 98, p. 1305, 1995.

CASTELO-BRANCO, C.; MARTINEZ DE OSABA, M. J.; PONS, F. et al. Gonadotropin-releasing hormone analog plus an oral contraceptive containing desogestrel in women with severe hirsutism: effects on hair, bone, and hormone profile after 1-year use. *Metabolism*, v. 46, p. 437, 1997.

CHETKOWSKY, R. J.; DEFAZIO, J.; SHAMONKI, I. et al. The incidence of late-onset congenital adrenal hyperplasia due to 21-hidroxylase deficiency among hirsute women lase. *J. Clin. Endocrinol. Metab.*, v. 58, p. 595, 1984.

CUSAN, L.; DUPONT, A.; GOMEZ, J. L. et al. Comparison of flutamide and spironolactone in the treatment of hirsutism: a randomized controlled trial. *Fertil. Steril.*, v. 61, p. 281, 1994.

DEWAILLY, D.; VANTYGHEM, M. C.; LEMAIRE, C. et al. Screening heterozygotes for 21-hydroxylase deficiency among hirsute women: lack of utility of the adrenocorticotropin hormone test. *Fertil. Steril.*, v. 50, p. 228, 1988.

ESCOBAR-MORREALE, H. F.; SERRANO-GOTARREDONA, J.; GARCIA-ROBLES, R. et al. Mild adrenal and ovarian steroidogenic abnormalities in hirsute women without hyperandrogenemia: does idiopathic hirsutism exist? *Metabolism*, v. 49, p. 902, 1997.

FALOIA, E.; FILIPPONI, S.; MANCINI, V. et al. Effect of finasteride in idiopathic hirsutism. *J. Endocrinol. Invest.*, v. 21, p. 694, 1998.

GLASOW, A.; BREIDERT, M.; HAIDAN, A. et al. Functional aspects of the effect of prolactin (PRL) on adrenal steroidogenesis and distribution of the PRL receptor in the human adrenal gland. *J. Clin. Endocrinol. Metab.*, v. 81, p. 3103, 1996.

HATCH, R.; RODENFIELD, R. S.; KIM, M. H.; TREDWAY, D. Hirsutism: implications, etiology, and management. *Am. J. Obstet. Gynecol.*, v. 140, p. 815, 1981.

KOKALY, W.; MCKENNA, T. J. Relapse of hirsutism following long-term successful treatment with oestrogen-progestogen combination. *Clin. Endocrinol. (Oxf.)*, v. 52, p. 739, 2000.

KUTTENN, F.; COUILLIN, P.; GIRARD, F. et al. Late-onset adrenal hyperplasia in hirsutism. *N. Engl. J. Med.*, v. 313, p. 224, 1985.

LOBO, R. A.; SHOUPE, D.; SERAFINI, P. et al. The effects of two doses of spironolactone on serum androgens and anagen hair in hirsute women. *Fertil. Steril.*, v. 43, p. 200, 1985.

MOGHETTI, P.; CASTELLO, R.; NEGRI, C. et al. Flutamide in the treatment of hirsutism: long-term clinical effects, endocrine changes, and androgen receptor behavior. *Fertil. Steril.*, v. 64, p. 511, 1995.

MOGHETTI, P.; TOSI, F.; TOSTI, A. et al. Comparison of spironolactone, flutamide, and finasteride efficacy in the treatment of hirsutism: a randomized, double blind, placebo-controlled trial. v. 85, p. 89, 2000.

O´DRISCOLL, J. B.; MAMTORA, H.; HIGGINSON, J. et al. A prospective study of the prevalence of clear-cut endocrine disorders and polycystic ovaries in 350 patients presenting with hirsutism or androgens alopecia. *Clin. Endocrinol.*, v. 41, p. 231, 1994.

PAZOS, F.; ESCOBAR-MORREALE, H. F.; BALSA, J. Prospective randomized study comparing the long-acting gonadotropin-releasing agonist triptorelin, flutamide, and cyproterone acetate, used in combination with an oral contraceptive, in the treatment of hirsutism. *Fertil. Steril.*, v. 71, p. 122, 1999.

SEPPALA, M.; HIRVONEN, E. Raised serum prolactin levels associated with hirsutism and amenorrhea. *Br. Med. J.*, v. 2, p. 144, 1975.

VENTUROLI, S.; MARESCALCHI, O.; COLOMBO, F. M. et al. A prospective randomizes trial comparing low dose flutamide, finasteride, ketoconazole, and cyproterone acetate-estrogen regimens in the treatment of hirsutism. *J. Clin. Endocrinol. Metab.*, v. 84, p. 1304, 1999.

WONG, I. L.; MORRIS, R. S.; CHANG, L. et al. A prospective randomized trial comparing finasteride to spironolactone in the treatment of hirsute women. *J. Clin. Endocrinol. Metab.*, v. 80, p. 233, 1995.

85-7241-634-X

Capítulo 17

Hiperprolactinemia

José Mendes Aldrighi
Roberto Calvoso

INTRODUÇÃO

A prolactina é um hormônio peptídico secretado pelos lactotrofos da hipófise anterior e sua função fundamental é a lactogênese. A principal forma secretada é um monômero de peso molecular de 23kDa; entretanto, podem ser encontradas outras formas circulantes que se diferenciam pelo tamanho da molécula, tais como o dímero de 50kDa, denominado *big prolactin*, e uma forma de alto peso molecular com 150 a 170kDa, mais conhecida como macroprolactina (*big-big prolactin*)[1]. Os estudos têm demonstrado que a atividade biológica exercida pela prolactina é restrita às formas monoméricas. Indivíduos normais ou portadores de tumores hipofisários produtores de prolactina apresentam predominância da forma monomérica, enquanto as outras duas formas circulantes representam menos de 20%[2].

Ela é inibida pela dopamina secretada pelos neurônios hipotalâmicos, que ao atingir a circulação porta-hipófise é liberada na hipófise anterior[3]. Vários fatores exercem efeito estimulante sobre a secreção de prolactina, destacando-se TRH (hormônio liberador de tireotrofina), VIP (polipeptídeo vasoativo intestinal), estrogênio, serotonina, opióides e, possivelmente, GnRH (hormônio liberador de gonadotrofina)[2,4].

Apesar de não obedecer a um ritmo circadiano, a secreção de prolactina é pulsátil; assim, nota-se aumento durante o sono e decréscimo gradual no período da manhã.

85-7241-634-X

85-7241-634-X

A hiperprolactinemia representa alteração hipotálamo-hipófise observada em 20 a 30% das pacientes jovens com amenorréia secundária; várias são as causas de hiperprolactinemia, porém nem todas são patológicas[5].

Qualquer elevação persistente das concentrações séricas de prolactina, na ausência de situações fisiológicas como a gravidez ou a lactação, é denominada hiperprolactinemia patológica, cujo diagnóstico diferencial é baseado principalmente nos métodos de imagem. A TC (tomografia computadorizada) e a RMN (ressonância magnética nuclear) permitem demonstrar com grande sensibilidade a presença de tumor hipofisário responsável por seu incremento.

CAUSAS DE HIPERPROLACTINEMIA

Na gestação, as concentrações séricas de prolactina elevam-se progressivamente, alcançando valores de 200 a 300ng/mL, em decorrência do constante estímulo estrogênico, que ao atuar sobre a hipófise aumenta a atividade mitótica dos lactotrofos[6].

Durante a lactação, ocorre aumento da prolactina até três meses após o parto, podendo ocorrer picos de secreção pelo estímulo do mamilo. Tal estímulo pode ser responsável pela elevação do hormônio também em não-puérperas. A hiperprolactinemia observada em lesões da parede torácica pode ser explicada pelo mesmo mecanismo.

Estresses de qualquer origem, psicológicos, induzidos por exercício físico, punção venosa, hipoglicemia, procedimentos cirúrgicos, dentre outros, também podem provocar hiperprolactinemia.

Sua causa mais comum é o uso de medicamentos; as fenotiazinas, as butirofenonas e as benzamidas são as principais responsáveis por hiperprolactinemias farmacológicas, pois são antagonistas dopaminérgicos[7]. A depleção de dopamina, conseqüente ao uso de alfa-metildopa e reserpina, assim como altas doses de estrogênio também podem elevar as concentrações de prolactina.

Os tumores são a segunda causa de aumento patológico de prolactina, representados pelos microadenomas (diâmetro do tumor menor que 10mm) e macroadenomas (superior a 10mm).

Tumores hipofisários não secretores de prolactina e lesões hipotalâmicas também podem se associar à hiperprolactinemia, em decorrência da compressão exercida sobre a haste hipofisária, o que interfere no transporte de dopamina do hipotálamo para os lactotrofos; esses são denominados *pseudoprolactinomas*, pois simulam os adenomas produtores de prolactina[8].

O hipotireoidismo e a insuficiência renal crônica são outras causas de hiperprolactinemia patológica.

QUADRO CLÍNICO

A infertilidade é a queixa mais comum, em decorrência da anovulação. Alterações menstruais do tipo oligoespaniomenorréia e amenorréia são queixas freqüentes nas portadoras de hiperprolactinemia; outras queixas incluem dispareunia decorrente de hipoestrogenismo secundário, diminuição da libido e galactorréia (30 a 80% dos casos).

A osteoporose precoce pode ser detectada em pacientes com hiperprolactinemia crônica, havendo correlação com o grau e a duração do hipoestrogenismo.

O macroadenoma hipofisário pode determinar cefaléia e/ou comprometimento do campo visual por compressão do quiasma óptico; se essa atingir a haste ou o tecido hipofisário normal adjacente, pode se instalar quadro de hipopituitarismo.

Apesar de histologicamente benignos, os prolactinomas, ao exercerem quadro compressivo, podem apresentar comportamento denominado *maligno* ou *invasivo*.

DIAGNÓSTICO

A hiperprolactinemia é diagnosticada pelo quadro clínico e pela determinação da concentração sérica da prolactina basal. Deve-se descartar sempre gravidez, uso de fármacos, hipotireoidismo, insuficiência renal crônica e macroprolactinemia.

A coleta do sangue deve ser precedida por um período de repouso, visando menor estresse durante a punção venosa.

O valor normal de prolactina é de até 15ng/mL; concentrações de 100 a 150ng/mL são freqüentemente associadas à presença de prolactinomas. Tem sido observada nítida relação direta entre a concentração sérica de prolactina e o tamanho do tumor[8].

A utilização de métodos imunométricos tem propiciado maior precisão e sensibilidade na determinação sérica da prolactina, além de um menor tempo de ensaio; entretanto, esses apresentam uma desvantagem que é a possibilidade de apresentar reação cruzada com os dímeros e a macroprolactina, as formas circulantes biologicamente inativas[9,10]. Por isso, atualmente indica-se a pesquisa da macroprolactina por meio da precipitação com PEG (polietilenoglicol), que, na maioria das vezes, define com segurança qual é a forma predominante na circulação. Merece ser ressaltado que pacientes portadoras de macroprolactinemia não apresentam alterações hipofisárias[11,12].

Valores em torno de 100ng/mL podem ser encontrados na vigência de compressão da haste hipofisária por adenoma não produtor de prolactina ou por

85-7241-634-X

tumor hipotalâmico. Quando a etiologia não é tumoral, geralmente as concentrações são inferiores a 100ng/mL. É importante lembrar que valores baixos de prolactina não afastam tumores de grandes dimensões.

Em relação à avaliação da sela túrcica, os métodos diagnósticos de escolha são a TC com contraste endovenoso ou a RMN com gadolínio; esses sempre devem ser indicados nos casos em que se suspeita da presença de um tumor.

A TC (cortes de 1,5mm) é capaz de avaliar o conteúdo da sela túrcica, assim como a região supra-selar. A RMN, apesar de mais dispendiosa, emite diagnóstico mais preciso, principalmente das regiões extra-selares e nos casos de sela túrcica vazia[2].

85-7241-634-X

De acordo com Speroff, toda portadora de amenorréia com ou sem galactorréia deve ser submetida inicialmente à determinação sérica da prolactina e ao exame radiológico da sela (raios X ântero-posterior [AP] e de perfil); no seu entender, o raio X da sela, além de detectar grandes tumores, é importante no rastreamento de outras lesões como o craniofaringioma[2].

Imagens de raios X da sela mostrando duplo contorno do assoalho (observado com freqüência), na ausência de alargamento ou desmineralização, devem ser interpretadas como variação do normal. Speroff indica a TC ou a RMN somente nos casos de prolactina sérica superior a 100ng/mL e com raio X de sela túrcica anormal ou na presença de cefaléias e alterações visuais[2].

A presença de um microadenoma não deve gerar qualquer apreensão, nem para o médico, nem, principalmente, para a paciente; de fato, Speroff insiste que *nem é necessário se ter conhecimento*, pois esses são tumores muito comuns, raramente crescem na gravidez ou progridem para macroadenoma, apresentam significativa recorrência se submetidos à cirurgia, não são afetados pelo tratamento com agonistas dopaminérgicos e não têm contra-indicações para terapia hormonal ou contracepção oral[2].

Os microadenomas são chamados de *incidentalomas*, pois podem ser diagnosticados incidentalmente; de fato, são achados freqüentes em autópsias (de 9 a 27%); além disso, se supõe que 10% da população seja portadora de tumores silenciosos de hipófise, endocrinologicamente inativos e sem nenhum sintoma. O aumento no diagnóstico dessas lesões tem sido atribuído ao exagero recente de solicitações de TC e RMN.

Os microadenomas não crescem e os macroadenomas crescem rara e lentamente; por isso, o controle radiológico de um microadenoma deve ser feito com intervalos de um, dois e cinco anos, não havendo necessidade de acompanhamento após esse período, se não forem detectadas alterações; os macroadenomas, por sua vez, devem ser acompanhados com intervalos de seis meses, um, dois e cinco anos, com adoção de terapêutica nos casos de crescimento tumoral[2].

São aconselháveis o exame neuroftalmológico e a avaliação do campo visual em pacientes com macroprolactinomas e/ou naquelas com queixas de cefaléia e/ou alterações visuais.

TRATAMENTO

A hiperprolactinemia, ao provocar hipogonadismo, se torna responsável pela ocorrência de início de osteoporose; daí seu tratamento ser obrigatório[13].

O tratamento de eleição é o farmacológico; assim, o emprego de agonistas dopaminérgicos é indicado em todos os casos, até mesmo nos prolactinomas, já que está demonstrado o efeito antitumoral desses fármacos[7,8,14,15].

85-7241-634-X

Speroff admite que a melhor conduta frente às hiperprolactinemias de menos de 100ng/mL e com raio X de sela túrcica normal deve ser conservadora (controles anuais de prolactina e raios X da sela túrcica), pois o comportamento desses tumores, de forma geral, é previsível; preconizam-se, então, nesses casos, os agonistas dopaminérgicos. Cirurgias serão indicadas somente nos casos de resistência à terapia medicamentosa[2].

O tratamento cirúrgico, muito usado no passado, mostrou a longo prazo porcentagem de cura de aproximadamente 40% nos microprolactinomas e de menos de 10% nos de macroprolactinomas; entretanto, após a cirurgia, a incidência de hipopituitarismo atinge 5% nos microadenomas e até 50% em macroadenomas[16]. Essa seqüela assume particular importância, pois as mulheres acometidas pelos prolactinomas geralmente são jovens e apresentam como queixa principal a infertilidade. Por isso a terapêutica cirúrgica fica reservada para os casos comprovados de resistência ou de intolerância à terapêutica medicamentosa, além de restritas indicações neurocirúrgicas[14].

Conclui-se, portanto, que o tratamento de escolha dos prolactinomas é o uso dos agonistas dopaminérgicos prescritos há mais de 20 anos para os casos de hiperprolactinemia não tumoral; o uso exclusivo no tratamento dos prolactinomas exibe bons resultados tanto na redução da concentração sérica da prolactina como no volume dos tumores[7,17].

O agonista dopaminérgico mais utilizado é a bromocriptina (Parlodel®, Bagren®), de efeito potente e ação prolongada; há no mercado outros fármacos, como o lisuride (Dopergin®) e a pergolida (Celence®), sendo este último mais utilizado para o tratamento da doença de Parkinson.

A bromocriptina promove normalização da prolactina e da função gonadal; assim, os ciclos menstruais, na grande maioria das pacientes, tornam-se regulares, ovulatórios e o retorno da fertilidade ocorre em 80% dos casos[7].

A dose preconizada de bromocriptina deve ser ajustada individualmente; o tratamento deve ser iniciado com pequenas doses (1,25mg) à noite, durante a

85-7241-634-X

refeição, frente aos efeitos colaterais do tipo náuseas, vômitos e hipotensão postural. Dessa forma, consegue-se diminuir esses efeitos colaterais e, a partir disso, se eleva gradualmente a dose (a cada três dias, no mínimo). A dose diária pode também ser fracionada em duas a três tomadas, apesar de, atualmente, ser preferida a dose única. A dose máxima não deve ultrapassar 7,5mg/dia. Atualmente, está disponível a bromocriptina oral de liberação lenta (Parlodel SRO®), administrada uma vez ao dia[18].

Outros fármacos têm sido comercializados, como o quinagolide (Norprolac®) e a cabergolina (Dostinex®), agonistas dopaminérgicos não derivados do ergot e com ação prolongada.

O quinagolide, administrado por via oral, uma vez ao dia, é 35 a 100 vezes mais potente que a bromocriptina e exibe alta eficácia e baixa incidência de efeitos colaterais.

A cabergolina é utilizada uma a duas vezes por semana, por via oral; deve-se iniciar com 0,25mg, uma vez por semana, aumentando-se gradualmente de acordo com as respostas clínica e laboratorial[19]. Os mesmos cuidados descritos para os outros agonistas dopaminérgicos utilizados por via oral devem ser seguidos, visando minimizar os efeitos adversos.

Pode ocorrer resistência ao tratamento clínico em 5 a 18% dos casos; essa se caracteriza pela ausência de normalização da prolactina após pelo menos três meses de tratamento com bromocriptina, em doses de até 30mg/dia; entretanto, estudos recentes têm sugerido um período de observação mais prolongado.

Quanto à duração do tratamento, os pacientes com prolactinoma devem ser considerados como portadores de deficiência funcional e crônica de dopamina; por isso, o tratamento não deve ser interrompido[16].

Nos casos de resistência aos agonistas dopaminérgicos e em alguns macroadenomas muito grandes, após ser obtida a redução do tumor com tratamento farmacológico, indica-se a radioterapia, que além de promover queda nas concentrações de prolactina, inibe o crescimento tumoral; a redução da prolactina é progressiva e a normalização ocorre geralmente após 5 a 10 anos. Os ciclos tornam-se ovulatórios em 97% das pacientes tratadas por irradiação e agonistas dopaminérgicos; a incidência de gravidez atinge 86% dos casos. Ao se indicar a irradiação, deve-se preferir técnicas e equipamentos adequados, visando menor incidência de hipopituitarismo.

PROLACTINOMA E GRAVIDEZ

A reversão da infertilidade é, na maioria das vezes, o objetivo do tratamento da hiperprolactinemia. Com isso, torna-se importante estabelecer considerações sobre a ocorrência de gravidez após o tratamento da portadora de prolactinoma.

Assim, pode haver risco de seu crescimento durante a gravidez pela ação dos estrogênios. Para os microadenomas o risco é de 5%, enquanto para os macroadenomas pode atingir 25%, com possibilidade de compressão de estruturas vizinhas, como o quiasma óptico.

Nos casos de pacientes com microadenomas que desejam engravidar, métodos anticoncepcionais de barreira devem ser prescritos associados aos agonistas dopaminérgicos até que ocorra a regularização dos ciclos menstruais; a anticoncepção só deve ser suspensa após três ciclos consecutivos e a interrupção da bromocriptina deve ser feita caso ocorra atraso menstrual de mais de 48h. Na vigência de gestação, a paciente deve permanecer sem o fármaco, impondo somente o controle do campo visual.

Nos macroadenomas a conduta inicial é semelhante, porém a suspensão da anticoncepção deve ocorrer somente após a constatação da redução da massa tumoral pela TC ou pela RMN.

O acompanhamento da gestante deve ser feito com controles clínico e oftalmológico mensais; caso haja qualquer evidência de crescimento tumoral, deve ser reintroduzido o agonista dopaminérgico[16].

Nos casos de utilização de bromocriptina na gravidez, a literatura relata que não é observado aumento do risco de abortamentos espontâneos ou de malformações congênitas. Também não se demonstrou qualquer anormalidade na avaliação do desenvolvimento psicomotor de crianças cujas mães ingeriram bromocriptina durante a gestação. Por isso, caso seja necessário, seu uso não está contra-indicado nesse período.

No que diz respeito à cabergolina, o número de gestações com sua utilização ainda é reduzido; nesse caso, recomenda-se cuidado na prescrição desse composto como terapêutica inicial na hiperprolactinemia em pacientes com vontade de engravidar.

Após o parto, a amamentação fica liberada nos casos em que a reavaliação da sela túrcica não demonstrar qualquer evidência de aumento tumoral; essa é contra-indicada caso a gestante tenha utilizado a bromocriptina no decorrer da gravidez ou nos casos de necessidade de reintrodução após o parto.

85-7241-634-X

Referências Bibliográficas

1. SUH, H. K.; FRANTZ, A. G. Size heterogeneity of human prolactin in plasma and pituitary extracts. *J. Clin. Endocrinol. Metab.*, v. 39, p. 928, 1974.
2. SPEROFF, L.; GLASS, R. H.; KASE, N. G. *Clinical Gynecologic Endocrinology and Infertility*. Baltimore: Lippincott Williams & Wilkins, 1999.
3. MARTINEZ DE LA ESCALERA, G.; WEINER, R. I. Dissociation of dopamine from its receptor as a signal in the pleiotropic hypothalamic regulation of prolactin secretion. *Endocr. Rev.*, v. 13, p. 241, 1992.

85-7241-634-X

4. DELITALIA, G. Hyperprolactinemia: causes, biochemical diagnosis and tests of prolactin secretion. In: GROSSMAN, A. (ed.). *Clinical Endocrinology.* Oxford: Blackwell, 1992. p. 123.
5. FRANKS, S.; MURRAY, M. A. F.; JEQUIER, A. M. Incidence and significance of hyperprolactinemia in women with amenorrhea. *Clin. Endocrinol.*, v. 4, p. 597, 1975.
6. THORNER, M. O. Prolactin. *Clin. Endocrinol. Metab.*, v. 6, p. 201, 1977.
7. LENGYEL, A. M. J.; CHACRA, A. R.; LIMA, G. Prolactinomas. In: RAMOS, O. L.; ROTSCHILD, H. A. (eds.). *Atualização Terapêutica.* São Paulo: Artes Médicas, 2001. p. 334-336.
8. GROSSMAN, A.; BESSER, G. M. Regular review: prolactinomas. *BMJ,* v. 290, p. 182, 1985.
9. VIEIRA, J. G. H.; RUSSO, E. M. K.; LENGYEL, A. M.; MACIEL, R. M. B. Desenvolvimento de um radioimunoensaio heterólogo para a dosagem de prolactina humana no soro. *Arq. Bras. Endocrinol. Metab.*, v. 25, p. 107, 1981.
10. VIEIRA, J. G. H.; NISHIDA, S. K.; LOMBARDI, M. T.; KASAMATSU, T. S. Desenvolvimento de um ensaio imunofluorométrico para a dosagem de prolactina sérica e identificação de isoformas circulantes. *Arq. Bras. Endocrinol. Metab.*, v. 40, p. 187, 1996.
11. VIEIRA, J. G. H.; TACHIBANA, T. T.; OBARA, L. H.; MACIEL, R. M. B. Extensive experience and validation of polyethylene glycol precipitation as a screening method for macroprolactinemia. *Clin. Chem.*, v. 44, p. 1758, 1998.
12. HAUACHE, O. M.; ROCHA, A. J. et al. Screening for macroprolactinemia and pituitary imaging studies. *Clin. Endocrinol. (Oxford),* v. 57, p. 327, 2002.
13. KLIBANSKI, A.; GREENSPAN, S. L. Increase in bone mass after treatment of hyperprolactinemic amenorrhea. *N. Engl. J. Med.*, v. 315, p. 542, 1986.
14. DIAS, J. C. R.; LENGYEL, A. M. J. Avaliação crítica do tratamento dos prolactinomas. *Arq. Bras. Endocrinol. Metab.*, v. 36, p. 109, 1992.
15. KLIBANSKI, A.; ZERVAS, N. T. Diagnosis and management of hormone-secreting pituitary adenomas. *N. Engl. J. Med.*, v. 324, p. 822, 1991.
16. VANCE, M. L.; THORNER, M. O. Prolactinomas. *Endocrinol. Metab. Clin. N. Am.*, v. 16, p. 731, 1987.
17. BESSER, G. M.; PARKES, L.; EDWARDS, C. R. W. et al. Galactorrhea: successful treatment with reduction of plasma prolactin levels with bromoergocryptine. *Br. Med. J.*, v. 3, p. 669, 1972.
18. WEINGRILL, C. O.; MUSSIO, W.; MORAES, C. R. S. et al. Long acting oral bromocriptine (Parlodel SRO) in the treatment of hyperprolactinemia. *Fertil. Steril.*, v. 57, p. 331, 1992.
19. VERHELST, J.; ABS, R.; MAITER, D. et al. Cabergoline in the treatment of hyperprolactinemia: a study in 455 patients. *J. Clin. Endocrinol. Metab.*, v. 84, p. 2518, 1999.

Capítulo 18

Propedêutica da Infertilidade

José de Souza Costa

INTRODUÇÃO

O fato de as disfunções ovarianas serem responsáveis por mais de 40% dos casos de infertilidade, às quais são acrescidas as alterações endócrinas masculinas, justifica a inclusão da investigação dessa condição em um manual de endocrinologia. Mas, para não deixá-la incompleta, foi incluída também a avaliação dos demais fatores de infertilidade, que serão tratados de forma sucinta.

A ausência de filhos em uma união estável pode constituir-se um grave problema, que afeta não somente o relacionamento conjugal, frente à resistência das partes em assumir a responsabilidade ou deixar transparecer qualquer deficiência, mas também repercute na vida familiar, social e profissional do casal, por causa da ansiedade gerada pelas cobranças de família e amigos quanto à geração de um filho. Os efeitos dessa situação são especialmente prevalentes entre os homens, pois para o leigo a fertilidade costuma ser considerada uma demonstração de virilidade. E na mulher isso também pode provocar novas disfunções ou agravar as preexistentes, por causa do importante papel desempenhado pelas emoções na regulação do eixo neuroendócrino, especialmente na função ovariana.

85-7241-634-X

85-7241-634-X

Nos últimos anos, com as mudanças no papel da mulher na sociedade e os progressos da ciência, incluindo técnicas de fertilização assistida, a situação modificou-se bastante, e a infertilidade deixou de ser tratada como estigma, pois a sua solução está mais accessível do que nunca.

Em certos casos, normalmente os de maior complexidade, o tratamento do casal estéril deve ser confiado a profissionais especializados, intitulados esterileutas, mas a identificação etiológica e o tratamento dos casos mais comuns podem e devem ser feitas pelo ginecologista, com instrumentos simples e eficazes. Esse é o caso da anovulação, em que são utilizados esquemas terapêuticos, que incluem o antigo, inócuo e barato citrato de clomifeno e resolvem mais de 90% das situações, e reorientação das relações sexuais para o período fértil, nem sempre corretamente reconhecido por um grande número de mulheres.

O autor recorda um antigo professor americano que afirmava ser possível identificar 80% das causas de infertilidade com uma curva de temperatura basal durante 3 meses (fator ovulatório) e dois espermogramas (fator masculino). E um professor espanhol que propunha como propedêutica mínima para toda mulher, além do exame clínico, a determinação da ovulação por qualquer dos meios disponíveis e uma histerossonografia (fatores uterino e tubário), cobrindo com isso mais de 90% das possibilidades.

É com o propósito de capacitar o ginecologista clínico a investigar os diversos agentes envolvidos na gênese da infertilidade e tratar grande número dos casos com que esse se depara que são dadas as informações que se seguem.

CONCEITO

Diz-se que um casal é infértil quando a gravidez não ocorre após um ano de relações sexuais regulares, não protegidas por método contraceptivo.

O problema pode ser primário, na ausência de gestação anterior, ou secundário, dados válidos para o casal e não para os seus membros individualmente.

ESTATÍSTICAS

Calcula-se que a condição afeta entre 10 e 15% dos casais. É evidente que pela redução gradativa da fertilidade feminina com o aumento da idade, essas cifras podem sofrer variações e há realmente indicativos de que esse número tem crescido nos últimos anos, provavelmente pelo adiamento da gravidez motivado pelas necessidades de realização pessoal da mulher.

PROPEDÊUTICA

A propedêutica da infertilidade deverá ser iniciada com a entrevista cuidadosa do casal, em uma ou mais consultas, com a finalidade de situar corretamente o grau de envolvimento dos cônjuges, o nível de informação sobre a reprodução, seus reais desejos e como o problema os afeta.

DIAGNÓSTICO

Anamnese

Os seguintes aspectos devem ser escrutinados, discutidos e registrados, pois são situações que comumente interferem negativamente na fertilidade:

- Ocorrência prévia de processos infecciosos como tuberculose, rubéola, toxoplasmose, doenças sexualmente transmissíveis, doença inflamatória pélvica, parotidite e orquite.
- Ocupação e riscos de exposição a agentes químicos, térmicos, mecânicos e actínicos.
- Hábitos de vida, prática de exercícios, história de tabagismo pesado e consumo de outras drogas.
- Ritmo sexual e práticas adotadas, passado obstétrico, história de cirurgia abdominal ou pélvica.
- Antecedentes familiais de consangüinidade, *diabetes mellitus*, malformações fetais, infertilidade.
- Sintomas de endometriose, problemas menstruais com aumento de fluxo (mioma) ou diminuição (anovulação).

Exame Físico

Esse deve ser completo e incluir os exames ginecológico e urológico cuidadosamente realizados, pois é importante fonte de informações.

85-7241-634-X

Análises Laboratoriais

Análises laboratoriais básicas devem ser solicitadas de imediato, incluindo:

- Tipagem sanguínea.
- Reações sorológicas para sífilis, rubéola, HIV (vírus da imunodeficiência humana), HTLV (vírus de leucemia/linfoma de células T humano), hepatite B e C, toxoplasmose, citomegalovírus e listeriose.

- Gram da vagina, cultura endocervical, espermograma e espermocultura. A investigação do casal deve proceder de forma progressiva, analisando cada um dos fatores que podem estar envolvidos, a começar pelos mais comuns ou mais prováveis, evitando assim a realização de exames caros e desnecessários. Por isso não são listados os fatores de infertilidade pela ordem de incidência ou de freqüência, pois considera-se que eles devem ser sempre avaliados a partir dos sintomas e sinais revelados pela história clínica e pelo exame físico, da mesma forma que a indicação dos exames complementares.

85-7241-634-X

FATORES DE INFERTILIDADE

- Vaginal – cervical.
- Uterino – endometrial.
- Tubário.
- Peritoneal.
- Ovariano.
- Masculino.
- Imunológico.
- Psicológico.

Fator Vaginal – Cervical

A biota vaginal é multivariada, mas grande parte dela é destituída de importância. Enquanto alguns microrganismos são patógenos francos, outros são saprófitos ou patógenos oportunistas, ou seja, só se manifestam no curso de outras infecções. Os agentes bacterianos são a causa mais comum dos processos infecciosos que afetam a vagina e o colo uterino, dando lugar a vaginoses, cervicocolpites e exo e endocervicites, que de múltiplas maneiras (edema do colo, com estreitamento do canal endocervical, modificação do muco cervical, alterações no pH vaginal, interferência na vitalidade dos espermatozóides e o uso desses como veículo de disseminação da infecção) interferem na fecundação.

As distorções na produção e nas características químicas e reológicas do muco cervical, geralmente associadas a distúrbios da função ovariana, também desempenham importante papel nesse fator de infertilidade. Em condições normais, na fase folicular tardia, altas concentrações de estradiol resultam em aumento acentuado do volume do muco, que se torna hialino, fluido, filante e cristaliza-se como folhas de samambaia quando aquecido em lâmina de vidro. Ainda nessa fase há grande ativação da mucoproteína MUC5B, que parece ser facilitadora da migração do espermatozóide para o útero. A ausência do pico de estradiol impede essa diferenciação do muco, que permanece viscoso e hostil à penetração do gameta masculino. Raramente esse problema decorre da ausência ou refratariedade da mucosa endocervical, da estenose congênita do orifício externo ou do canal cervical. Outra causa a ser considerada é a hiperacidez vaginal decorrente da excessiva oferta de estrogênios no meio do ciclo, por reduzir o tempo de vida dos espermatozóides e impedir o seu acesso ao muco cervical.

Secundariamente, as seqüelas dos processos inflamatórios ou de procedimentos diagnósticos e terapêuticos, como diatermocoagulação, conização, cirurgia de alta freqüência e amputação, podem resultar em estenoses ou aderências do canal cervical e/ou em diminuição acentuada do muco cervical, dificultando a penetração do espermatozóide.

85-7241-634-X

Avaliação

- *Colposcopia*: a colposcopia constitui-se atualmente em parte integrante do exame ginecológico e deve ser feita em todas as consulentes, principalmente quando se suspeita, pela história, da existência de processos inflamatórios e de complicações de procedimentos diagnósticos ou terapêuticos prévios.
- *Microflora cervical e vaginal*: mais do que o achado citológico, de difícil interpretação na vigência de processos infecciosos, o estudo da microflora muitas vezes propicia informações suficientes para o tratamento das infecções comuns. Mas o encontro de sinais celulares específicos, como células-guia, auxilia no estabelecimento do diagnóstico.
- *Bacterioscopia*: em processos infecciosos indefinidos ou em infecções polimicrobianas, o esfregaço corado pelo Gram deve ser realizado para identificar o(s) agente(s) envolvido(s). Só assim será possível prescrever um tratamento adequado.
- *Cultura endocervical*: deve ser procedida em pacientes com fluxo cervical mucopurulento e outros sinais de infecção localizada no canal cervical.
- *Reações sorológicas e pesquisa de anticorpos*: são especialmente indicadas na investigação de clamídia, freqüente causa de infecções genitais altas e de obstrução tubária, micoplasma e ureaplasma, reportados como organismos que se podem fixar ao espermatozóide e provocar infecção ovular primária.
- *Avaliação do muco cervical*: as disfunções ovarianas e os processos infecciosos, principalmente as cervicites, provocam alterações do muco cervical, pelo aumento da sua viscosidade ou pela presença de secreção purulenta, que o tornam impróprio à fecundação.
- *Teste pós-coital ou teste de Sims-Hühner*: é uma excelente forma de avaliar as características físico-químicas do muco cervical, assim como a

presença de espermatozóides, sua quantidade, motilidade e vitalidade. Consiste no exame microscópico de amostras retiradas da vagina e do canal cervical, em torno de doze horas após uma relação sexual. O encontro de cinco a 10 espermatozóides com movimentos progressivos por campo de grande aumento é indicativo de boa receptividade do muco e de espermatogênese normal.

- *Ultra-sonografia*: é capaz de identificar modificações do trajeto e da patência do canal cervical.
- *Histeroscopia*: o exame endoscópico substitui com vantagem a histerografia no diagnóstico de lesões endocervicais. Além de permitir a visualização direta, também pode ser usada com fins terapêuticos.

Fator Uterino – Endometrial

Os casos de infertilidade envolvendo o útero e o endométrio estão geralmente associados à má implantação do zigoto por causa de deformações da cavidade uterina. A despeito disso, malformações congênitas do útero não são consideradas como causa importante de dificuldade reprodutiva, somente sendo considerada a sua correção na vigência de abortamentos de repetição, quando não se encontram outras causas que possam justificá-los.

Mais significativas são as seqüelas de infecções endometriais e as deformações decorrentes de cirurgias de tumores endometriais e uterinos, principalmente miomas. Também são incluídas as aderências resultantes de curetagem, que têm diminuído com o maior cuidado na execução desse procedimento.

Ultimamente, com a identificação dos receptores hormonais, a compreensão do seu funcionamento e a disponibilização de técnicas histológicas mais requintadas, inclusive a imunoistoquímica, tem-se compreendido melhor aquilo que Moricard intitulou de metrose de receptividade: a refratariedade do endométrio provocada pela ausência ou pela insensibilidade dos receptores dos esteróides ovarianos, o que dificulta a diferenciação endometrial e o processo de implantação do ovo, causa de interrupção precoce da gestação.

85-7241-634-X

Avaliação

- *Histerometria*: um procedimento extremamente simples na maioria das vezes, a sondagem da cavidade endometrial pode fornecer preciosas informações do seu estado e da presença de distorções e deformações da sua anatomia.
- *Biópsia de endométrio*: a biópsia de endométrio deve ser sempre realizada na segunda fase do ciclo menstrual, quando as modificações secretoras

induzidas pela progesterona confirmam a ocorrência da ovulação e a capacidade de resposta endometrial aos estímulos fisiológicos. O exame também é propício à identificação de reações inflamatórias da mucosa.

- *Ultra-sonografia*: os avanços técnicos da ultra-sonografia, sobretudo após o advento da via vaginal, trouxeram maior precisão à propedêutica pélvica, o que tem diminuído a necessidade da realização de exames mais complexos e invasivos. Ela visualiza com grande precisão o entorno do útero, o miométrio e a cavidade endometrial, sendo capaz de diagnosticar mesmo pequenas falhas dessas estruturas.
- *Histerossalpingografia*: a radiografia contrastada da cavidade uterina propicia informações detalhadas da normalidade ou das alterações do endométrio e das tubas. A difusão do uso da ultra-sonografia e da histeroscopia, contudo, tem reduzido a sua indicação com esse propósito.
- *Histeroscopia*: apesar de mais complexa do que os exames precedentes, a visualização endoscópica da cavidade uterina substitui praticamente todos eles, pois explora a cavidade em tempo real, permite a realização de biópsias e acrescenta a vantagem de proceder a remoção de miomas subserosos e de pólipos adenomatosos, desfazer aderências, corrigir seqüelas e realizar intervenções corretivas de malformações.
- *Laparoscopia*: sua indicação com essa finalidade é atualmente muito limitada.

Fator Tubário

As afecções preponderantes na trompa são as seqüelas de infecções bacterianas, tendo como principais agentes o gonococo, a clamídia, os estreptococos e os estafilococos. As bactérias anaeróbias, que no passado eram causa freqüente de endometrite e de salpingite, quase desapareceram desse cenário com as medidas de profilaxia e o uso de antibióticos.

As infecções gonocócicas, caracterizadas por quadro clínico moderado, rápida remissão dos sintomas e aparente cura espontânea, são auto-limitantes, pois, provocam a oclusão das fímbrias e raramente se disseminam para o peritônio. Por outro lado a clamídia, que antes era apenas conhecida como causa da infecção ocular conhecida como tracoma, tem ganhado atenção como promotora de infecções genitais baixas, que podem, de forma insidiosa, quase assintomática, atingir o endométrio e as trompas, sendo hoje reconhecida como importante causa de infertilidade. Os quadros exuberantes de DIP (doença inflamatória pélvica), causados por estreptococos e estafilococos, por ensejarem tratamento imediato, quase não deixam complicações.

Causas menos comuns são as malformações congênitas, como agenesia tubária, e as compressões extrínsecas, provocadas por neoplasia uterinas ou ovarianas, e por tumores não-neoplásicos, principalmente os representados por grandes focos de endometriose.

Avaliação

- *Histerossalpingografia*: a histerossalpingografia é um meio eficiente de determinação da condição anatômica e funcional das trompas. Além de demonstrar a patência ou não do canal tubário, ela revela a ocorrência de movimentos peristálticos, a velocidade de peritonização do contraste e a existência de distorções do trajeto, obstruções valvuladas e compressões.
- *Histerossonografia*: com finalidade idêntica, é proposta a realização da ultra-sonografia após a repleção da cavidade uterina com soro fisiológico.
- *Ultra-sonografia e Doppler*: como para as demais estruturas pélvicas, o exame ultra-sonográfico da trompa, complementado pelo Doppler, quando indicado, fornece informações precisas sobre a situação desse órgão.
- *Cromotubagem laparoscópica*: é um recurso complementar à investigação laparoscópica, que consiste na injeção de solução de azul de metileno através do colo uterino e na observação da sua eliminação pelos óstios tubários.

Fator Peritoneal

O real papel do fator peritoneal na gênese da infertilidade é até hoje matéria de controvérsia. A não ser nas situações de aderências organizadas extensas, que segregam o ovário da tuba uterina, é difícil avaliar como e porque aderências peritoneais frouxas, fixação parcial de órgãos pélvicos e pequenos focos de endometriose interferem na concepção. Em relação à última, não se sabe se é a presença física da lesão ou a alteração da composição do líquido peritoneal o responsável pela suposta hostilidade do meio à conjugação dos gametas ou à migração do ovo.

Avaliação

- *Histerossalpingografia*: a ausência de difusão imediata ou tardia do contraste revela a presença de bloqueio peritoneal.
- *Laparoscopia*: é o principal método diagnóstico nessa área, pois possibilita a visualização das cavidades abdominal e pélvica, expondo males e agravos que nelas se escondam, ao tempo que permite a correção de muitos deles, como a lise de aderências, a punção de cistos ovarianos funcionais, a coagulação de pequenos focos de endometriose e a remoção de endometriomas e de miomas que afetem a higidez tubária.

85-7241-634-X

- *Marcadores tumorais*: destituídos de valor diagnóstico, os marcadores, em especial o CA125, são indicados para o acompanhamento do tratamento da endometriose.

Fator Ovariano

Segundo a maioria dos autores, cerca de 40% dos casos de infertilidade têm como causa problemas direta ou indiretamente relacionados ao ovário. Entre esses, por sua absoluta preponderância, merecem ser citadas as disfunções ovulatórias, configuradas por anovulação crônica, e as disovulias, principais causas de distúrbios menstruais (amenorréia, insuficiência lútea, irregularidade menstrual, sangramento uterino anômalo).

Distúrbios da função ovariana também podem ser provocados por condições patológicas incidentes na glândula, como processos inflamatórios, endometriose e tumores.

Os quadros infecciosos podem agir de várias formas: destruição de ovócitos, segregação do ovário por aderências peritoneais extensas, e fixação da gônada em posições que impedem o acesso do óvulo à trompa.

O mecanismo pelo qual focos endometrióticos e endometriomas interferem na função ovariana ainda não está completamente esclarecido, parte talvez pelas reações inflamatórias tissulares induzidas pelo endométrio ectópico e pelo sangue menstrual, parte pela compressão exercida sobre o parênquima ovariano pelos tumores mais volumosos.

As neoplasias ovarianas se comportam de forma idêntica, com exceção para os tumores funcionantes, nos quais a produção, seja de estradiol ou de progesterona, seja de testosterona, inibe centralmente a esteroidogênese ovariana, bloqueando a liberação das gonadotrofinas.

Entre as malformações congênitas, deve-se citar:

- Ovários em fita da disgenesia gonadal, em que inexistem folículos primordiais ou a população desses é muito escassa, o resulta em incapacidade reprodutiva absoluta.
- Hipogonadismo hipogonadotrófico (secundário) idiopático (IHH) com e sem anosmia, provocado pela deficiência congênita de GnRH (hormônio liberador de gonadotrofina) ou por mutações inativantes do receptor de GnRH.
- Hipogonadismo hipergonadotrófico (primário) decorrente de resistência ovariana por ausência ou refratariedade dos receptores de gonadotrofinas, de falência folicular precoce, causas comuns de amenorréia primária (para detalhes, ver Cap. Amenorréias Hipotalâmicas).

85-7241-634-X

85-7241-634-X

Avaliação

A propedêutica da função ovariana já foi exaustivamente revista nos Capítulos 7 e 9, razão pela qual ela não voltará a ser discutida neste tópico, sendo os exames mais importantes apresentados, de forma resumida, na relação a seguir.

- Exploração endócrina:
  - Anovulação:
    - Dosagem de FSH (hormônio folículo-estimulante), LH (hormônio luteinizante), PRL (prolactina), P, E2, T, T_4 (tiroxina) livre, TSH (hormônio tireóide-estimulante), DHEA-S (sulfato de deidroepiandrosterona), cortisol.
  - Amenorréia:
    - Dosagem de FSH, LH, PRL, E2, T, TSH, T_4 livre, DHEA-S, cortisol.
    - Estimulação com GnRH $\rightarrow$ FSH, LH.
    - *Testes terapêuticos*: P, E + P, GnRH, hMG (gonadotrofina menopáusica humana) + hCG (gonadotrofina coriônica humana), citrato de clomifeno.
  - Galactorréia:
    - Dosagem de PRL, TSH, T_4 livre.
    - Tomografia da sela túrcica.
    - Campimetria visual.
  - Hirsutismo:
    - Dosagem de FSH, LH, T, DHT (diidrotestosterona), 17-α-OHP (17-α-hidroxiprogesterona), DHEA-S, cortisol, insulina.
    - Ultra-sonografia de ovário e supra-renal.
    - Laparoscopia.
    - Ressonância magnética da supra-renal.
    - Teste de estimulação com GnRH $\rightarrow$ LH.
    - Teste de estimulação com hCG $\rightarrow$ T.
  - Tireóide:
    - Dosagem de TSH, T_3, T_4 livre, anticorpos.
    - Captação de I^{131} (iodo^{131}).
    - Ultra-sonografia.
    - Cintilografia.
  - Supra-renal:
    - Dosagem de DHEA-S, 17-α-OHP, T.
    - Androstenediona, cortisol.
    - Teste de supressão com dexametasona.
    - Teste de estimulação com ACTH (corticotrofina ou hormônio adrenocorticotrófico).

- Ultra-sonografia.
- Ressonância magnética.

- *Curva de temperatura basal*: a medição diária da temperatura antes de a paciente levantar, de preferência bucal, é um bom método inicial para a avaliação da ovulação. A elevação da temperatura de 3 a 5 décimos de grau na segunda fase do ciclo, dependente da ação termogênica da progesterona, sugere ocorrência de ovulação. A temperatura deve ser acompanhada por pelo menos 3 ciclos consecutivos; tem a desvantagem de não prever a ruptura do folículo.
- *Escore do muco cervical*: a produção de muco pelas glândulas endocervicais é estrogênio-dependente e tanto a quantidade quanto o aspecto físico são um espelho das variações hormonais do ciclo ovariano. Escasso e espesso no início do ciclo, ele vai aumentando gradativamente e tornando-se fluido, hialino e filante. O acompanhamento das mudanças do muco no período ovulatório – volume, transparência, elasticidade, cristalização, celularidade – associado a outros métodos como a temperatura ou a ultra-sonografia, é um excelente meio diagnóstico. Os seus achados devem ser registrados em gráfico próprio e transformados em valores. A rápida remissão do estímulo estrogênico sob influência da progesterona indica ocorrência da ovulação.
- *Avaliação da reserva ovariana*: dosagem de FSH no 3º dia do ciclo. Níveis abaixo de 15UI/mL indicam recrutamento folicular adequado. Taxas maiores indicam a redução da quantidade de folículos.
- *Teste do clomifeno ou de Navot:* também usado para aferir a reserva ovariana, consiste na ministração de 100mg de citrato de clomifeno por dia, durante 5 dias, após a dosagem de FSH no 3º dia. Repete-se a medida de FSH no 10º dia. A soma das duas não deve exceder 26UI/mL, cuja ocorrência sinaliza carência folicular (baixa produção de estradiol e de inibina).
- *Dosagem seriada de estradiol sérico*: a medida diária de estradiol no meio do ciclo é um sensível indicador da evolução folicular e da iminência da ovulação.
- *Dosagem de progesterona sérica na fase lútea média do ciclo*: serve para inferir a ocorrência da ovulação e avaliar a produção hormonal do corpo lúteo, que deve estar acima de 10ng/mL. A progesterona por este produzida também pode ser indiretamente avaliado pela cromotubagem, pelo muco cervical e pela biópsia de endométrio.
- *Biópsia de endométrio*: a coleta de endométrio para estudo histológico pode ser facilmente realizada com uma cureta de Novak ou similar. As modificações estruturais do endométrio permitem ao patologista, com grande precisão, *datar* a ovulação e quantificar a síntese de progesterona pelo corpo lúteo.

85-7241-634-X

- *Ultra-sonografia pós-menstrual*: permite avaliar a coorte de folículos selecionados, que devem ser em número de 10 em cada ovário e ter, em média, 10mm de diâmetro. Quantidades maiores são compatíveis com anovulação crônica e ovários policísticos.
- *Ultra-sonografia seriada*: permite acompanhar o desenvolvimento do folículo dominante e registrar a ocorrência da ovulação. Deve ser realizada a cada dois dias, a partir do 8º dia ou de folículo de 18mm, estendendo-se até sua ruptura.

Fator Masculino

85-7241-634-X

A incapacidade reprodutiva do homem pode ter como origem tanto a dificuldade na correta deposição do sêmen na vagina, por causa de problemas psicológicos ou mecânicos, quanto à deficiência da espermatogênese. De modo geral, a dissociação entre a fabricação de hormônios e de espermatozóides no testículo disfarça a participação masculina na infertilidade, pois o homem potente também se considera – e é genericamente considerado – reprodutivamente capaz.

Não será feita aqui a avaliação das causas de impotência, em suas diferentes formas, porque nessa situação a infertilidade é apenas um achado colateral.

As causas obstrutivas mais freqüentemente observadas são as seqüelas de infecções que atingem os canais deferentes. As malformações de deferentes e vesículas seminais são raras, mas quando presentes inviabilizam as tentativas de correção cirúrgica. Os defeitos de formação do pênis e da uretra, representados por hipospádias e epispádias acentuadas, impedem a ejaculação do esperma na vagina ou a quantidade de sêmen que nela penetra é mínima. Uma situação infreqüente e de difícil identificação é a ejaculação retrógrada, em que, por disposição anatômica anômala ou por distúrbio neurológico, principalmente em casos de *diabetes mellitus* grave, o esperma é lançado na bexiga em vez se exteriorizar pela uretra terminal.

Os defeitos da espermatogênese podem ser congênitos ou adquiridos. Entre os primeiros destacam-se:

- Disgenesia testicular da síndrome de Klinefelter e suas variantes.
- IHH (secundário) provocado pela deficiência congênita de GnRH ou por mutações inativantes do receptor de GnRH. É uma disfunção eminentemente masculina, manifestando-se na proporção de 10:1 em relação às mulheres.

- Hipogonadismo hipergonadotrófico (primário) decorrente de malformação dos túbulos seminíferos ou da resistência testicular por causa de falta ou inadequação dos receptores de gonadotrofinas.

As deficiências espermáticas adquiridas mais encontradas são:

- Atrofia dos túbulos seminíferos provocada por infecções, em especial, o vírus da parotidite epidêmica.
- Oligospermia e/ou astenospermia relacionadas à varicocele.
- Disfunções testiculares decorrentes de desequilíbrios hormonais.

85-7241-634-X

Avaliação

- *Exame urológico*: o exame dos genitais masculinos pode fornecer bons indicadores das possíveis causas da infertilidade, tais como a presença e a distribuição de pêlos, o tamanho e a conformação do pênis, o volume e a consistência dos testículos e a presença de varicocele.
- *Espermograma*: é o mais importante indicador da capacidade procriadora. O exame deve ser feito no ejaculado obtido por masturbação, após abstinência de 48h. Os valores de normalidade têm variado ao longo do tempo, mas se aceita como normal o encontro de 2 a 5mL de volume espermático, de > 20.000.000 de espermatozóides por mL, pelo menos 50% deles com motilidade rápida e progressiva na 1ª hora, e de > 80% de formas ovais.
- *Teste pós-coital*: a presença de espermatozóides vivos e ativos no muco cervical após uma relação programada é bom indicador da quantidade e da qualidade dos espermatozóides, da ausência de hostilidade do muco e de reação imunológica tanto masculina e quanto feminina.
- *Pesquisa de espermatozóides na urina*: em casos de aspermia e hipospermia (ausência ou quantidade pequena de sêmen), deve-se suspeitar de ejaculação retrógrada. O encontro de muitos espermatozóides na urina após um coito ou masturbação é confirmatório.
- *Ultra-sonografia/Doppler*: a ultra-sonografia serve para determinar as características físicas dos testículos (forma, volume, consistência, tumores), dos canais deferentes, das vesículas seminais e a presença de varicocele. A dopplerfluxometria deve ser realizada em processos tumorais e em varicoceles, na vigência de astenospermia.
- *Deferentografia*: a radiografia contrastada dos deferentes, antes muito usada para diagnosticar a obstrução dos canais deferentes, é atualmente indicada somente como forma de mapear o sítio da obstrução, quando se pretende realizar a cirurgia de reanastomose.

- *Biópsia de testículo*: também muito utilizada no passado, é pouco indicada atualmente, sendo substituída com vantagem pela punção aspirativa de testículo e de vesículas seminais.
- *Dosagens hormonais*: as indicações das dosagens hormonais são apresentadas a seguir de forma esquemática (Fig. 18.1) e também de forma mais completa (Fig. 18.2).

Função testicular – dosagem de FSH, LH, T, PRL
Interpretação

FSH ↑ = disfunção de células de Sertoli

LH ↑ e T ↓ = disfunção de células de Leydig

PRL ↑ = hiperprolactinemia funcional
prolactinoma
hipotireoidismo

Figura 18.1 – Avaliação endócrina do testículo. FSH = hormônio folículo-estimulante; LH = hormônio luteinizante; PRL = prolactina; T = testosterona.

Função testicular

FSH	LH	T		Disfunção
↑	↑	↓	ou N	lesão testicular global
↑	N	N		lesão de túbulos seminíferos
N	↑	↓		lesão das células de Leydig
				teste com hCG → →
N ou ↓		↓		lesão hipolatâmica ou hipofisária → teste com clomifeno ou GnRH

Figura 18.2 – Interpretação da avaliação endócrina do testículo. FSH = hormônio folículo-estimulante; GnRH = hormônio liberador de gonadotrofina; hCG = gonadotrofina coriônica humana; LH = hormônio luteinizante; N = normal; T = testosterona.

85-7241-634-X

Fator Imunológico

A presença de atividade imunológica pode manifestar-se tanto no homem como na mulher. No primeiro caso, o indivíduo produz anticorpos imobilizadores ou aglutinantes contra os seus próprios espermatozóides, que já são ejaculados sem condição fecundante. No segundo, anticorpos locais ou sistêmicos podem lesar os espermatozóides e reduzir a sua sobrevida.

Para a avaliação desse fator, pode-se recorrer a testes *in vivo* e *in vitro*.

Avaliação

Testes Clínicos

Podem e devem ser realizados pelo próprio ginecologista. São eles:

- *Teste pós-coital ou teste de Sims-Hühner*: consiste no exame microscópico de amostras retiradas do fórnix vaginal e do canal cervical, em torno de 12h (entre seis e 24h) após uma relação sexual. O material é estendido em uma lâmina microscópica e recoberto com lamínula. A presença de espermatozóides mortos no primeiro esfregaço indica a correta deposição do sêmen na vagina. O achado no muco de 5 a 10 espermatozóides com movimentos progressivos, por campo de grande aumento, é indicativo de quantidade e qualidade boas dos espermatozóides, da boa receptividade do muco e da ausência de reação imunológica tanto masculina quanto feminina.
- *Teste de Kurzrok-Miller*: deposição em uma lâmina de uma gota de muco ao lado de uma gota de esperma, em seguida recoberta com uma lamínula e levada ao microscópio de grande aumento, para a observação da penetração dos espermatozóides no muco cervical. É positivo quando essa ocorre e negativo quando os gametas são retidos na superfície do muco, geralmente pela presença de anticorpos nesse fluido.
- *Teste de Franklin-Dukes*: quase idêntico ao anterior, difere dele apenas pela substituição do muco por plasma sanguíneo. Tenta identificar anticorpos circulantes.

Testes Laboratoriais

São testes complexos, que devem ser feitos em laboratório especializado. Os mais usados são:

85-7241-634-X

- Teste de Kremer ou do tubo capilar.
- *Teste cruzado muco/esperma*: utiliza muco cervical e esperma de doadores que são cruzados com as amostras do casal.
- Provas de aglutinação de espermatozóides:
  - Muco-espermáticas.
  - Soro-espermáticas.
- Provas de imobilização de espermatozóides.
- *MAR test*.

Fator Psicológico

Afeta indiscriminadamente o casal, mas é mais evidente na mulher, por ela ser considerada como a *responsável* pela gravidez. Manifesta-se geralmente por estados de depressão, ansiedade crônica e culpa, que são, na mulher, causa do agravamento dos quadros de hirsutismo, acne, anovulação e amenorréia, conseqüentes à desregulação hipotalâmica e à exacerbação da função supra-renal. No homem, os distúrbios psicológicos são traduzidos por insatisfação sexual, diminuição da libido e casos frustros de impotência, como ejaculação precoce, condicionados pela repetitividade e monotonia das relações direcionadas preferencial ou exclusivamente para a concepção. A longo prazo, esse estado emocional provoca desgastes emocionais que podem resultar na ruptura da união.

É obrigação do ginecologista oferecer apoio psicológico continuado, mas também valorizar a evolução dos problemas emocionais dos parceiros e encaminhá-los, quando necessário, a profissionais capacitados para a condução da investigação e o provimento do tratamento necessário. De forma geral, os passos propostos para a avaliação são os seguintes:

Avaliação

- Estudo do perfil emocional.
- Testes psicológicos.
- Consulta com sexólogo.
- Avaliação psiquiátrica.

Bibliografia

BARROS LEAL, J. W. *Reprodução Humana.* Rio de Janeiro: Revinter, 1994.

BONILLA-MUSOLES, F.; MACHADO, L. E.; OSBORNE, N. G. *Ecografía Tridimensional en Obstetricia en el Nuevo Milenio.* Madrid: Impreso en Espanha, 2000.

GIPSON, I. K.; MOCCIA, R.; SPURR-MICHAUD, S. et al. The amount of MUC5B mucin in cervical mucus peaks at midcycle. *J. Clin. Endocrinol. Metab.*, v. 86, p. 594, 2001.

GRIFFITH, C. S.; GRIMES, D. A. The validity of the post-coital test. *Am. J. Obstet. Gynecol.*, v. 162, p. 615, 1990.

NAVOT, D.; ROSENWARDS, Z.; MARGALIOTH, E. J. Prognostic assessment of female fecundity. *Lancet*, v. 9, 1987.

OVERSTREET, J. W. Evaluation of sperm-cervical mucus interation. *Fertil. Steril.*, v. 45, p. 324, 1986.

OVERSTREET, J. W.; DAVIS, R.; KATZ, D. F. Semen evaluation. *Infert. Reprod. Med. Clin. North Am.*, v. 3, p. 329, 1992.

TOGNOTTI, E.; PINOTTI, J. A. *A Esterilidade Conjugal na Prática.* São Paulo: Roca, 1997.

ZAYED, F.; ABU-HEIJA, A. The management of unexplained infertility. *Obstet. Gynecol. Survey*, v. 54, p. 121, 1999.

85-7241-634-X

Capítulo 19

Malformações Genitais

Edmund Chada Baracat
José Maria Soares Junior
Ana Maria Massad Costa

INTRODUÇÃO

As malformações genitais resultam de alterações na genitália externa, no sistema canalicular (vagina, colo uterino e corpo uterino) e nos ovários. Elas apresentam significância na vida da mulher por comprometer sua função reprodutiva ou sua qualidade de vida.

SISTEMA CANALICULAR

As malformações no sistema canalicular podem ser subdivididas em dois grandes grupos:

- *Primeiro grupo*: *mulheres que não apresentam exteriorização do fluxo menstrual* (falsa amenorréia, criptomenorréia ou menstruação oculta). Para maior detalhamento, as malformações serão divididas de acordo com cada órgão.

85-7241-634-X

85-7241-634-X

- Com relação às malformações vulvares, as alterações mais graves estão acompanhadas de outras que, em geral, são incompatíveis com a vida. Deve-se, portanto, citar o hímen imperfurado; geralmente, esse quadro é acompanhado de dor pélvica e/ou abdominal cíclica, que pode estar associada a aumento do volume abdominal (hematocolpo, hematométrio com distensão uterina, hematossalpinge e hematoperitôneo nos casos de diagnóstico mais tardio). A terapia consiste na abertura do hímen, permitindo a exteriorização do fluxo menstrual.
- Os septos vaginais transversos e a agenesia (parcial ou completa) da vagina são as patologias responsáveis por quadros de amenorréia. Do mesmo modo, haverá acúmulo da menstruação na cavidade uterina, nas tubas e na cavidade abdominal. Essas alterações decorrem de uma falha na recanalização desse segmento. A remoção do septo ou a realização de uma neovagina permite o escoamento do fluxo menstrual.
- O colo uterino também pode estar ausente, impedindo a menstruação. Quando colo e corpo uterinos estão ausentes, caracteriza-se a síndrome de Rokitansky-Küster-Hauser, que pode se associar à malformação do trato urinário em 30 a 40% dos casos. Ao exame do vestíbulo, encontra-se vagina ausente ou rudimentar; o toque retal mostra a pelve vazia ou a presença de uma estrutura rudimentar em linha média. A confirmação diagnóstica é feita com ultra-sonografia, tomografia computadorizada ou ressonância magnética, sendo este o exame padrão-ouro no diagnóstico. Quanto à etiologia, com o desenvolvimento das técnicas de biologia molecular e o estudo dos genes, acredita-se que mutações em genes da família HOX levem à essa síndrome (o HOX 9 é responsável pelo desenvolvimento tubário, HOX 10 e 11, pelo desenvolvimento do corpo uterino, o HOX 11, pelo desenvolvimento do colo uterino e o HOX 13 pelo desenvolvimento da vagina), bem como mutações nos genes responsáveis pela síntese do hormônio antimülleriano e seu receptor. O tratamento para essas pacientes consiste na construção de uma neovagina em um momento adequado de sua vida, levando em consideração sua maturidade para realizar adequadamente o tratamento e ter vida sexual ativa.

• *Segundo grupo*: *mulheres que apresentam fluxo menstrual normal.*
  - Os septos vaginais longitudinais permitem a exteriorização adequada do fluxo menstrual, mas podem impedir o coito ou promover intensa dispareunia. A correção cirúrgica é necessária nesses casos.
  - Os defeitos na fusão dos ductos de Müller promovem o aparecimento de útero unicorne, didelfo, bicorno, arcado ou septado. As pacientes detectam essas alterações em exames de rotina (ultra-sonográficos ou endoscópicos) durante a vida reprodutiva ou durante investigação por

causa de história de abortamento de repetição ou infertilidade. Pode-se indicar tratamento cirúrgico nos casos de útero unicorne com corno rudimentar comunicante para evitar casos de gestação ectópica. É importante ressaltar que todas as mulheres que apresentam malformações do sistema canalicular têm função ovariana normal, isto é, o desenvolvimento dos caracteres sexuais secundários não está prejudicado.

GENITÁLIA EXTERNA

A genitália externa ambígua constitui um grave problema para o indivíduo afetado e seus familiares.

A identidade sexual de um indivíduo resulta da interação entre características genéticas, diferenciação gonadal, produção hormonal e ambiente.

O sexo genético marca o início do desenvolvimento embrionário. Em torno da sétima semana de gestação, a gônada até então indiferenciada, após receber os gonócitos, inicia seu processo de diferenciação. Por volta da 10ª semana, o ovário é diferenciado. Caso essa migração não ocorra, as cristas gonadais não se desenvolverão, formando as chamadas gônadas em fita, patognomônicas da disgenesia gonadal.

O desenvolvimento e a diferenciação da genitália externa se iniciam ao redor da 12ª semana de gestação, e o mesmo ocorre com os órgãos genitais internos, determinando o sexo genital ou fenotípico. É pela característica dos órgãos genitais externos que se determina o sexo civil, de registro ou legal. Após o segundo ano de vida, condicionado pela educação, ter-se-á o sexo psicossocial. Por fim, assim que as gônadas iniciam sua síntese hormonal teremos o sexo hormonal, estádio final do desenvolvimento.

Diferentes fatores, endócrinos ou endógenos, podem interferir nesse processo evolutivo, promovendo o aparecimento dos estados intersexuais. Define-se como estado intersexual a diferenciação incompleta no homem ou na mulher; coexistindo, portanto, em um mesmo indivíduo estigmas de ambos os sexos, com um predomínio de um deles.

Como resultado, encontramos nesses pacientes a ambigüidade da genitália externa. Essa ambigüidade pode ocorrer em:

- Pseudo-hermafroditismo feminino:
  - Hiperplasia congênita supra-renal.
  - Iatrogênico.
  - Tumor materno androgênico.
  - Idiopático.
- Pseudo-hermafroditismo masculino:
  - Síndrome de feminilização testicular incompleta.

85-7241-634-X

85-7241-634-X

- Defeitos na biossíntese de androgênios.
- Hipospádia pseudovaginal períneo-escrotal.

- Hermafroditismo verdadeiro.
- Disgenesia gonadal pura 46,XY (síndrome de Swyer).
- Disgenesia gonadal mista.

Ao se deparar com paciente com genitália ambígua, deve-se estabelecer a afecção responsável pela malformação congênita.

O exame ginecológico e clínico deve ser criterioso e seguido de dosagens hormonais (17-α-OHP [17-α-hidroxiprogesterona], perfil androgênico), exame de ultra-sonografia, determinação do cariótipo, laparoscopia e biópsia gonadal, quando necessários.

- No pseudo-hermafroditismo feminino, o sexo genético corresponde ao cariótipo 46,XX e a genitália externa é masculina ou ambígua. Todo o desenvolvimento da genitália interna é adequado a esse sexo genético. A forma mais freqüente é a síndrome androgenital, com incidência de 1:5.000 nascidos vivos. Essa síndrome decorre da deficiência de enzimas 21-hidroxilase, 11-β-hidroxilase, 17-α-hidroxilase, 3-β-ol desidrogenase, 20-22-desmolase. Dessas, a deficiência de 21-hidroxilase corresponde a cerca de 90% dos casos, o que resulta na diminuição da síntese de cortisol e no aumento do ACTH (corticotrofina ou hormônio adrenocorticotrófico), fato que leva a supra-renal a aumentar sua síntese de androgênios na vida intra-uterina dos fetos femininos, masculinizando-as. A vagina é total ou parcialmente ausente, nesse caso, ela desemboca no seio urogenital. É imprescindível o diagnóstico precoce a fim de instituir-se a terapêutica adequada (administração de glicocorticosteróide), visando bloquear a virilização progressiva da recém-nascida. A correção da genitália deve ser realizada antes da menarca, a fim de dar vazão à menstruação e evitar alteração dos órgãos genitais internos (a idade ideal seria de 12 a 18 meses de vida).
- O pseudo-hermafroditismo masculino caracteriza-se por pacientes com fenótipo feminino, com discreta fusão das pregas lábio-escrotais e hipertrofia do clitóris, dependendo da sensibilidade dos receptores de androgênio, no caso de feminilização testicular incompleta. O mesmo ocorre com o desenvolvimento mamário, podendo ser completo ou não. Com relação aos defeitos na biossíntese de androgênios, nota-se que a deficiência de 17-α-hidroxilase promove quadros de hipertensão arterial associados a infantilismo sexual e amenorréia primária. O tratamento é subordinado à faixa etária em que o diagnóstico é realizado, na adolescência, uma avaliação psicológica é de suma importância nos indivíduos com ambigüidade

da genitália externa. Em geral, promove-se a extirpação da gônada por essa apresentar uma maior incidência de transformação neoplásica. Quando necessário, deve-se construir neovagina e realizar terapia de substituição hormonal.

- No hermafroditismo verdadeiro encontram-se, em um mesmo indivíduo, ovário e testículo, de maneira isolada ou associada, neste caso sob a forma de ovotéstis. Essa é uma afecção muito rara. O fenótipo pode ser feminino, masculino ou ambíguo; cerca de 70% têm cromatina sexual positiva, na maioria cariótipo 46,XX. Neste caso, o exame histopatológico da gônada é imperioso. O tratamento consiste em correção da genitália externa de acordo com a tendência psicossocial do indivíduo, extirpação das gônadas por causa do alto risco de transformação maligna e instalação de terapia substitutiva.

Os indivíduos com disgenesia gonadal pura com cariótipo 46,XY apresentam fenótipo feminino e infantil. Em geral, procuram a opinião do ginecologista na adolescência, pela falta da menstruação associada à ausência do desenvolvimento dos caracteres sexuais secundários. Esses indivíduos apresentam sexo civil feminino e uma psique feminina. O tratamento consiste na gonadectomia e na administração de estrogênios e progestogênios para promover o desenvolvimento dos caracteres sexuais secundários.

Bibliografia

AITTOMÄKI. K. The genetics of XX gonadal dysgenesis. *Am. J. Hum. Genet.*, v. 54, p. 844, 1994.

BARACAT, E. C.; RODRIGES DE LIMA, G.; BRUNONI, D. Amenorréia. In: RODRIGES DE LIMA, G.; BARACAT, E. C. *Ginecologia Endócrina.* São Paulo: Atheneu, 1995. p. 115.

BARACAT, E. C.; RODRIGES DE LIMA, G.; BRUNONI, D. Gênese dos órgãos da reprodução – estados intersexuais. In: RODRIGES DE LIMA, G.; BARACAT, E. C. *Ginecologia Endócrina.* São Paulo: Atheneu, 1995. p. 179.

KRAUS, C. M.; TURKSOY, R. N.; ATKINS, L. et al. Familial premature ovarian failure due to an interstitial deletion of the long arm of the X chromosome. *The New Eng. J. Med.*, v. 317, p. 125, 1987.

LOBO, R. Primary and secondary amenorrhea. In: FRASE, I. C. et al. *Estrogens and Progestogens in Clinical Pratice.* London: Churchill-Livingstone, 1998. p. 357.

MOORE, K. L.; PERSAUD, T. V. N. Sistema urogenital. In: *Embriologia Clínica.* 6. ed. Rio de Janeiro: Guanabara-Koogan, 2000. p. 291.

SIMPSON, J. L.; RAJKOVIC, A. Ovarian differentiation and gonadal failure. *Am. J. Med. Genet.*, v. 89, p. 186, 1999.

SPEROFF, L.; GLASS, R. H.; KASE, N. G. Normal and abnormal sexual development. In: *Clinical Gynecologic Endocrinology and Infertility.* 6. ed. Philadelphia: Lippincott Williams e Wilkins, 1999. p. 339.

TAYLOR, H. S. The role of HOX genes in human implantation. *Hum. Reprod. Update,* v. 6, n. 1, p. 75, 2000.

85-7241-634-X

Capítulo 20

Estados Intersexuais

Sônia Maria Rolim Rosa Lima

SINONÍMIA

Intersexo, alterações da diferenciação sexual, desenvolvimento sexual anormal, malformações genitais.

CONCEITO

Indivíduos com estados intersexuais ou, mais apropriadamente, anomalias da diferenciação sexual são aqueles que apresentam desacordo congênito entre uma ou mais características determinantes do sexo, ocorrendo, assim, diferenciação sexual imperfeita ou incompleta e coexistindo no indivíduo estigmas somáticos, cromossômicos ou funcionais de ambos os sexos, geralmente com predomínio de um deles. Assim, a diferenciação sexual é imperfeita ou incompleta, seja para o gênero masculino como para o feminino.

Entende-se por transexualismo o desejo que leva o indivíduo (geralmente homem) a querer pertencer ao sexo oposto, cujos trajes pode adotar, além de esforçar-se tenazmente no sentido de se submeter à intervenção cirúrgica, visando à transformação sexual[1]. Portanto, as alterações psicológicas não caracterizam

85-7241-634-X

um estado intersexual, assim os quadros de homossexualismo, travestismo e transexualismo não serão abordados neste capítulo.

Vale lembrar também que as malformações genitais ou müllerianas, anomalias que ocorrem nos órgãos genitais femininos por deficiência de aproximação, fusão ou abertura interna dos ductos de Müller, oriundas do seio urogenital, não são consideradas como intersexo.

PRINCÍPIOS FUNDAMENTAIS

Um estado intersexual surge, basicamente, quando ocorre pouco efeito dos androgênios no homem ou efeito excessivo desses na mulher.

A identidade sexual é resultado do sexo genético (cromossômico), do sexo gonadal, do sexo hormonal (que irá influir no desenvolvimento das genitálias interna e externa), do sexo fenotípico ou somático (que inclui as genitálias interna e externa e os caracteres sexuais secundários), do sexo legal, do sexo de criação e do sexo psicossocial.

IMPORTÂNCIA

Os distúrbios que afetam a determinação e a diferenciação do sexo trazem consigo graves complicações médicas, psicológicas e sociais, sejam em um recém-nascido com ambigüidade da genitália externa ou uma adolescente com atraso puberal e amenorréia primária. O diagnóstico precoce, já nas primeiras semanas de vida, se impõe principalmente nos casos em que há risco de vida, como decorrente das alterações enzimáticas da supra-renal em sua forma perdedora de sal. Além disso, o diagnóstico precoce, antes do estabelecimento da identidade sexual, social e psicológica minorará os problemas psicológicos e sociais do indivíduo e da família. Quando não se pode responder à pergunta "menino ou menina?" sem se pensar duas vezes, existe uma emergência médica[2]. O exame da genitália do recém-nascido é imperioso para evitar sérias conseqüências futuras.

85-7241-634-X

CLASSIFICAÇÃO

Diversas classificações foram propostas para os estados intersexuais, uma vez que os critérios para agrupar as diversas anomalias são bastante heterogêneos, e por causa da complexidade do assunto todas elas podem ser questionadas em alguns aspectos. A seguir são citadas duas delas: a classificação de Money

(1973), com algumas modificações, que é a aceita pela Federação Brasileira de Ginecologia e Obstetrícia (FEBRASGO-2003) e a partir da qual foram feitas algumas complementações com base em classificações mais específicas, e a classificação de Speroff[3,4]. Com finalidade didática, ambas serão citadas, pois elas se explicam e se completam.

Classificação de Money

Na primeira classificação, os estados intersexuais dividem-se em:

I. Distúrbios da diferenciação gonadal.
II. Pseudo-hermafroditismo feminino.
III. Pseudo-hermafroditismo masculino.
IV. Hermafroditismo verdadeiro.

85-7241-634-X

Distúrbios da Diferenciação Gonadal

Algumas das anomalias não levam à ambigüidade genital, assim achou-se melhor relacioná-las com o fenótipo correspondente:

- *Disgenesia gonadal pura (46,XX e 46,XY):* fenótipo feminino.
- *Disgenesia gonadal parcial XY:* fenótipo ambíguo.
- *Disgenesia gonadal mista:* fenótipo ambíguo.
- *Disgenesia gonadal associada à doença renal:* fenótipo feminino/ambíguo.
- *Disgenesia gonadal associada à displasia camptomélica:* fenótipo feminino/ambíguo.
- *Hermafroditismo verdadeiro:* fenótipo ambíguo.
- *Homem 46,XX:* fenótipo masculino/feminino.
- *Síndrome de Turner:* fenótipo feminino.
- *Aberrações estruturais do cromossomo X sem fenótipo de Turner:* fenótipo feminino.
- *Síndrome de Klinefelter:* fenótipo masculino.
- *Outros*: fenótipo ambíguo.

Pseudo-hermafroditismo Feminino (Gônadas Femininas)

- Hiperandrogenismo fetal (distúrbios da endocrinologia fetal):
  - Hiperplasia congênita das supra-renais:
    - Deficiência enzimática de C_{21}-hidroxilase sem perda de sal.
    - Deficiência enzimática de C_{21}-hidroxilase com perda de sal.
    - Deficiência enzimática de C_{11}-hidroxilase (hipertensiva).
    - Deficiência enzimática de 3-β-ol hidroxiesteróide desidrogenase.

- Pseudo-hermafroditismo feminino (não supra-renal):
  - Neoplasias virilizantes do recém-nascido.
  - Hiperandrogenismo materno (tumor masculinizante ovariano ou supra-renal).
  - Ingestão de substâncias androgênicas pela mãe (iatrogenia).
  - Virilização transitória da gravidez (insuficiência de aromatase placentária).
  - Idiopático.

Pseudo-hermafroditismo Masculino (Gônadas Masculinas)

- Deficiência de produção de testosterona:
  - Hipogonadismo hipogonadotrófico.
  - Hipoplasia ou agenesia das células de Leydig à hCG (gonadotrofina coriônica humana) (insensibilidade testicular à hCG e ao LH [hormônio luteinizante]).
  - Erros inatos da biossíntese de testosterona.
    - Deficiência da 20-22-desmolase ou P450scc.
    - Deficiência da 3-β-ol hidroxiesteróide desidrogenase.
    - Deficiência da 17-hidroxilase/17-20-desmolase ou P450c17.
    - Deficiência da 17-β-hidroxiesteróide – oxidorredutase tipo 3 (17-ceto redutase).
- Defeitos do metabolismo dos andrógenos nos tecidos periféricos.
  - Deficiência da enzima 5-α-redutase, com insuficiente transformação da testosterona em diidrotestosterona.
  - Insensibilidade androgênica (defeito do receptor de andrógeno).
- Persistência dos ductos de Müller.
- Síndromes de regressão testicular.
- Interferência transplacentária de medicamentos administrados na gestação sobre a biossíntese de testosterona (iatrogênico).
- Secundário a quadros sindrômicos.
- Idiopático.

Hermafroditismo Verdadeiro

- Hermafroditismo verdadeiro bilateral.
- Hermafroditismo verdadeiro lateral.
  - Hermafroditismo verdadeiro unilateral.

Classificação de Speroff

A segunda classificação, mais simples, se baseia nos defeitos da endocrinologia fetal e nos defeitos do desenvolvimento gonadal[4].

85-7241-634-X

85-7241-634-X

Defeitos da Endocrinologia Fetal

- Pseudo-hermafroditismo feminino com virilização parcial:
  - Hiperplasia supra-renal congênita.
  - Deficiência da 21-hidroxilase (P450c21).
  - Deficiência da 11-β-hidroxilase (P450c11β).
  - Deficiência da 3-β-ol hidroxiesteróide desidrogenase.
  - Androgênios elevados na circulação materna.
  - Ingestão de drogas.
  - Doença materna.
  - Deficiência de aromatase placentária (P450arom).
- Pseudo-hermafroditismo masculino com virilização inadequada:
  - Defeito no hormônio antimülleriano.
  - Androgenização prejudicada.
  - Síndromes da insensibilidade aos andrógenos.
  - Deficiência das 5-α-redutase.
  - Defeitos na biossíntese da testosterona.
  - Deficiência do P450scc.
  - Deficiência na 3-β-ol hidroxiesteróide desidrogenase.
  - Deficiência na 17-hidroxilase (P450c17).
  - Deficiência na 17-β-hidroxiesteróide desidrogenase.
  - Resistência a gonadotropinas.

Defeitos do Desenvolvimento Gonadal

- Pseudo-hermafrodismo masculino:
  - Defeito gonadal primário.
  - Defeito no cromossomo Y.
- Hermafroditismo verdadeiro.
- Disgenesia gonadal:
  - Síndrome de Turner.
  - Mosaicismo.
  - Anomalia estrutural do cromossomo X.
  - Cariótipo normal.

DIAGNÓSTICO E TRATAMENTO

Os estados intersexuais podem ser divididos, do ponto de vista prático, em dois grandes grupos: indivíduos com genitália externa normal e com genitália externa ambígua.

Indivíduos com Genitália Externa Normal

Os indivíduos que não apresentam ambigüidade sexual ao nascer terão seu sexo legal e de criação em correspondência com sua morfologia genital, assim só terão seu diagnóstico firmado quando, na puberdade, apresentarem quadros de amenorréia primária, hipodesenvolvimento de caracteres sexuais secundários, puberdade heterossexual, infertilidade ou hirsutismo. Como exemplo, podem-se citar os quadros de feminização testicular completa, em que o indivíduo possui genitália feminina normal, independentemente de presença de testículos, testosterona ou padrão cromossômico.

Indivíduos com Genitália Externa Ambígua

Quando há presença de genitália ambígua, o diagnóstico precoce é de fundamental importância, visto enquadrarem-se nesse grupo as alterações enzimáticas da supra-renal, que se associam a alterações metabólicas, algumas vezes incompatíveis com a vida. Assim, no recém-nascido, o exame rotineiro e cuidadoso da genitália é obrigatório e quaisquer dúvidas deverão ser investigadas.

Aconselham-se as seguintes orientações gerais[5]:

- Não liberar o registro civil num determinado sexo enquanto não houver certeza sobre o sexo de criação.
- Fornecer todas as informações necessárias para obter a colaboração da família.
- Utilizar sempre termos referentes à embriologia na descrição da genitália externa, para evitar mal-entendidos na comunicação com a família. Utilizar os termos GÔNADAS, e não testículos ou ovários, e FALO, e não pênis ou clitóris.
- Nos casos de ambigüidade genital sem gônadas palpáveis, a primeira hipótese deve ser a hiperplasia congênita das supra-renais.
- Os casos de aberrações de cromossomos sexuais e cariótipo 46,XX com gônadas palpáveis indicam biópsia gonadal.
- Os casos com cariótipo 46,XX permitem o registro civil do sexo feminino, com exceção de genitália muito virilizada com gônadas palpáveis.
- Um resultado de cariótipo 46,XY não permite o registro civil imediato no sexo masculino; o sexo de criação deve ser definido após extensa investigação.

ANAMNESE

Inquirir sobre a ingestão materna de drogas potencialmente virilizantes (andrógenos, progesterona, em especial as nor-derivadas) ou feminilizantes (acetato de ciproterona, progestágenos, cetoconazol) em períodos críticos da embriogênese.

Investigar a presença de doença virilizante materna, assim como os antecedentes pessoais ou familiares. Nos antecedentes pessoais, pesquisar a referência de tireoidite, *diabetes mellitus*, cardiopatias e outras. Nos antecedentes familiares, deve-se pesquisar consangüinidade e casos semelhantes na família.

EXAME FÍSICO

Do ponto de vista prático, deve-se realizar em todo recém-nascido um exame físico atento da genitália externa, com atenção ao tamanho do falo, que deverá, em média, medir 2,5cm de comprimento (existem tabelas de tamanho peniano que deverão ser consultadas) e ter o meato uretral tópico[6]. A palpação revelará três estruturas cilíndricas no pênis, formadas pelos dois corpos cavernosos e um corpo esponjoso. O clitóris possui dois corpos cavernosos. O pênis apresenta um freio na linha média, o clitóris hipertrofiado, duas pregas laterais. Deve-se dar atenção também à posição do orifício uretral externo, com o objetivo de diagnosticar diferentes graus de hipospádia. O escroto deve estar fundido na linha média e localizado abaixo do pênis.

A palpação das gônadas tem grande importância, assim, quando palpadas em pregas lábio-escrotais, canal inguinal ou hérnia inguinal, leva ao diagnóstico de testículos, pelo fato de a topografia ovariana ser intra-abdominal. O criptorquidismo bilateral pode estar associado a hipospádia, anormalidades do trato urinário ou a uma criança do sexo feminino, masculinizada. Quando não há gônadas palpáveis, o diagnóstico mais provável é de pseudo-hermafroditismo feminino causado por hiperplasia congênita das supra-renais.

EXAMES SUBSIDIÁRIOS

Deverão ser realizados estudos genéticos, da função supra-renal, da morfologia dos órgãos genitais internos e das gônadas, da idade óssea, das gonadotrofinas hipofisárias, da radiografia com contraste do meato uretral e a avaliação da resposta ao estímulo gonadal.

- *Estudo genético*: da cromatina sexual e do cariótipo leucocitário são de fundamental importância, possibilitando definir o sexo como masculino, feminino ou aberração. Em alguns casos, pode-se realizar a pesquisa do antígeno HY, com técnicas mais específicas como a imunogenética.

85-7241-634-X

- *Função supra-renal*: dosagens hormonais de DHEA-S (sulfato de deidroepiandrosterona), 17-β-OHP (17-β-hidroxiprogesterona), testosterona e cortisol. A dosagem sérica de 17-β-OHP associada a hiponatremia e hipercalemia leva ao diagnóstico de hiperplasia supra-renal congênita por deficiência de P450c21, que são formas perdedoras de sal.
- *Morfologia dos órgãos genitais*: o exame ultra-sonográfico também deve ser realizado precocemente, com a finalidade de verificar a presença ou ausência do útero, direcionando o diagnóstico. Em casos de difícil diagnóstico, pode-se utilizar a endoscopia pélvica. A radiografia contrastada do meato uretral ou a ressonância magnética também pode ser utilizada.
- *Idade óssea*: utiliza-se radiografia de mãos e punhos para comparar a idade cronológica e acompanhamento terapêutico.
- *Gonadotrofinas hipofisárias*: dosam-se o FSH (hormônio folículo-estimulante) e o LH para diagnóstico de hipogonadismo hipo ou hipergonadotrófico e casos de pseudo-hermafroditismo masculino.
- *Densitometria óssea*: na puberdade, aconselha-se a medida da massa óssea, pois muitas vezes já estão presentes quadros de osteopenia ou osteoporose.

85-7241-634-X

Seguem esquemas de considerações gerais e sugestão de roteiro diagnóstico. Ver Quadros 20.1 a 20.6 e Figuras 20.1 e 20.2.

Quadro 20.1 – A identidade sexual e seus componentes, salientando sempre a necessidade de exame da genitália externa do recém-nascido no período neo-natal
Sexo genético (cromossômico) Sexo gonadal Genitálias interna e externa Sexo fenotípico* Sexo legal Sexo psicossocial

* Fenótipo: característica de um indivíduo determinada pelo seu genótipo e pelas condições ambientais.

Quadro 20.2 – Diferenciação da genitália externa
A exposição a andrógenos em períodos críticos do desenvolvimento leva a graus variáveis de masculinização. A exposição a andrógenos entre *9* a *14 semanas* da gravidez causa superposição em um grau variável de ambigüidade no fenótipo feminino básico: hipertrofia de clitóris, hipospádias e escrotalização de lábios não fundidos. Se a concentração androgênica não atingir concentrações adequadas por volta da 12ª semana, a genitália masculina terá desenvolvimento incompleto.

Quadro 20.3 – Diferenciação sexual anormal: classificação

A diferenciação obedece a morfologia gonadal

- Hermafrodita verdadeiro: tecido ovariano e testicular
- Pseudo-hermafrodita masculino: possui testículos, porém a genitália externa e, às vezes, a interna são femininas
- Pseudo-hermafrodita feminino: possui ovários, porém há desenvolvimento genital com características masculinas
- Anomalias cromossômicas (anomalias gonadais)
- Anomalias fenotípicas por causa de ambiente hormonal inadequado

Quadro 20.4 – Diagnóstico de amenorréia primária (genitália ambígua): anamnese e exame físico

- Anamnese
  - Ingestão materna de drogas virilizantes
  - Casos semelhantes na família
  - Doença materna virilizante
- Exame físico
  - Gônadas (localização) – palpação e ultra-sonografia
  - Tamanho do falo
  - Posicionamento do meato uretral

Quadro 20.5 – Diagnóstico da amenorréia primária com genitália ambígua (sempre pedir cariótipo)

- Genitália de aspecto masculino
  - Gônadas não palpáveis
  - Pênis abaixo 2,5 desvios-padrão (média)
  - Gônadas < 8mm diâmetro
  - Presença de massa inguinal
  - Hipospádia
- Genitália de aspecto feminino
  - Clitóris com diâmetro > 6mm
  - Gônada palpável em prega lábio-escrotal
  - Fusão labial posterior
  - Massa inguinal (testículos)

85-7241-634-X

Quadro 20.6 – Diagnóstico da amenorréia primária com genitália ambígua (sempre pedir cariótipo)

- Pseudo-hermafroditismo masculino (XY)
  - Hermafrodita verdadeiro (XY)
  - Disgenesia gonadal mista (X/XY)
- Pseudo-hermafroditismo feminino (XX)
  - Deficiência enzimática da 21-OH, 3-β-OH, 17-OH iatrogênica
  - Tumor materno (supra-renal ou ovário)
- Hermafrodita verdadeiro (XX)

Fenótipo Masculino
Testosterona (+)
↓
Diidrotestosterona (+)
↓
Tubérculo genital → Pênis
Pregas uretrais → Corpo esponjoso
Pregas lábio-escrotais → Escroto

Fenótipo Feminino
Testosterona (-)
↓
Diidrotestosterona (-)
↓
Tubérculo genital → Clítoris
Pregas uretrais → Pequenos lábios
Pregas lábio-escrotais → Grandes lábios

Figura 20.1 – Diferenciação da genitália externa normal.

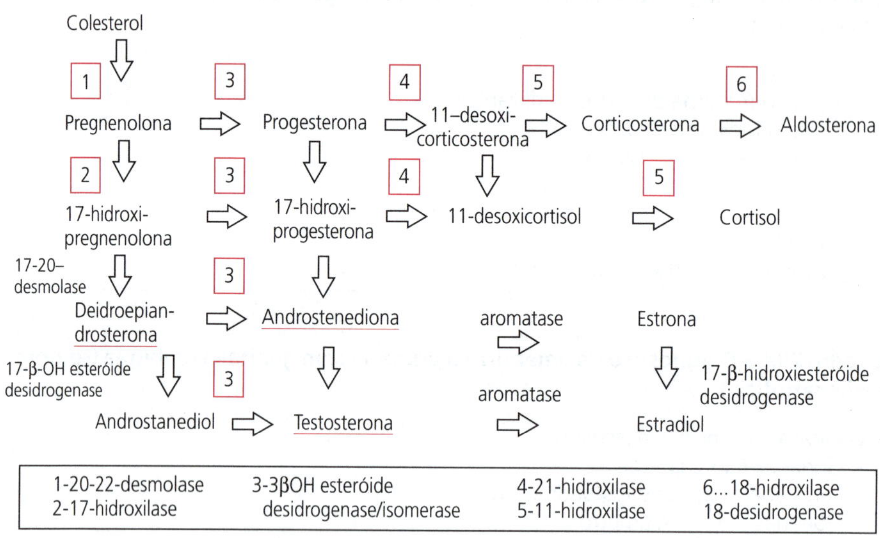

Figura 20.2 – Esteroidogênese do córtex adrenal.

85-7241-634-X

TRATAMENTO

Os casos de intersexualidade normalmente chegam ao ginecologista após o início da puberdade, quando o indivíduo, se criado como feminino, apresenta queixa de amenorréia, falta de desenvolvimento dos caracteres sexuais ou puberdade heterossexual, hérnias inguinais, hipospádia e criptorquidia. O tratamento consiste então, após a elucidação do diagnóstico, em apoio emocional, correções cirúrgicas e tratamento hormonal. Muitas vezes, a abordagem inadequada do diagnóstico, de modo intempestivo e desumano, pode levar a sérias conseqüências emocionais com seqüelas indeléveis. Considera-se de primordial importância a adequada assistência emocional, tanto para o indivíduo, como para seus familiares. Assim, um indivíduo criado como mulher, muitas vezes com parceiro fixo, ao ter conhecimento de ser cariótipo XY, poderá apresentar reações inesperadas e indesejáveis para sua saúde mental.

- O sexo genético, sempre que possível, deverá ser o escolhido, porém levando-se em consideração que as modificações para a genitália feminina têm melhores resultados funcionais que para a masculina. Também é de suma importância considerar-se o sexo de criação, por causa da identidade sexual já assumida.
- O tratamento hormonal de urgência é aquele que decorre das formas de hiperplasia supra-renal congênita perdedora de sal, que podem levar ao óbito. Tal diagnóstico e tratamento são realizados pelo pediatra, no berçário, nos primeiros dias de vida. Este consiste na administração de glicocorticóides e mineralocorticóides, além da ressecção parcial do clitóris, e, caso a uretra e a vagina estejam abertas na cloaca, também é indicado procedimento cirúrgico, que deverá ser realizado no período neonatal. Na hiperplasia supra-renal de manifestação tardia, utiliza-se prednisona ou dexametasona, e, como se trata de alteração enzimática, o tratamento deve ser contínuo, mantendo-se em caso de gestação.
- Na puberdade, o tratamento hormonal tem a finalidade de desenvolver e manter os caracteres sexuais secundários. Aconselha-se, em caso de feminização, o início com doses elevadas de estrógenos. Empregam-se os seguintes esquemas: 1,25mg de estrogênios conjugados eqüinos ou 2 a 4mg de valerato de estradiol ou 2mg de estradiol-17β, por via oral, contínuos ou em ciclos de 4 semanas, associados também por via oral a 10mg de acetato de medroxiprogesterona ou 5mg de acetato de nomegestrol ou 10mg de acetato de noretisterona ou 0,70 a 1,05mg de noretisterona ou 20mg de didrogesterona, durante 14 dias por mês.
- Mantém-se o esquema até o desenvolvimento dos caracteres sexuais secundários. Quando esse objetivo for alcançado, deve-se reduzir a dose de hormônios e mantê-la até a época da menopausa, que, no Brasil, ocorre dos 48 aos 52 anos.
- O tratamento hormonal visando a virilização deverá ser feito com androgênios: fluormetisterona 5 a 10mg/dia ou metiltestosterona 2,5mg/dia, via oral, de forma contínua, a partir da época puberal.
- O tratamento cirúrgico tem como objetivo final dar ao indivíduo o aspecto mais próximo ao do sexo escolhido, assim[7]:

85-7241-634-X

Caso Feminino

- Amputação parcial do falo ou clitóris.
- Abertura do seio urogenital e plástica do vestíbulo.

- Neovagina pela técnica de McIndoe ou pelo método de Frank.
- Caso não haja desenvolvimento mamário satisfatório com a reposição hormonal, deve-se indicar a inserção de próteses.

Caso Masculino

- Correção da hipospádia, criptorquidia e plástica de bolsa escrotal (na infância).
- Ortofaloplastia (na fase puberal).

Uma especial atenção deverá ser dada ao destino das gônadas dos intersexos. O tecido gonadal com componente de cromossomo Y em indivíduos com fenótipo feminino deve ser removido, por apresentar riscos de transformação neoplásica; no hermafrodita verdadeiro, as gônadas ectópicas e os ovotéstis apresentam risco de malignização de 3 a 5%. Os ovários dos pseudo-hermafroditas femininos deverão ser conservados, assim como os testículos feminilizantes podem ser deixados até a puberdade e, após a feminização, também deverão ser retirados por via laparoscópica ou laparotômica.

Nas disgenesias gonadais, indica-se gonadectomia em indivíduos com Y no cariótipo, e na síndrome de Turner com falência gonadal completa, alguns autores também a indicam, visto terem sido descritas transformações neoplásicas também em indivíduos sem o Y. Assim, uma vez excluído o potencial endócrino e gametogênico dessas gônadas, elas devem ser extirpadas[8].

Referências Bibliográficas

1. FERREIRA, A. B. H. *Novo Dicionário Aurélio da Língua Portuguesa.* 2. ed. Rio de Janeiro: Nova Fronteira, 1986.
2. MACIEL-GUERRA, A. T.; GUERRA JR., G. *Menino ou Menina? Os Distúrbios da Diferenciação do Sexo.* São Paulo: Manole, 2002. p. 327.
3. FEDERAÇÃO BRASILEIRA DAS SOCIEDADES DE GINECOLOGIA E OBSTETRÍCIA. Ginecologia endócrina. In: *Manual de Orientação Federação Brasileira das Sociedades de Ginecologia e Obstetrícia.* FEBRASGO: São Paulo, 2003, p. 168.
4. SPEROFF, L.; GLASS, R. H.; KASE, N. G. Normal and abnormal sexual development. In: *Clinical Gynecology and Infertility.* 6. ed. New York: Lippincott Williams & Wilkins, 1999. p. 339-380.
5. DAMIANI, D. *Contribuição ao Estudo das Ambigüidades Genitais.* São Paulo, 1984, 130p. Dissertação (Mestrado) – Faculdade de Medicina da Universidade de São Paulo.
6. DAMIANI, D. Estados intersexuais. In: MONTE, O.; LONGUI, C. A.; CALLIARI, C. A. *Endocrinologia para o Pediatra.* 2. ed. São Paulo: Atheneu, 1998. p. 195-208.
7. NEWMAN, K.; RANDOLPH, J.; ANDERSON, K. The surgical management of infants and children with ambiguous genitalia – lessons learned from 25 years. *Ann. Surg.*, v. 215, n. 6, p. 644, 1992.
8. BAGNOLI, V. R.; FONSECA, A. M. Estados intersexuais. In: PIATO, S. *Tratado de Ginecologia.* São Paulo: Artes Médicas, 1997. p. 119-133.

85-7241-634-X

Capítulo 21

Climatério Normal e Complicado

José de Souza Costa

INTRODUÇÃO

Define-se como climatério a fase, de limites imprecisos, da vida da mulher que se inicia antes da menopausa, coincidindo com a diminuição da capacidade procriadora e a redução gradativa da síntese de esteróides ovarianos, principalmente da progesterona, e se estende até a senescência. Como a puberdade, o climatério é uma situação transicional fisiológica, ao curso da qual pode ocorrer a instalação de processos patológicos próprios da idade ou o agravamento de condições mórbidas preexistentes.

Para melhor compreensão do que será exposto a seguir, é importante serem definidos logo os significados de alguns termos que serão freqüentemente usados ao longo do texto.

- *Menopausa*: corresponde à última menstruação. É a expressão final da perda tanto da função reprodutiva como da função endócrina do ovário. Ela pode iniciar-se de forma abrupta, mas costuma ser precedida de um período variável de irregularidade da menstruação, ocasionada por distúrbios da ovulação. Geralmente a menopausa ocorre entre os 40 e 51 anos.

85-7241-634-X

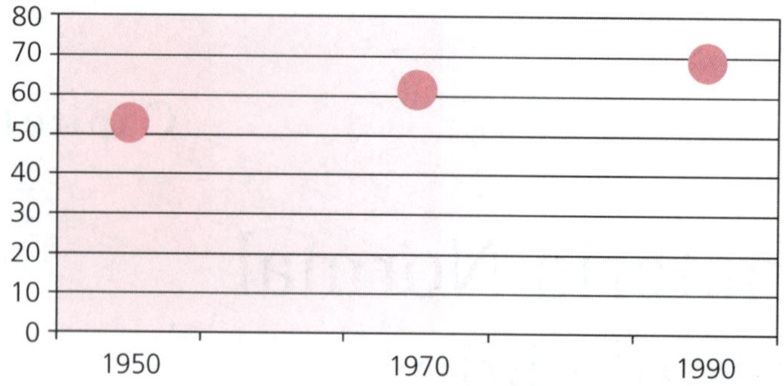

Figura 21.1 – Expectativa de vida das brasileiras entre 1950 (53 anos) e 1990 (70 anos), de acordo com o IBGE.

- *Pré-menopausa*: etapa que precede a menopausa em até dez anos, é caracterizada por maior freqüência de ciclos anovulatórios, alteração dos ciclos menstruais e diminuição da fertilidade.
- *Pós-menopausa*: período de duração variável, que se inicia com a menopausa e termina com a senescência. Pela sua longa duração, a pós- menopausa pode ser dividida em imediata, compreendendo os cinco primeiros anos, e tardia a partir desse prazo.
- *Senescência ou senectude*: iniciada em torno dos 65 anos, de forma coloquial intitulada de "terceira idade", é a fase em que os processos do envelhecimento se definem.

O rápido crescimento da expectativa de vida, enquanto a idade média da menopausa não tem se modificado há séculos, permanecendo em torno dos 50 anos, tem levado a mulher a viver períodos cada vez mais longos da sua vida (1/3 ou mais) na pós-menopausa, o que explica a importância que a condução do climatério tem experimentado nos últimos 40 anos. Dados do IBGE (Instituto Brasileiro de Geografia e Estatística) mostram que a expectativa de vida das brasileiras elevou-se de 53 anos, em 1950, para 70 anos, em 1990, aumentando o percentual de mulheres acima dos 70 anos (Fig. 21.1).

ETIOLOGIA

O climatério resulta da cessação das funções ovarianas reprodutiva e endócrina, decorrente da completa exaustão dos folículos ovarianos, do que resulta a queda acentuada das taxas de esteróides ovarianos circulantes (ver Cap. Ovário: da Embriologia à Senescência).

85-7241-634-X

Tem-se especulado muito sobre quais são as características das mulheres que evoluem para determinado comportamento climatérico. Propõe-se que aquelas que não encontraram um companheiro, com medo da perda da juventude e com ela, por causa da menopausa, da oportunidade de encontrá-lo, sejam as que exibem os quadros mais graves, como sinal de rejeição na inserção familiar ou social, insatisfação com o passado e angústia com o futuro. Qualquer que seja a verdade, compete ao médico-assistente investigar todos os possíveis fatores etiopatogênicos implicados nessas anomalias.

ENDOCRINOLOGIA

Algumas mulheres mantêm, por períodos variáveis de tempo, a capacidade de produzir hormônios de fontes alternativas em quantidade suficiente para suprir suas necessidades. Em um número significativo delas, contudo, a diminuição da síntese dos esteróides ovarianos é irreversível e provoca manifestações indesejáveis em vários órgãos e tecidos (como trato urinário, mucosa vaginal, endométrio, pele, osso), sintomas desconfortáveis (como ondas de calor, insônia, depressão) e risco aumentado de morbidade e mortalidade decorrentes de doenças típicas da idade, como *diabetes mellitus* e osteoporose.

QUADRO CLÍNICO

O climatério pode instalar-se de forma assintomática, sem maiores desconfortos (climatério normal), ou pode ser pontuado de sintomas extremamente incômodos, os quais serão detalhados oportunamente (climatério complicado). As razões para esses comportamentos são apresentadas a seguir.

Em 1976, Judd descreveu o padrão endócrino das mulheres pós-menopáusicas, que podem ser enquadradas em quatro grupos[1]:

85-7241-634-X

- Com sintomas e sinais de estrogenização normal.
- Com sintomas e sinais de deficiência estrogênica.
- Com sintomas e sinais de excesso de estrogênio.
- Com sintomas e sinais de excesso de androgênio.

Fica patente que algumas mulheres desenvolvem ou aceleram a capacidade de metabolização periférica de estrogênios e assim conseguem manter-se livres dos sintomas adversos, enquanto outras não adquirem essa habilidade, o que nelas é sinalizado pelo quadro de deficiência estrogênica ou de excesso de androgênio.

Logo depois, em 1977, Siiteri propôs as seguintes explicações para essas manifestações[2]:

- Produção mantida de androgênios, originados do estroma cortical ovariano e da adrenal.
- Produção aumentada de androgênios, provocada pela hiperplasia do estroma ovariano e das células hilares.
- Conversão de androstenediona e de testosterona em estrona e, em menor quantidade, em estradiol.
- Interconversão entre estrona e testosterona.

Pode-se, portanto, dependendo do quadro hormonal, classificar as mulheres climatéricas nas seguintes categorias:

- Assintomáticas sem riscos ou agravos da deficiência estrogênica.
- Assintomáticas com riscos ou agravos da deficiência estrogênica.
- Sintomáticas.

PROPEDÊUTICA

A propedêutica mínima aplicada a toda mulher climatérica deve incluir:
- *Anamnese*: história clínica e familial, antecedentes menstruais e passado obstétrico.
- Exame físico, incluindo exame neurológico.
- Exame ginecológico, incluindo teste de Schiller, colposcopia e colpocitologia oncótica e funcional, para avaliação do IMH (índice de maturação hormonal).
- Mamografia e ultra-sonografia mamária.
- Ultra-sonografia transvaginal ou pélvica.
- Investigação endometrial, que pode ser implementada por meio de:
  - Teste de privação progestínica, obtido pela ingestão de 5 a 10mg/dia de medroxiprogesterona ou qualquer outro progestogênio, durante 10 dias, seguida de sangramento (teste positivo) ou não (teste negativo). A resposta positiva caracteriza a produção endógena de estrogênios.
  - Curetagem ou vácuo-aspiração, para estudo histopatológico do material obtido.
  - Ultra-sonografia transvaginal, que possibilita a determinação da espessura e dos aspectos glandulares e vasculares do endométrio.
  - Histeroscopia, permite a visualização direta do endométrio e a coleta de material de pontos escolhidos.

85-7241-634-X

Outros exames serão determinados pelos achados do exame clínico e dos complementares. É oportuno chamar a atenção para a absoluta inutilidade das dosagens hormonais nessa fase. O quadro hormonal é sobejamente conhecido, como anteriormente exposto, e pode ser facilmente avaliado pelo teste de Schiller, pela colpocitologia funcional e pelo teste da progesterona, que nos dão informação das taxas de estrogênio, assim como os sinais de hiperandrogenismo (hirsutismo, seborréia, alopecia) são indicativos da presença de androgênios (androstenediona e testosterona) livres na circulação (para mais informações, ver Cap. Hirsutismo).

As exceções são:

85-7241-634-X

- *Dosagem de FSH (hormônio folículo-estimulante) no 3º dia do ciclo, que é um excelente indicador de falência ovariana em curso*: a diminuição da produção de estrogênios e de inibina pelo folículo ovariano causa a elevação precoce dos níveis da gonadotrofina.
- Dosagem de testosterona, de DHEA-S (sulfato de deidroepiandrosterona) ou de 17-α-OHP (17-α-hidroxiprogesterona), quando há necessidade de determinar a fonte – ovariana ou adrenal – do hiperandrogenismo.

CLIMATÉRIO NORMAL

É amplamente conhecido que algumas mulheres menopausadas não experimentam qualquer desconforto ou o fazem de maneira leve e transitória. Muitas dessas mantêm, por períodos variáveis de tempo, a capacidade de produzir estrogênios a partir de fontes alternativas, em quantidade suficiente para suprir as suas necessidades. Nessas mulheres, as taxas de hormônio são capazes de induzir um esfregaço vaginal trófico, com 30% de células superficiais e até mais.

Outras, entretanto, mesmo sem desenvolverem sintomas mais exuberantes, cursam com baixos níveis de estrogênios, o que, a longo prazo, pode ser causa de riscos e agravos à saúde.

É, por isso, imprescindível que a mulher seja anualmente submetida, na ocasião dos exames para detecção de câncer de colo e de mama, a exames destinados a avaliar as repercussões do hipoestrogenismo, que podem incluir a densitometria óssea.

Conduta

Às mulheres desse grupo devem ser fornecidas as orientações gerais, que são benéficas a qualquer pessoa nessa fase etária e que compreendem:

- Dieta rica em cálcio e vitaminas, contendo pouco sal, baixa em consumo de café, carnes vermelhas e fibras.

- Exposição ao Sol, obtida em caminhadas diárias ou em três vezes por semana, mas também pela exposição de partes do corpo, de 10min a meia hora.
- Exercícios físicos, compreendendo hidroginástica, esteira, bicicleta, natação, ginástica, caminhada, musculação, ioga e *tai chi chuan*.
- Bons hábitos higiênicos, caracterizados pela abstenção de álcool e fumo.
- Terapia ocupacional, que deve incluir lazer, trabalhos manuais, leitura, teatro, jogos, dança e técnicas de concentração, entre outras.

Raramente, algumas mulheres podem necessitar de acompanhamento psicológico, desde a psicoterapia de apoio ao tratamento psiquiátrico.

CLIMATÉRIO COMPLICADO

Enquadram-se nessa classe as mulheres cujo climatério é acompanhado de sintomas altamente incômodos relacionados à carência estrogênica (como ondas de calor e sudorese, diminuição do trofismo da pele e fâneros, e atrofia urogenital), de transtornos psicológicos, entre os quais despontam depressão, insônia e disfunção sexual, ou decorrentes da produção aumentada de androgênios não convertida em estrogênios, como hirsutismo, queda de cabelos, aumento da oleosidade do rosto e engrossamento da voz.

Aqui também estão incluídas as climatéricas que desenvolvem doenças sistêmicas no seu curso, entre elas o *diabetes mellitus*, o hipotireoidismo e a osteoporose, cuja maior complicação são as fraturas espontâneas.

Conduta

Essas mulheres, além das medidas gerais preconizadas para os casos assintomáticos, demandam acompanhamento mais rigoroso e tratamentos específicos conduzidos pelo ginecologista e por diferentes especialistas, isoladamente ou, com mais freqüência, em colaboração com este. As medidas mais recomendadas são:

- Terapia de reposição hormonal, que deve ser prescrita e acompanhada pelo ginecologista e não por clínicos ou endocrinologistas; pela sua importância, será tratada em capítulo próprio.
- Terapias específicas devem ser conduzidas por ou com profissionais especializados, entre eles:
  - Psicólogo.
  - Geriatra.
  - Nutricionista.

85-7241-634-X

85-7241-634-X

- Urologista.
- Endocrinologista.
- Ortopedista.
- Cardiologista.
- Neurologista.
- Psiquiatra.

• Transtornos psicológicos/depressão podem beneficiar-se especialmente do uso de:
- Diazepínicos.
- ADT (antidepressivos tricíclicos).
- Amitriptilina, imipramina, clomipramina.
- ISRS (inibidores seletivos da recaptação de serotonina).
- Fluoxetina, sertralina, citalopram.

Referências Bibliográficas

1. JUDD, H. Hormonal dynamics associated with the menopause. *Clin. Obst. Gynecol.*, v. 19, p. 75, 1976.
2. SIITERI, P. K. Non glandular production of estrogen. In: GIVENS, J. R. *Gynecologic Endocrinology.* Chicago: Year Book Medical Publishers, 1977. p. 171.

Bibliografia Complementar

FILLICORI, M.; BUTLER, J. P.; CROWLEY JR., W. F. Neuroendocrine regulation of the corpus luteum in the human: Evidence of pulsatile progesterone secretion. *J. Clin. Invest.*, v. 73, p. 1638, 1984.

GUTTHAM, S. P.; GARCIA RODRIGUEZ, L. A.; CASTELLSAGUE, J.; OLIART, A. D. Hormone replacement therapy and risk of thromboembolism: population based case-control study. *Br. Med. J.*, v. 324, p. 795, 1997.

HALL, J. E.; SCHOENFELD, D. A.; MARTIN, K. A.; CROWLEY JR., W. F. Hypothalamic gonadotropin-releasing hormone secretion and follicle-stimulating hormone dynamics during the luteal-folicular transition. *J. Clin. Encocinol. Metab.*, v. 74, p. 600, 1992.

HERRINGTON, D. M.; REBOUSSIN, D. M.; BROSNIHAM, K. B. et al. Effects of estrogen replacement on the progression of coronary-artery atherosclerosis. *N. Engl. J. Med.*, v. 343, p. 522, 2000.

POSTMENOPAUSAL ESTROGEN/PROGESTIN INTERVENTIONS (PEPI) TRIAL WRIGHTING GROUP. Effects of estrogen/progestin regimens on heart disease risk factors in postmenopausal women. *JAMA*, v. 273, p. 199, 1995.

SHERMAN, B. M.; WEST, J. H.; KORENMANN, S. G. The menopausal transition: Analysis of the LH, FSH, estradiol, and progesterone concentrations during menstrual cycles of older women. *J. Clin. Encocinol. Metab.*, v. 42, p. 629, 1976.

TREOLAR, A. E.; BOYNTON, R. E.; BEHN, B. G.; BROWN, B. W. Variation of the human menstrual cycle through reproductive life. *Int. J. Fert.*, v. 12, p. 77, 1967.

WELT, C. K.; MCNICHOLL, D. J.; TAYLOR, A. E.; HALL, J. E. Female reproductive aging is marked by decrease secretion of dimeric inhibin. *J. Clin. Encocinol. Metab.*, v. 84, p. 105, 1999.

Capítulo 22

Osteoporose

José de Souza Costa

INTRODUÇÃO

A formação dos ossos, que se inicia na vida intra-uterina e prossegue durante a infância e a puberdade, só se completa com a maturidade, quando as epífises se fecham e o crescimento é interrompido. A partir daí e pelos próximos anos, o metabolismo do osso se restringe à manutenção do padrão adquirido, em um processo permanente de remodelação segmentar, função executada por células especiais chamadas de osteoclastos e osteoblastos. Nessa fase, que se prolonga mais ou menos até os 35 anos, o indivíduo forma mais osso do que perde, o que se denomina de pico de massa óssea. Quanto maior esse acúmulo, menor o risco de desenvolver osteoporose no futuro.

Em condições fisiológicas, homens e mulheres começam a perder massa óssea a partir dos 40 anos de idade e essa diminuição se mantém ao longo dos anos, com pequenas variações, em cerca de 0,5 a 1% ao ano. Assim é possível a qualquer indivíduo que viva 65 anos ou mais apresentar perdas de massa óssea que o enquadrem como portador de osteoporose (perda de mais de 30%).

Na mulher, a redução da densidade mineral óssea pode ser mais rápida e a aceleração dessa perda está relacionada em grande número de casos com a queda dos níveis dos hormônios ovarianos, sinalizada pela menopausa.

A conseqüência mais comum da osteoporose são as fraturas espontâneas, das quais as mais freqüentes são as vertebrais, que ocorrem nas mulheres na proporção de 7:1 em relação aos homens.

85-7241-634-X

85-7241-634-X

Apesar de os estrogênios desempenharem um papel importante na remodelação óssea, o que se comprova pela presença de receptores desses hormônios na matriz óssea e pela perda de massa óssea após a menopausa, o desenvolvimento de estados de deficiência depende mais de fatores raciais, pessoais e ambientais.

Sabe-se que indivíduos negros e mestiços dessa etnia são menos propensos do que brancos, que têm cerca de 30% menos de DMO (densidade mineral óssea), assim como os que vivem em países tropicais em comparação com os das regiões de clima frio, onde a exposição aos raios solares é menos freqüente. O risco também depende de antecedentes familiais de fratura, do biótipo (baixos peso e estatura), de deficiências nutricionais (baixa ingestão de cálcio, consumo excessivo de sal e de proteínas animais), da falta de exercícios físicos e de exposição ao Sol. É, por isso, perigoso e desonesto transpor para a população brasileira estatísticas oriundas de países onde as condições de vida são extremamente diferentes.

Sob a denominação de osteoporose, descreveremos neste tópico as alterações decorrentes da descalcificação do osso, leve ou grave, não decorrente de processos patológicos orgânicos e endócrinos e do uso de medicamentos que aumentam a reabsorção óssea (osteoporose secundária).

CONSTITUIÇÃO DO OSSO

O osso é formado por dois tipos de estruturas: a cortical (osso compacto), mais abundante, presente nos ossos longos dos membros, e a trabecular (osso esponjoso), encontrada na cabeça, nas vértebras e extremidades dos ossos longos (Fig. 22.1).

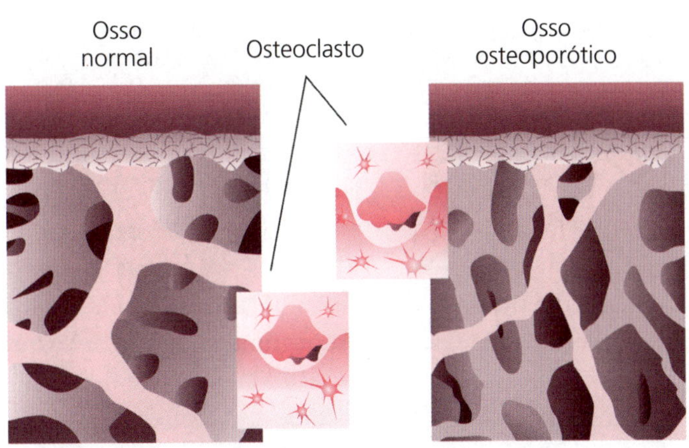

Figura 22.1 – Aspectos microscópicos do osso em diferentes situações.

REMODELAÇÃO ÓSSEA

O metabolismo do osso envolve um processo altamente complexo chamado de remodelação óssea, da qual alguns dos mecanismos já se encontram elucidados, enquanto outros permanecem desconhecidos. Essa tarefa se processa em pelo menos três etapas:

1. Os osteoclastos promovem a destruição do tecido osteóide de uma área determinada (unidade de remodelação óssea) e auxiliam na remoção do cálcio, ao tempo em que enzimas locais (colagenases e metaloproteinases) promovem a absorção da matriz óssea, formando uma cavidade (lacuna).
2. Logo em seguida, essa lacuna começa a ser preenchida pela deposição de camadas de colágeno novo secretado pelos osteoblastos, ao fim da qual o osso parecerá estar completamente recomposto.
3. Ao término dessa etapa, inicia-se a mineralização do osso, que consiste na deposição de cristais de hidroxiapatita entre as fibras colágenas e a formação de uma quantidade de osso novo idêntica à que foi destruída (Fig. 22.2).

85-7241-634-X

O controle desse processo é exercido por agentes denominados moduladores da remodelação óssea, as citocinas, que atuam como mensageiras intercelulares, obedecendo a estímulos locais e sistêmicos, físicos, como a dinâmica muscular,

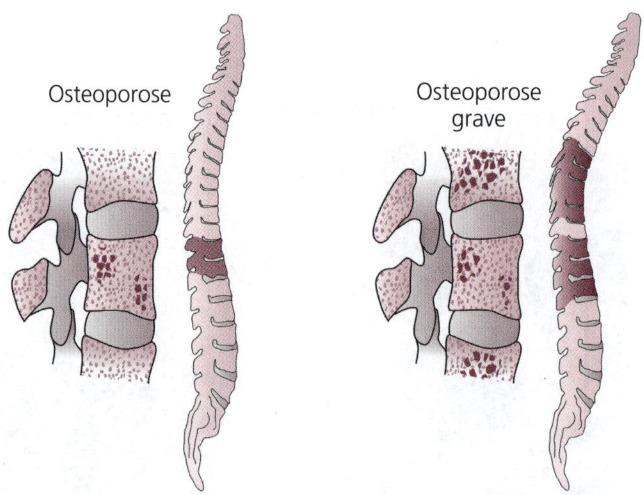

Figura 22.2 – Evolução da osteoporose.

e químicos, como o PTH (hormônio paratireóideo), a calcitonina, a insulina e o IGF (fator de crescimento semelhante à insulina), o calcitriol, as prostaglandinas e os hormônios tireóideos e os gonadais.

Aparentemente, os osteoblastos determinam o ritmo da remodelação óssea por meio de fatores de estimulação dos osteoclastos (interleucinas 1 e 6, fator de necrose tumoral, EGF [fator de crescimento epidérmico], TGF-α [fator de crescimento transformador alfa], glicocorticóides e prostaglandinas do tipo E), cujos receptores também podem ser ocupados por substâncias inibitórias, capazes de retardar a velocidade da reabsorção, e de fatores de inibição dos osteoclastos (fator inibidor da osteoclastogênese ou osteoprotegerina, interleucinas 4, 10 e 13 e TGF-β [fator de crescimento transformador beta]).

Na vigência de hipoestrogenismo, ocorre um aumento da ativação de unidades de remodelação e a diminuição da formação de osso, o que, a longo prazo, explica a erosão e a fragmentação das trabéculas ósseas. O estradiol age contrariamente, aumentando a expressão da osteoprotegerina e, conseqüentemente, inibindo a ação dos osteoclastos, no que é auxiliado por progesterona, prolactina e PTH.

MANIFESTAÇÕES CLÍNICAS

A osteoporose é uma doença insidiosa, que cursa praticamente assintomática, apresentando somente manifestações clínicas tardias, quando já se encontra completamente instalada. Como referido anteriormente, as complicações mais comuns da osteoporose são as fraturas espontâneas (Fig. 22.3). As localizações eletivas são:

- Fratura vertebral, caracterizada por:
  - Lombalgia aguda.
  - Cifose.
  - Diminuição de mais de 3cm de estatura.
- Fratura femoral, que é acompanhada de:
  - Queda sem causa aparente.
  - Encurtamento do membro.
  - Impossibilidade de locomoção.
- Fratura de punho, cujos sintomas são:
  - Dor.
  - Dificuldade de mobilização da mão.

Em todos os casos, a despeito da sintomatologia ser característica, a confirmação radiológica da fratura é aconselhável.

85-7241-634-X

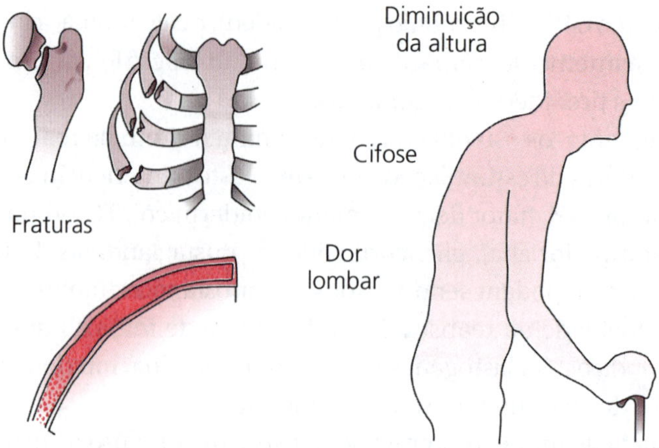

Figura 22.3 – Complicações da osteoporose.

FATORES DE RISCO

Apesar de os fatores de risco variarem muito dentro de uma população selecionada, algumas condições podem ser apontadas como as de maior prevalência na maioria de casos de osteoporose:

- Sexo feminino.
- Cor branca e amarela.
- Baixo peso e/ou estatura.
- Histórico materno.
- Idade > 65 anos.
- Fratura traumática com menos de 45 anos.
- Menopausa com menos de 45 anos.
- Amenorréia prolongada.
- Corticóides de mais de 6 meses.
- Uso prolongado de hormônios tireóideos.
- Deficiências alimentares.
- Distúrbios nutricionais.

85-7241-634-X

DIAGNÓSTICO

O diagnóstico da osteoporose não é fácil, pois essa é uma doença assintomática até o surgimento das complicações, como dores, fraturas, cifose e diminuição da estatura, quando muitas vezes a correção da perda já é irreversível. A maior probabilidade de sucesso consiste na identificação individual dos fatores de risco acima enumerados, que indiquem a realização de exames, e na adoção de medidas preventivas, como será mostrado adiante. Quando a suspeita é levantada, pode-se recorrer aos exames complementares a seguir:

- *Exame radiológico simples de ossos*: pouco preciso, só deve ser considerado na inexistência de outros meios de diagnóstico.
- *Densitometria óssea*: destinado à medida da DMO pela absorciometria por raios X de dupla energia, é o mais usado dos métodos de avaliação da massa óssea. Tem indicação tanto diagnóstica como de acompanhamento do tratamento. É geralmente realizada nos locais mais freqüentes de fratura, como vértebras lombares, colo do fêmur e punhos, mas em situações excepcionais o exame pode ser feito em todo o esqueleto. Eventuais falhas podem estar relacionadas à incorreta aplicação de padrões não compatibilizados à população estudada.
- *Ultra-sonometria do calcâneo*: exame prático e de aparelhagem mais barata do que a da densitometria; além de eventualmente substituir a densitometria, presta importante contribuição nos programas de triagem de massa em populações de risco, como as mulheres menopausadas. Também pode ser realizada na tíbia e na patela.
- *Tomografia computadorizada e ressonância magnética*: caros e com pouca vantagem sobre os demais, são raramente indicados.
- Exames bioquímicos:
  - *Cálcio e fósforo séricos*: níveis plasmáticos elevados de cálcio e baixos de fósforo são compatíveis com reabsorção óssea aumentada.
  - *Calciúria de 24h*: mais indicada na suspeita de hiperparatireoidismo.
  - *PTH*: o hiperparatireoidismo provoca o aumento da taxa desse hormônio.
- Marcadores de formação óssea:
  - Fosfatase alcalina óssea plasmática.
  - Osteocalcina.
  - Peptídeo procolágeno tipo 1.
- Marcadores de reabsorção óssea:
  - Hidroxiprolina.
  - Relação hidroxiprolina:creatinina.
  - Fosfatase ácida tártaro-resistente.
  - Piridolina.
  - Desoxipiridolina.

Os marcadores bioquímicos da remodelação óssea são exames pouco práticos para o diagnóstico da osteoporose. Eles são mais indicados no acompanhamento

85-7241-634-X

do tratamento, pois a sua reversão é bastante rápida, em dois a seis meses, e mais significativa do que os achados da densitometria óssea. A osteocalcina, cuja normalidade é de até 200mg/24h, e a hidroxiprolina, com valor de referência acima dos 21 anos de 5 a 25ng/24h, são os mais utilizados.

Critérios para Interpretação da Densitometria

A DMO é registrada em g/cm^2 e em desvios-padrão. O critério da OMS (Organização Mundial da Saúde) utiliza o escore T (comparação com adulto jovem), em lugar do escore Z (comparação com população da mesma idade), por ser o primeiro mais fidedigno. Os achados podem ser classificados como:

85-7241-634-X

- *Normal*: máximo de -1 DP (desvio padrão) com relação a adultos jovens – (escore T).
- *Osteopenia*: entre -1 e -2,5 DP.
- *Osteoporose*: < 2,5 DP ou na presença de fratura(s).

Conduta Orientada pela Densitometria

- DMO:
  - *Acima de -1*: cálcio e vitamina D.
  - *Entre -1 e -2,5*: prevenção.
  - *Abaixo de -2,5*: tratamento.

DIAGNÓSTICO DIFERENCIAL

Deve ser feito com osteoporose secundária decorrente de uma extensa lista de doenças, como acromegalia, anemia, *diabetes mellitus*, hiperparatireoidismo, tireotoxicose, e do uso de medicamentos contendo alumínio, lítio, hormônio tireóideo, corticosteróides e agonistas do GnRH (hormônio liberador de gonadotrofina).

CONDUTAS PREVENTIVAS

As medidas preventivas devem ser incentivadas desde a adolescência e, em alguns casos, como o consumo de leite e derivados, desde a infância. Quanto maior a deposição de cálcio no osso nessa fase, menor a perda no futuro. A prevenção envolve:

- Adoção de hábitos saudáveis:
  - Não fumar.

- Evitar o excesso de cafeína (café e chá preto).
- Manter um sono reparador.
- Exercer atividade física.

• Alimentação balanceada:
  - Dieta rica em:
    ♦ *Cálcio e vitamina D*: os níveis plasmáticos de cálcio resultam da ação conjunta da absorção intestinal de alimentos, de frações provenientes do processo de formação e reabsorção óssea e da excreção pela urina. A absorção do cálcio no intestino é promovida por um derivado da vitamina D, a 1,25-diidroxivitamina D_3 ou calcitriol.
    ♦ *Leite e derivados*: queijo, iogurte, requeijão, achocolatados.
    ♦ *Peixes*: sardinha e salmão com ossos.
    ♦ *Proteínas vegetais*: soja.
    ♦ *Verduras*: brócolis, couve, repolho, agrião.
    ♦ *Sementes*: contêm flavonóides e minerais que retardam a reabsorção óssea.
  - Dieta pobre em:
    ♦ *Carnes vermelhas*: são ricas em enxofre e fósforo.
    ♦ *Fibras*: aumentam a excreção de cálcio pelo intestino.
    ♦ *Sal*: eleva a excreção renal de cálcio.
    ♦ *Alimentos ácidos*: formam compostos de cálcio (limão, laranja).

• *Exercícios físicos*: além dos exercícios individuais e coletivos praticados com regularidade, como voleibol, basquetebol e corrida, e os que empregam força ou peso, como ginástica, musculação e dança, são recomendáveis as seguintes práticas, principalmente para mulheres e idosos:
  - *Caminhada*: $\frac{1}{2}$ a 1h por dia ou 1h, três vezes por semana.
  - *Natação*: 1 a 2h por dia.
  - *Hidroginástica*: 1h diariamente.
  - *Bicicleta*: 1h ao dia.
  - *Esteira*: 40 a 60min por dia.
  - Ioga.
  - *Tai chi chuan.*

• Exposição ao Sol:
  - Praia.
  - Caminhada.
  - Natação.
  - Trabalho.
  - Exposição de partes do corpo (mãos, braços e pernas).

85-7241-634-X

- *Medidas nutracêuticas*: uso de flavonóides ou fitoestrogênios, que agem como SERM (moduladores seletivos dos receptores de estrogênio) naturais, estimulando os receptores de estrogênio:
  - Isoflavonas (soja, uva).
  - Coumestanas (alfafa, broto de feijão).
  - Lignanas (semente de linho).
- *Fármacos*: podem ser empregados isoladamente, mas fornecem melhores resultados quando usados em combinações acrescidas de cálcio. Hormônios sexuais, fitoestrogênios e SERM são mais efetivos na prevenção de fraturas vertebrais. Na presença de osteoporose femoral, melhores resultados são obtidos com a adição de bifosfonatos ou com a combinação destes com a reposição hormonal.
  - *Cálcio oral*: numa situação caracterizada por balanço de cálcio negativo, a ministração oral de cálcio aumenta a disponibilidade e auxilia a fixação no osso sob a ação de outros agentes, como os bifosfonatos e o PTH.
  - *Vitamina D*: a absorção de vitamina D pelo intestino e sua formação na pele sob a ação dos raios ultravioletas diminuem com a idade, por isso devem ser ministradas a idosos.
  - *Bifosfonatos*: com ação sistêmica prolongada, fixam-se nas unidades de remodelação e bloqueiam a reabsorção do osso, impedindo a dissolução dos cristais de hidroxiapatita. O gradiente de absorção intestinal é muito baixo (±1%), portanto devem ser ingeridos em jejum, $^1/_2$ hora antes da primeira refeição. Por esse motivo, podem provocar esofagites e gastrites.
  - *SERM*: produtos sintéticos, com capacidade de acoplar-se a determinado tipo de receptor estrogênico. Os mais comumente usados são o tamoxifeno e o raloxifeno.
  - *Terapia de reposição hormonal*: quando for prescrita por outras indicações. Pelo aumento do risco de câncer de mama no uso prolongado (acima de 5 anos), deve-se evitar o uso intempestivo de esteróides sexuais.
  - *Fitoestrogênios*: hormônios presentes em vegetais, têm estrutura espacial semelhante aos estrogênios e podem estimular seus receptores, dando lugar a ações semelhantes às desses.
  - *PTH*: esse hormônio tem múltiplas ações – regula a calcemia, estimula os osteoblastos e osteoclastos dependendo das taxas de remodelação e aumenta a reabsorção de cálcio nos túbulos renais. Por sua vez, a síntese de PTH é estimulada por níveis plasmáticos baixos de cálcio.
  - *Calcitonina*: hormônio peptídico, inicialmente identificado como agente hipocalcêmico, é produzido por células parafoliculares derivadas da crista

85-7241-634-X

neural embrionária, que, nos mamíferos, principalmente no homem, estão localizadas na tireóide. Além de inibir a ação dos osteoclastos, ela estimula a fabricação de calcitriol nos rins.

TRATAMENTO DEFINITIVO

Preferencial

- Cálcio, 1.000 a 1. 500mg.
- Vitamina D, 400 a 800mg ao dia.
- Alendronato, 20mg ao dia ou 75mg por via oral, uma vez por semana.
- SERM – Raloxifeno, 60mg/dia, por via oral.
- Terapia de reposição hormonal – Estrogênios e combinações com progestínicos e androgênios devem ser prescritos com cautela, face às possíveis complicações advindas do uso prolongado desses hormônios quando indicada, (para mais informações, ver Cap. Climatério Normal e Complicado).
- Isoflavona, 100 a 150mg por dia.

85-7241-634-X

Alternativas

- *Bifosfonatos*: etindronato, risedronato.
- *Calcitonina*: estão disponibilizadas duas calcitoninas, de origem porcina e de salmão, que têm uma estrutura química semelhante à humana. A calcitonina de salmão é a que oferece melhores respostas. Pode ser aplicada por via subcutânea ou intranasal, na dose de 200UI/dia.
- *PTH*: ainda usado de forma experimental, está disponível para uso clínico e parece dar resultado satisfatório.

Bibliografia

AGREN, M.; KARELLAS, A.; LEAHEY, D. et al. Ultrasound attenuation of the calcaneus: a sensitive and specific discriminator of osteopenia in post-menopausal women. *Calcif. Tissue Int.*, v. 48, p. 240, 1991.

ANDERSON, D. M.; MARASKOVSKY, E.; BILINGSLEY, W. L. et al. A homologue of TNF receptor and its ligand enhance T-cell growth and denditric-cell function. *Nature*, v. 390, p. 175, 1997.

BURGESS, T. L.; QIAN, Y.; KAUFMAN, S. et al. The ligand for osteoprotegerin (OPGL) directly activates mature osteoclasts. *J. Cel. Biol.*, v. 145, p. 527, 1999.

GIRASOLE, G.; JILKA, R. L.; PASSERI, G. 17-estradiol inhibits interleukin-6 production by bone marrow-derived stromal cells and osteoblastic in-vitro: potential mechanism for the antiosteoporotic effect of estrogens. *J. Clin. Invest.*, v. 89, p. 883, 1992.

HOFBAUER, L. C.; KHOSLA, S.; DUNSTAN, C. R. et al. Estrogen stimulates gene expression and protein production of osteoprotegerin in human osteoblastic cells. *Endocrinology,* v.140, p. 4367, 1999.

LANG, P.; STEIGER, P.; FAULKNER, K. et al. Current techniques and recent development in quantitative bone densitometry. *Radiol. Clin. Am.*, v. 29, p. 49, 1991.

LOBO, R. A. *Treatment of the Postmanopausal Woman – Basic and Clinical Aspects.* Philadelphia: Lippincott Williams & Wilkins, 1999. p. 277.

MARONE, M. M. S.; LEWIN, S.; BIANCO, A. C.; CORREIA, P. H. S. Diagnóstico precoce da osteoporose através da densitometria de dois fótons. *Rev. Assoc. Méd. Brasil,* v. 35, p. 57, 1989.

MELTZER, M.; LEISSIG, H.; SIEGEL, J. Bone mineral density and fracture risk in post-menopausal women. *Calcif. Tissue Int.*, v. 45, p. 142, 1989.

NAKAGAWA, N.; KINOSAKI, M.; YAMAGUCHI, K. et al. RANK is the essential signaling receptor for osteoclast differentiation factor in osteoclastogenesis. *Biochem. Biophys. Res. Commun.*, v. 253, p. 395, 1998.

RICHELSON, L. S.; WAHNER, H. W.; MELTON III, L. S. et al. Relative contribution of aging and estrogen deficiency on postmenopausal bone loss. *N. Engl. J. Med.*, v. 311, p. 1273, 1984.

WAHNER, H. W. Measurement of bone mass and bone density. *Edocrinol. Metab. Clin. N. Am.*, v. 18, p. 995, 1989.

85-7241-634-X

Seção 4

Terapia Hormonal

Capítulo 23

Bases da Terapia Hormonal em Ginecologia

João Sabino Pinho Neto
José Carlos de Lima

INTRODUÇÃO

Para um melhor entendimento das indicações terapêuticas de hormônios em ginecologia, faz-se necessária uma breve revisão de alguns aspectos da fisiologia do sistema endócrino reprodutivo.

HORMÔNIOS E SISTEMA REPRODUTIVO

O sistema reprodutivo não pode funcionar sem hormônios. Os ovários, por exemplo, produzem vários tipos e os secretam na circulação sanguínea para que possam atuar em diversos órgãos-alvo, a exemplo do útero.

No útero, os estrogênios ativam a proliferação e, juntamente com a progesterona, estimulam a secreção do endométrio. Assim, um órgão estimula o outro, com os hormônios atuando como mensageiros para que se possa estabelecer essa integração.

Livremente traduzido do grego, o termo hormônio significa carreador de sinais. Os hormônios carreiam sinais que se originam num determinado tecido e que vão atuar no tecido-alvo.

85-7241-634-X

85-7241-634-X

Em organismos unicelulares, existem mensageiros intracelulares responsáveis pela transmissão interna dos sinais. Em organismos paucicelulares, existem mensageiros intercelulares, especialmente canais iônicos, que são responsáveis pela transmissão de informações de uma célula para outra. No entanto, em organismos pluricelulares, fez-se necessário o desenvolvimento de sistemas circulatórios especiais (existem diversos tipos na natureza) que possibilitarão a comunicação entre células situadas à distância. O desenvolvimento de sistemas circulatórios foi de fundamental importância para a evolução das espécies, sendo esses responsáveis pela integração de diferentes tecidos nos seres pluricelulares.

A troca de informação entre diferentes partes do corpo é vital, e os hormônios compõem uma das partes desse complexo sistema de comunicação. O sistema nervoso constitui uma segunda parte, e encontra-se numa íntima integração com o sistema hormonal. O sistema imune – uma terceira parte – também se encontra envolvido com a reprodução, especialmente no caso da maturação folicular.

O QUE SÃO HORMÔNIOS?

Hormônios são mensageiros químicos que são produzidos por células endócrinas específicas. O termo endócrino é derivado das palavras gregas para *interno* e *secreção* e – num sentido restrito – significa a liberação de hormônios na circulação sanguínea e se refere à *secreção interna* (*secreção endócrina*). Os hormônios locais (ou mediadores locais) são os mensageiros de curta-distância secretados por células endócrinas num ambiente próximo, tais como o espaço intercelular ou células vizinhas. Em alguns casos, a substância mensageira entra novamente nas células endócrinas e causa uma ação em seu local de produção (*secreção autócrina*). Se um efeito é ativado em células-alvo adjacentes, o tipo de transmissão de mensagem envolvido é chamado de *secreção parácrina*. A *secreção neurócrina* está relacionada com a secreção de substâncias mensageiras por células nervosas. As células-alvo dessas substâncias podem ser células adjacentes, por exemplo, outro neurônio, e, nesses casos, essas substâncias são denominadas de neurotransmissores. Por outro lado, quando o tecido-alvo se encontra à distância e é necessária a utilização da circulação sanguínea para que seja atingido, esse processo se denomina de *secreção neuroendócrina* e a substância mensageira passa a ser denominada de neuro-hormônio.

Em decorrência da evolução dos estudos de biologia geral e molecular, pode-se reconhecer um outro mecanismo de controle de secreção denominado de *secreção intrácrina*, quando uma substância que foi produzida é capaz de modular ações intracelulares da própria célula que a produziu, sem que para isso seja necessária a sua liberação para o espaço extracelular.

Nos casos de *secreção externa* (*secreção exócrina*), os produtos de secreção não são liberados na circulação sanguínea mas, por exemplo, para a superfície do corpo (suor) ou para a superfície interna de órgãos ocos (secreções uterina, gástrica e duodenal). Um terceiro termo relacionado refere-se à excreção, que trata da eliminação de produtos metabólicos finais, por exemplo, fezes ou urina.

A maioria dos hormônios é produzida em glândulas endócrinas (por exemplo, glândulas supra-renal e pituitária). Porém, certos hormônios são produzidos por células endócrinas especiais de órgãos não-glandulares, por exemplo, nas células da teca e da granulosa dos folículos ovarianos.

Pelo menos em princípio, os hormônios que são transportados por meio da circulação sanguínea são disponibilizados para todas as células do corpo. Os receptores hormonais asseguram seu uso exclusivo por parte das células-alvo específicas da seguinte forma: as estruturas químicas dos hormônios individuais ou mesmo de determinadas classes hormonais se combinam com os receptores correspondentes num modelo semelhante ao da chave com a fechadura. Esse reconhecimento mútuo é responsável pela interação entre os hormônios e os órgãos-alvo e se trata de um processo extremamente eficiente, de tal forma que concentrações mínimas dessas substâncias mensageiras são requeridas para esse processo.

A função dos hormônios é, em geral, estabelecer ou manter alterações estruturais (por exemplo, nas fases diferentes do endométrio) ou metabólicas (por exemplo, o nível de açúcar no sangue) e têm o objetivo de influenciar processos metabólicos nas células-alvo, normalmente por produção, ativação ou inativação de enzimas. A manutenção de valores – por exemplo, a concentração de glicose no soro – normalmente é atingida por mecanismos de retro-alimentação.

INTEGRAÇÃO DO SISTEMA HIPOTÁLAMO-HIPÓFISE-OVÁRIO

O sistema reprodutivo feminino consiste no sistema regulador endócrino e nos órgãos-alvo.

85-7241-634-X

HIPOTÁLAMO

O hipotálamo é o principal centro controlador do sistema nervoso autônomo (vegetativo). O principal objetivo dos centros hipotalâmicos é de coordenar as funções básicas do corpo, como temperatura e sistemas cardiovascular e circulatório, assim como as funções gametogênica e endócrina das gônadas. Ele funciona como um centro coletor, ou via final comum, das influências do meio externo e de centros superiores e é capaz de adaptar o organismo para responder a essas influências.

A reprodução seria impossível sem o hormônio primário produzido pelo hipotálamo, o GnRH (hormônio liberador de gonadotrofina).

Esse pequeno peptídeo (possui apenas dez resíduos de aminoácidos) é sintetizado por células nervosas endócrinas e armazenado no núcleo arqueado (ou núcleo infundibular) no hipotálamo médio basal. A liberação do GnRH é modulada por diversos fatores, tais como: neurotransmissores, peptídeos, aminoácidos, esteróides, catecolestrogênios, compostos indóis, prolactina, mensageiros intracelulares, nucleotídeos cíclicos, óxido nítrico, ácido araquidônico e derivados, entre outros. Alguns desses fatores são estimuladores, outros são inibidores e juntos são responsáveis pelo controle fino da secreção pulsátil do GnRH. No entanto, dentre eles, destaca-se a importância do papel das catecolaminas: a dopamina, que age como um inibidor; e a noradrenalina (norepinefrina), que é um estimulador. O controle neuroquímico também é exercido pelos efeitos inibitórios da endorfina, enquanto o estradiol, em níveis altos, reduz essa inibição. Regiões cerebrais superiores, como o córtex ou o sistema límbico, e, conseqüentemente, fatores mentais e emocionais, também são capazes de influenciar a função hipotalâmica.

85-7241-634-X

Foi verificada imunorreatividade ao GnRH também em locais fora do SNC (sistema nervoso central), como mamas, placenta e gônadas, cuja finalidade biológica permanece obscura.

BIOQUÍMICA, BIOLOGIA MOLECULAR E FÁRMACOS RELACIONADOS AO HORMÔNIO LIBERADOR DE GONADOTROFINA

O nome do principal hormônio reprodutivo é quase auto-explicativo: o GnRH estimula a liberação de outros hormônios sexuais denominados gonadotrofinas a partir de outro órgão regulador, a hipófise.

Existem apenas cinco tipos de GnRH na natureza: nos mamíferos, na galinha (GnRH-1 e GnRH-2 [hormônio liberador de gonadotrofina tipos 1 e 2]), no salmão e na lampreia. O que denota que esse hormônio foi bastante preservado ao longo do processo evolutivo.

O GnRH é sintetizado a partir do seu gene produtor, que se encontra localizado no braço curto do cromossomo 8, inicialmente sob a forma de uma grande macromolécula que após sucessivas clivagens é capaz de liberar o decapeptídeo biologicamente ativo, que possui uma meia-vida bastante curta de 5 a 7min e exibe um padrão pulsátil de secreção. Alterações na freqüência e na amplitude dos pulsos do GnRH são capazes de dessensibilizar suas principais células-alvo, os gonadotrofos hipofisários.

Ele também é capaz de modular a síntese de seus próprios receptores (fenômeno de *Up and Down Regulation*), num processo denominado de alça ultracurta.

Um grande número de análogos com diferentes aminoácidos substitutos se encontra atualmente disponível para uso clínico. A maioria é comercializada em diferentes formulações, apresentada em vários sistemas de liberação (por vias intramuscular, subcutânea, intranasal), aplicada em diversas doses e exibe potências diferentes. É necessário o conhecimento dessas peculiaridades, assim como da efetividade relativa de cada GnRHa (agonista do hormônio liberador de gonadotrofina) em suprimir o eixo hipotálamo-hipófise-gonadal, para que se possa utilizar o agente específico particularmente apropriado para cada tipo de tratamento.

A potência do GnRH e de seus análogos como estimuladores, quando administrados de forma pulsátil, ou inibidores da secreção de gonadotrofinas hipofisárias, quando administrados continuamente, permite seu uso como indutor da ovulação ou como um método para gonadectomia farmacológica reversível (castração farmacológica reversível), podendo ser administrado para o tratamento de doenças dependentes de esteróides gonadais. Os laboratórios têm produzido diversos GnRHa, suficientes para praticamente todos os propósitos clínicos. Contudo, os sistemas de liberação ainda não encontraram o desenvolvimento necessário para que se pudesse tornar disponível métodos mais convenientes de administração contínua (oral, vaginal e, possivelmente, transdérmico).

O GnRH ou GnRHa tem apresentado uso limitado como estimuladores da secreção de gonadotropina, uma vez que necessitam de sistemas especiais e complexos para administração pulsátil, além disso os esquemas com administração contínua de GnRHa e a administração de FSH (hormônio folículo-estimulante) recombinante, hMG (gonadotrofina menopáusica humana) ou hCG (gonadotrofina coriônica humana) apresentam resultados comparáveis, com esquema de administração mais simples e mais conveniente para as pacientes.

O GnRHa, quando administrado continuamente, ao se acoplar com seu receptor produz um efeito inicial de elevação dos níveis de gonadotrofinas (*Flare Up*) e, posteriormente, após uma a três semanas, ocorrem dessensibilização e diminuição do número de receptores de GnRH (*Down Regulation*), com desacoplamento do receptor do seu sistema efetor e produção de gonadotrofinas biologicamente inativas (mecanismo pós-receptor), conduzindo a um quadro de hipogonadismo hipogonadotrófico.

Os GnRHa têm diversas indicações:

- Puberdade precoce.
- Endometriose.
- Leiomiomatose.

- Anticoncepção.
- Displasia mamária.
- Síndrome de anovulação crônica.
- Tensão pré-menstrual.
- Androginismo gonadal.
- Sangramento disfuncional.
- Dismenorréia incapacitante.
- Preparo endometrial (para posterior ablação).
- Câncer avançado.
  - Ovário.
  - Mama.
  - Endométrio.
  - Próstata.
- Programas de fertilização assistida (FIV/TE [fertilização *in vitro* e transporte do embrião], ICSI [inseminação espermática intracitoplasmática – *intracytoplasmic sperm insemination*]).
- Testes de função hipofisária.

No entanto, estão contra-indicados nos caso de:

- Insuficiência hipofisária.
- Reações anafiláticas.
- Formação de anticorpos.

As principais preparações disponíveis no Brasil são: goserelina, por via subcutânea, nas doses de 3,6 e 10,8mg; acetato de leuprolida, via subcutânea, nas doses de 1mg/0,2mL e 3,75 – 7,5 – 11,25 e 22,5mg; triptorelina, via subcutânea, na dose de 3,75mg; buserelina, vias subcutânea e nasal, nas doses de 1mg/mL – 6,3mg (implante) – 0,9mg (nasal); e nafarrelina, *spray* nasal, na dose de 2mg, que libera 200μg em cada aplicação nasal.

85-7241-634-X

O GnRHa tem como vantagem o fato de não apresentar o período de *Flare Up*, conduzindo de imediato ao hipogonadismo hipogonadotrófico. No entanto, ainda não se encontra disponível no Brasil.

GLÂNDULA HIPOFISÁRIA (PITUITÁRIA)

O hipotálamo e a hipófise (pituitária) são anatômica e funcionalmente bastante relacionados. Por conseguinte, o GnRH não é transportado na circulação sanguínea geral, mas é liberado em uma circulação especial entre o hipotálamo e a hipófise anterior, denominado sistema porta-hipofisário. Esse sistema inclui várias veias portais longas, que se estendem junto ao infundíbulo, para atingir a hipófise anterior, ligando os dois órgãos.

A glândula hipofisária, o órgão endócrino central, modula as funções da maioria das outras glândulas endócrinas, inclusive as gônadas. Ela consiste em três partes, o lobo anterior, o posterior e o intermédio. O lobo posterior produz só um hormônio envolvido na reprodução, a ocitocina. Esse hormônio desempenha papel fundamental no trabalho de parto e na função ejectoláctea das mamas.

O lobo intermédio possui escassa celularidade e encontra-se em involução, sendo apenas rudimentar no ser humano e sem contribuição para o controle endócrino da reprodução.

A prolactina, produzida pelo lobo anterior, está relacionada com a produção de leite e exerce efeitos hipotróficos sobre os ovários, sendo também considerada uma gonadotrofina.

O lobo anterior produz dois hormônios glicoprotéicos de vital importância para o controle das gônadas: o FSH e o LH (hormônio luteinizante).

Esses hormônios gonadotróficos (ou gonadotrofinas) são libertados em resposta ao estímulo exercido pelo GnRH. O hormônio liberador e, por conseguinte, as gonadotrofinas não são secretados constantemente, mas em pulsos. Os efeitos da pulsatilidade do GnRH, com suas variações em termos de freqüência e amplitude (concentração), alteram conseqüentemente os pulsos do FSH e do LH. Na primeira fase do ciclo, a fase folicular, o GnRH é secretado em baixas concentrações e alta freqüência, um pulso a cada 60 a 90min. Como resultado, o LH e o FSH são secretados em intervalos mais curtos e em baixas concentrações. Na segunda metade do ciclo, a fase lútea, a freqüência de pulso é menor (um pulso a cada 2 a 6h e, às vezes, redução para até um pulso por dia), mas a concentração é maior. Essa secreção pulsátil de GnRH e a liberação resultante de gonadotrofinas são pré-requisitos para uma função ovariana normal.

85-7241-634-X

Experiências preliminares em animais demonstraram que o GnRH também influencia o ovário diretamente, e que também pode ser produzido em tecidos fora do SNC, tais como mamas, ovários, placenta e outros, embora a importância biológica de sua síntese nesses outros locais ainda deva ser esclarecida.

BIOQUÍMICA, BIOLOGIA MOLECULAR E FÁRMACOS RELACIONADOS ÀS GONADOTROFINAS

O controle da função gonadal e da reprodução em primatas e outras espécies de mamíferos é exercido predominantemente por meio de três hormônios gonadotróficos secretados pela adeno-hipófise. Esses incluem as duas glicoproteínas denominadas FSH e LH e o hormônio polipeptídico, a prolactina.

O *FSH* é responsável primariamente pela regulação dos processos relacionados ao desenvolvimento das células germinativas nas gônadas. O LH age sobre as células esteroidogênicas dos testículos e ovários para regular as concentrações local e periférica dos hormônios esteróides gonadais, que são essenciais para a função reprodutora normal. No ovário, o *LH* também participa nos eventos, levando à ovulação e agindo sobre o folículo pré-ovulatório, causando sua ruptura e a liberação do óvulo. A *prolactina* é completamente diferente do FSH e do LH, tanto na estrutura quanto na função, sendo um hormônio protéico que tem semelhanças químicas e biológicas com o hormônio do crescimento e o lactogênio placentário. Enquanto as ações biológicas do LH e do FSH estão confinadas ao sistema reprodutor, a prolactina tem efeitos significativos sobre os processos metabólicos e o balanço hídrico, em várias espécies de vertebrados.

Em mamíferos, as ações reprodutivas da prolactina incluem a estimulação e a manutenção do crescimento mamário e a secreção de leite, bem como efeitos tróficos sobre testículos, ovários e tecidos acessórios. É provável, que a prolactina deva ser considerada mais um hormônio metabólico do que uma gonadotrofina, visto que suas ações principais na reprodução dos mamíferos compreendem apenas um pequeno seguimento dos seus efeitos diversos sobre o crescimento e metabolismo, em uma variedade de tecidos-alvo.

A *hMG* é um preparado purificado e extraído da urina de mulheres na pós-menopausa. Empregam-se ampolas que contêm 75UI de FSH e 75UI de LH bioativos. A potência é expressa em termos de unidades internacionais, baseada em uma preparação internacional de referência. Essa preparação é alvo de muitas críticas, porque a proporção não é *fisiológica* e talvez resida nesse aspecto a causa mais importante de falhas na resposta terapêutica.

O *TSH* (hormônio tireóide-estimulante), ou *tireotrofina*, é uma glicoproteína de origem hipofisária, com peso molecular de aproximadamente 28.000 dáltons. A sua porção glicídica corresponde a 13% da molécula que, também, possui as subunidades alfa e beta. No entanto, as suas subunidades apresentam grande semelhança estrutural com as subunidades alfa e beta do FSH, o que confere a este hormônio algumas ações gonadotróficas que são exercidas sobre as células germinativas gonadais.

A primeira manifestação de existência da gravidez humana, vale dizer, de um ovo que acaba de nidificar-se, é a secreção de gonadotrofina, por esse motivo denominada coriônica, a hCG. A partir daí, e com o estabelecimento definitivo da placenta, aos 70 dias de amenorréia, despontam novas atuações hormonais. A placenta é capaz de produzir alguns hormônios de natureza glicoprotéica, que também exibem atividade gonadotrófica, são eles: *FSH coriônico*, *HCT* (tireotrofina coriônica humana) e *HLP* (hormônio lactogênico-placentário).

85-7241-634-X

A *hCG* é, também, denominada de hormônio gonadotrófico coriônico, coriogonadotrofina, gonadotrofina placentária ou, simplesmente, gonadotrofina coriônica. Trata-se de uma glicoproteína, cuja parte protéica representa 70% da molécula e a glicídica os outros 30%. A primeira contém 237 aminoácidos, que se distribuem em duas cadeias que se denominam subunidades alfa e beta e se ligam de maneira não-covalente.

Os hormônios adeno-hipofisários FSH, LH e TSH também têm as subunidades alfa e beta. Para a mesma espécie animal, as subunidades alfa têm estruturas químicas idênticas. Disso decorre que a subunidade beta é que determina as diferenças estruturais e biológicas entre esses hormônios polipeptídicos.

O *FSH coriônico* tem estrutura química e funções idênticas ao de origem adeno-hipofisária, entretanto, somente a hCG e o HLP puderam ser demonstrados de forma inequívoca, como originários do tecido placentário.

Existem alguns indícios de que a placenta humana também é capaz de sintetizar duas moléculas glicoprotéicas com propriedades tireotróficas e gonadotróficas; a primeira é a própria hCG e a segunda foi denominada *HCT*, semelhante em tamanho e ação ao TSH hipofisário. A HCT difere das outras glicoproteínas pelo fato de não parecer compartilhar a subunidade alfa comum. O anti-soro gerado contra a α-hCG (alfa gonadotrofina coriônica humana) não neutraliza as atividades biológicas da HCT, mas neutraliza as da hCG e do TSH hipofisário. O HLP apresenta maior atividade metabólica, com ações sobre a lipólise, aumento dos ácidos graxos livres e diminuição do consumo de glicose e de glicogênio, bem como da glicogênese, apresentando, portanto, uma ação hiperglicemiante, aumentando a resistência periférica à insulina. Sua ação antiinsulina favorece a síntese protéica e assegura maior mobilização de aminoácidos para o feto. O HLP também determina algumas ações somatotróficas mínimas, cerca de 1% em relação ao hormônio de crescimento hipofisário. Em coelhas, o HLP é lactogênico, mesmo em cultura de tecidos, embora não esteja mais presente na circulação quando a lactação se estabelece. Se o HLP, juntamente com a prolactina, representa algum papel no desenvolvimento mamário durante a gestação, não se sabe, embora seja altamente provável. No humano, o HLP não parece ter efeito luteotrófico, como na rata.

Apesar de também possuírem ações gonadotróficas, o TSH, o HCT e o HLP possuem outras ações metabólicas mais importantes e, aparentemente, não estão diretamente envolvidos no controle da função gonadal, seja de modo fisiológico como farmacológico, de tal forma que esses hormônios não serão abordados no contexto deste estudo.

As indicações terapêuticas para o uso de gonadotrofinas restringem-se ao tratamento do criptorquidismo e à indução da ovulação (para mais informações sobre esta, ver Cap. Indução da Ovulação).

85-7241-634-X

85-7241-634-X

Para certas finalidades, as preparações não-purificadas de gonadotrofinas de hipófise humana mostram-se adequadas, apesar de conterem FSH e LH, bem como outros princípios ativos. Embora o LH e o FSH humanos purificados tenham sido utilizados para finalidades de pesquisas no *National Hormone and Pituitary Program of the National Institute of Health*, a distribuição de todos os produtos derivados de hipófise humana foi suspensa, por causa da possível contaminação pelo vírus da doença de Creutzfeldt-Jakob e, em vez do uso das gonadotrofinas purificadas, atualmente, dá-se preferência às gonadotrofinas produzidas por engenharia genética.

As *gonadorelinas* são hormônios sintéticos de liberação LH/FSH (0,1 ou 0,5mg).

As *menotrofinas* (75 e 150UI) consistem em preparação de gonadotrofinas de urina de mulheres na pós-menopausa. Embora as atividades de FSH e LH estejam presentes em unidades iguais, em geral, é necessário o uso de gonadotrofina coriônica associada às menotrofinas para induzir ovulação.

A *gonadotrofina coriônica* injetável (2.000, 5.000 e 10.000UI) é uma preparação obtida da urina de mulheres grávidas.

As principais complicações do uso terapêutico das gonadotrofinas estão principalmente relacionadas ao processo de indução da ovulação, quando podem determinar a síndrome de hiperestimulação ovariana. Além disso, nas gestações obtidas por meio dos esquemas de indução contendo gonadotrofinas podem ocorrer abortamentos espontâneos e gestação ectópica e, também, múltipla.

São descritos ainda casos de erupções cutâneas após a administração de gonadotrofina coriônica. Os diversos esquemas utilizados para a indução da ovulação determinam um aumento significante dos níveis de gonadotrofinas séricas e de estradiol, o estrogênio natural mais potente. Os estrogênios podem afetar diversas funções biológicas, incluindo as reações imune e inflamatória. Além dos diversos efeitos colaterais relacionados aos níveis elevados de estrogênio, a terapia de indução da ovulação com gonadotrofinas pode estar relacionada com o desenvolvimento ou a exacerbação do lúpus eritematoso sistêmico, como tem sido sugerido por alguns estudos (Ben-Chetrit & Ben-Chetrit, 1994).

OVÁRIOS

Os tecidos-alvo do FSH e do LH são a teca interna e as células da granulosa dos folículos ovarianos. As duas gonadotrofinas regulam a síntese de hormônios sexuais dos ovários.

Na fase folicular, o LH estimula as células da teca a se proliferar e produzir androgênios, que são os precursores metabólicos – ou pró-hormônios – dos estrogênios. São secretadas quantidades pequenas dos androgênios na circulação geral, que também se difundem para a camada mais interna do folículo, formada por células da granulosa. Sob influência do FSH, as células da granulosa produzem a esteróide-aromatase, que converte androgênios em estrogênios.

As células da granulosa secretam estrogênios no espaço intercelular e na circulação geral. Os estrogênios, particularmente o estradiol, junto com FSH, estimulam a produção de receptores para FSH e LH nos folículos, assim, há um aumento da sensibilidade folicular às gonadotrofinas.

Vários folículos começam a amadurecer durante a primeira semana do ciclo. Um importante determinante desse fenômeno é relação da concentração das duas gonadotrofinas no interior do folículo, por volta do sétimo dia. Se a concentração de FSH é mais alta do que a de LH, o folículo continuará crescendo e produzindo, provavelmente, maior quantidade de estrogênios. Porém, uma concentração de LH mais alta estimulará a produção de androgênios pelas células da teca. Nesse caso, a concentração mais baixa de FSH significa que parte do androgênio não pode ser aromatizada, isto é, não é convertida em estrogênio. A relação androgênio/estradiol alta resultante tende a inibir o desenvolvimento adicional desses folículos, os quais, então, perecem por atresia e reabsorção. Em geral, só um folículo amadurecerá até a ovulação.

Um único folículo dominante se desenvolve rapidamente depois do sétimo dia, um crescimento que se reflete pela liberação volumosa de estradiol pelo ovário e por um considerável aumento da quantidade de hormônios que atingem os órgãos-alvo. Aproximadamente 95% do estradiol observado na segunda metade da fase folicular é produzido pelo folículo selecionado para a ovulação.

Ao mesmo tempo, folículos também produzem e liberam hormônios sexuais não-esteróides, a exemplo da inibina B. Na fase folicular, o FSH estimula a produção de inibina B pelas células da granulosa. Diferentemente do estradiol, que é produzido principalmente pelo folículo dominante, a inibina sérica reflete a atividade de todos os folículos ovarianos. O efeito principal da inibina é reduzir a liberação do FSH, embora sua concentração no meio do ciclo não seja alta o bastante para que possa exercer esse efeito: os níveis de FSH diminuem, primariamente, na fase lútea precoce e a sua concentração é mantida baixa na gravidez.

Entre os dias 10 e 12 do ciclo, os níveis de inibina B e estradiol sobem nitidamente. O aumento do estradiol sensibiliza a hipófise ao GnRH e também estimula a liberação do GnRH mais diretamente por meio de seus efeitos em diminuir a atividade da endorfina. Isso reduz os efeitos inibitórios que esse opióide endógeno exerce sobre as áreas produtoras de GnRH no hipotálamo, quando os níveis de estrogênios estão mais baixos. Na fase folicular tardia, o crescimento na secreção de estrogênio contribui para a liberação volumosa das duas gonadotrofinas hipofisárias; o aumento do LH é particularmente acentuado. O ovário também produz outros fatores que podem estimular liberação de FSH. Entre

85-7241-634-X

esses, estão a ativina, que é quimicamente relacionada à inibina. Porém, no momento, as evidências experimentais são apenas preliminares; mais pesquisa é necessária para identificar todos os fatores endócrinos envolvidos na regulação do ciclo menstrual.

O efeito mencionado anteriormente, quando um tecido endócrino regulado (o folículo ovariano) também é capaz de influenciar o órgão regulador (hipófise), é denominado de mecanismo de retroalimentação. As gonadotrofinas estimulam o folículo a produzir estradiol. A elevação marcante dos níveis de estradiol, por sua vez, provoca um aumento da secreção hipofisária de gonadotrofinas, um efeito denominado de retroalimentação positiva. Esse é seguido, alguns dias depois, por uma retroalimentação negativa – a inibição da secreção do FSH hipofisário pela inibina produzida pelos ovários. A retroalimentação positiva do estradiol causa a onda LH no meio do ciclo, que induz a produção de pequena quantidade de progesterona no folículo dominante. Esses fatores iniciam a ovulação e a formação de corpo lúteo.

85-7241-634-X

A produção e os níveis séricos de estradiol caem nitidamente um pouco antes ovulação. Depois da ovulação, o corpo lúteo originado produz níveis ascendentes de progesterona e inibina A. A produção de progesterona é controlada apenas pelo LH, enquanto a de inibina é estimulada por ambos, pelo FSH (na fase folicular) e pelo LH (na fase lútea). A inibina A é primariamente um hormônio da fase lútea e do início da gravidez.

Os níveis de LH e FSH caem rapidamente depois da ovulação. Sabe-se que, nos primatas, a inibina é o principal fator responsável pela redução das concentrações do FSH. O aumento dos níveis de progesterona prolonga os intervalos entre os pulsos de GnRH liberados pelo hipotálamo. O resultado é uma redução nas concentrações séricas de gonadotrofinas, especialmente do LH. Esses efeitos da progesterona e da inibina sobre as gonadotrofinas hipofisárias são exemplos de retroalimentação negativa.

Se a concepção não acontece, o corpo lúteo começa a se degenerar. Os níveis de inibina diminuem e, numa correlação óbvia, os de FSH começam a subir. Os níveis anteriormente altos de inibina e os ascendentes de FSH, três dias antes da menstruação, são considerados importantes fatores para o início do recrutamento folicular no próximo ciclo.

BIOQUÍMICA, BIOLOGIA MOLECULAR E TECIDOS-ALVO DOS ESTERÓIDES SEXUAIS

Os hormônios sexuais, no *stricto sensu*, são produzidos principalmente nas gônadas – pelos ovários, na fêmea, e pelos testículos, no macho. Os primeiros hormônios sexuais a serem descobertos pertencem à classe química dos esteróides.

A estrutura química básica de todos os esteróides (Fig. 23.1) pode ser representada pelo gonano (também chamado de esterano em alguns países), uma combinação hipotética que não acontece na natureza.

Ele consiste em quatro anéis interconectados, sendo três com seis lados e um com cinco lados. Os átomos de carbono ficam situados em cada ângulo da fórmula estrutural. Conforme as regras internacionais de nomenclatura química, os anéis são designados como A, B, C e D. Os 17 átomos de carbono dos ângulos dos anéis são numerados, iniciando-se com o número 1 no anel A. O carbono é tetravalente, o que quer dizer que ele pode formar quatro ligações. As ligações dos átomos de carbono, que não se ligam com outros átomos de carbono, se ligam a átomos de hidrogênio.

85-7241-634-X

Os esteróides podem ser diferenciados pelas seguintes características:

- O número de átomos de carbono.
- O grupo metil ou funcional que se adiciona à estrutura básica do esteróide.
- O tipo de ligação entre os átomos de carbono.
- O arranjo espacial dos anéis e dos grupos funcionais adicionais.

A maioria desses parâmetros determina a estrutura tridimensional e, assim, o efeito biológico do esteróide; por conseguinte, eles também são de relevância para o TH (tratamento hormonal).

O colesterol (Fig. 23.1) é um composto onipresente no corpo. Embora não tenha qualquer atividade hormonal, é o precursor de todos os hormônios esteróides. O colesterol tem quatro grupos ligados ao sistema básico de anéis, dois grupos metil ($-CH_3$) em C_{10} e C_{13}, um grupo de hidroxil (-OH) em C_3, e uma cadeia lateral de oito átomos de carbono em C_{17}. De acordo com o número de átomos de carbono, o colesterol é um esteróide denominado C_{27}. Os carbonos nas posições 5 e 6 no anel B são ligados por uma dupla ligação (>C = C<).

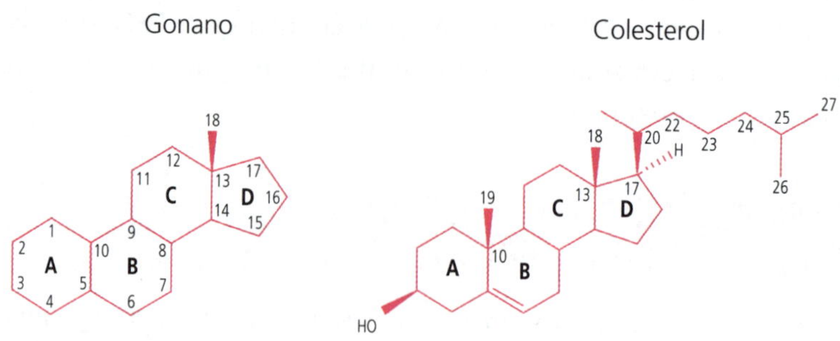

Figura 23.1 – Estrutura básica dos esteróides.

A Figura 23.2 demonstra as estruturas químicas do colesterol e dos hormônios sexuais endógenos que são sintetizados a partir desse precursor.

As principais etapas da biossíntese dos esteróides sexuais, do metabolismo e da excreção são resumidas na Figura 23.3.

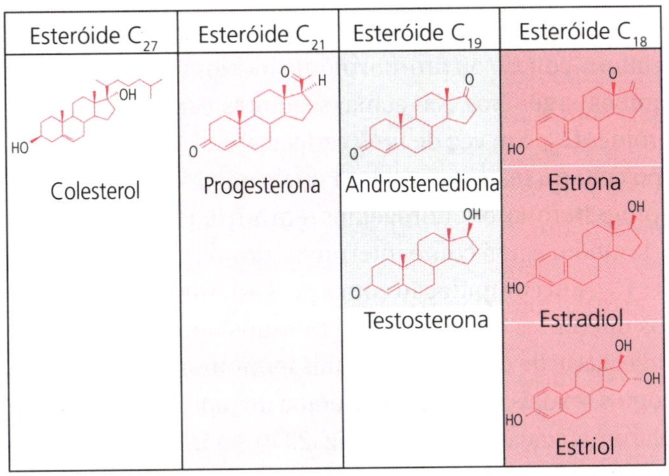

Figura 23.2 – Estrutura química do colesterol e hormônios esteróides sexuais endógenos.

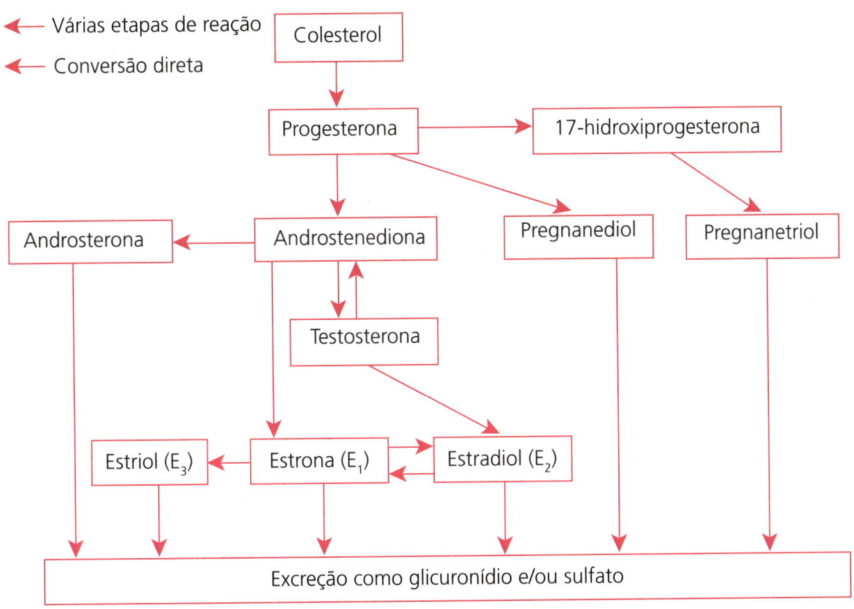

Figura 23.3 – Biossíntese, metabolismo e excreção dos hormônios sexuais esteróides.

85-7241-634-X

A progesterona, um esteróide sexual C_{21}, tem uma cadeia lateral curta (de dois carbonos) na posição C_{17}: um grupo ceto (>C = O) e um grupo metil ($-CH_3$). O grupo hidroxil na posição C_3 do colesterol é oxidado a um grupo ceto no anel A. A ligação dupla é substituída no anel B sendo deslocada para o anel A, um passo importante para aumentar a potência hormonal. Essa conversão metabólica é catalisada pela enzima Δ4-Δ5 esteróide-isomerase (Fig. 23.4).

Além de sua própria atividade como um hormônio sexual, a progesterona é também um intermediário ou pró-hormônio na biossíntese de outros esteróides sexuais, em ambos os gêneros. Nas etapas seguintes, é metabolizada a androgênios que são esteróides C_{19}. Em vez de uma cadeia lateral em C_{17}, a androstenediona tem um grupo ceto e a testosterona tem um grupo hidroxil.

Como a progesterona, os androgênios têm atividade própria como esteróides sexuais, mas também agem como intermediários na síntese de estrogênios, que são esteróides C_{18}. Em comparação com a progesterona, os estrogênios têm efeitos biológicos diferentes e, às vezes, até mesmos opostos, o que os transforma numa segunda classe de esteróides sexuais femininos. Eles são formados a partir dos hormônios sexuais masculinos; a etapa metabólica mais importante nesse processo é a aromatização do anel A (Fig. 23.4) – a introdução de duas ligações duplas adicionais. Esse complexo processo envolve remoção do grupo metil do C_{19}, eliminação do hidrogênio em C_1 e C_2 e redução do grupo ceto do C_3 num grupo hidroxil.

A distinção usada com freqüência entre hormônios sexuais masculinos e femininos não é completamente precisa, pois ambos os tipos são produzidos por ambos os sexos. Como referido anteriormente, um hormônio sexual feminino –

85-7241-634-X

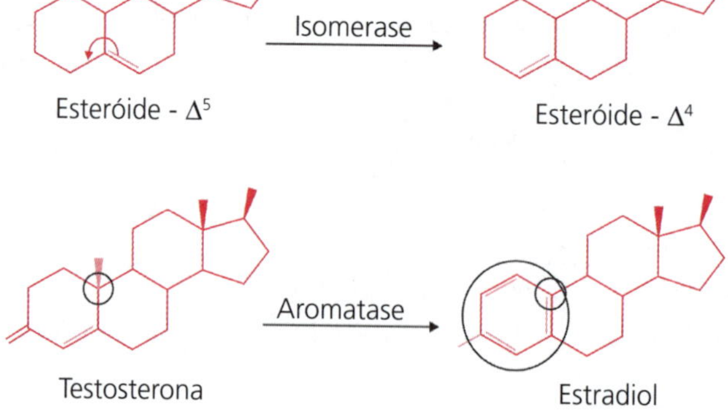

Figura 23.4 – Principais etapas do metabolismo dos esteróides sexuais: isomerização e aromatização.

progesterona – é o precursor metabólico dos hormônios masculinos. Os androgênios, por sua vez, são os pró-hormônios dos outros hormônios sexuais femininos, os estrogênios, que também são produzidos por machos. Embora a classificação sexual não esteja totalmente correta, também não é completamente errada: as mulheres têm mais hormônios sexuais femininos no sangue que os homens, enquanto esses têm mais hormônios sexuais masculinos que elas. Então, a diferença de sexo não é qualitativa, mas quantitativa.

O principal local de produção dos esteróides sexuais em mulheres é o ovário, particularmente nos folículos em amadurecimento. Os esteróides normalmente são classificados com base na sua atividade biológica, como estrogênios, progestogênios e androgênios.

Os três estrogênios naturais são freqüentemente abreviados como um E maiúsculo e um número subscrito:

- Estrona (E_1), com um grupo ceto em C_{17}.
- Estradiol-17β (E_2), com o prefixo que significa uma projeção dianteira (para a frente do observador) do grupo hidroxil em C_{17}.
- Estriol (E_3), com outro grupo hidroxil em C_{16}, não é produzido no ovário.

O estradiol, o estrogênio humano mais potente na menacme, é sintetizado a partir da testosterona e é de grande importância para o TH. A estrona é biologicamente menos ativa, é metabolizada a partir da androstenediona e apresenta ação mais relevante na peri e pós-menopausa. O estradiol é convertido livremente em estrona e vice-versa. O estriol é o estrogênio mais fraco e de menor relevância para o TH, podendo ser indicado para melhorar o trofismo vaginal.

A maioria – normalmente em torno de 99% – dos hormônios esteróides na circulação sanguínea encontra-se ligada a proteínas. Os hormônios livres são virtualmente insolúveis em água, mas quando ligados a proteínas tornam-se solúveis, o que facilita o transporte. No entanto, acredita-se que em virtude dessa ligação as moléculas se mantêm inativas. Dessa forma, apenas as mínimas frações livres são biologicamente ativas. A ligação a proteínas também pode proteger os hormônios do metabolismo. As proteínas ligadoras mais importantes são: SHBG (globulina transportadora de hormônios esteróides), transcortina e albumina. Os estrogênios se ligam principalmente à SHBG. Já a progesterona e os androgênios se ligam preferencialmente à transcortina e à albumina.

Os hormônios esteróides sexuais são capazes de agir nas células-alvo depois que são reconhecidos por meio de receptores intracelulares esteróides-específicos. O complexo hormônio-receptor se liga à seqüência de DNA específica ou aos elementos reguladores dos esteróides.

85-7241-634-X

A produção de proteínas específicas nas células-alvo é modulada, isto é, aumentada ou diminuída. Por exemplo, o estradiol não só aumenta a produção de seus próprios receptores, como também promove a síntese de progesterona e de receptores de prolactina. De forma semelhante, os estrogênios aumentam a síntese de sua própria proteína ligadora (SHBG) e da transcortina, a principal proteína ligadora de progesterona.

A influência mútua dos dois esteróides sexuais pode se demonstrada por meio do mecanismo celular de ação da progesterona que, em algumas circunstâncias, atua como antagonista do estradiol. Assim, em certos tecidos, tais como o endométrio, a síntese da proteína do receptor de estradiol diminui. Na maioria dos tecidos-alvo, porém, a progesterona se torna ativa apenas depois que as células já foram preparadas pelo estrogênio. Encontram-se resumidos na Tabela 23.1 os principais órgãos-alvo dos esteróides sexuais femininos. Com a exceção de alguns alvos (por exemplo, pele e cólon), a maioria deles é influenciada por ambos: estrogênios e progesterona.

Outro grupo químico de hormônios sexuais de origem gonadal que também é encontrado em ambos os sexos foi identificado na segunda metade da década de 1980. São glicoproteínas grandes que consistem em várias subunidades; não foram identificados todos os aspectos de suas atividades biológicas. Desses hormônios, o mais estudado é a inibina, que desempenha um importante papel no complexo sistema que regula a reprodução.

Os esteróides sexuais exercem suas ações ligando-se com alta afinidade a proteínas solúveis, os receptores dos esteróides sexuais. Essas proteínas são localizadas nos núcleos das células-alvo. Ao se acoplar aos ligantes, os receptores atuam como fatores de transcrição gene-específicos: os receptores, com seus ligantes, podem se ligar aos genes que contêm regiões sensíveis aos receptores de esteróides dentro das seqüências reguladoras do DNA. Esses genes, por sua vez, são então ativados transcricionalmente. O processo conduz, finalmente, a síntese das proteínas, que

Tabela 23.1 – Tecidos-alvo dos hormônios esteróides sexuais

Alvos reprodutivos	Alvos não-reprodutivos
Trato genital	Uretra e bexiga
Órgãos endócrinos reguladores (hipotálamo, hipófise)	Fígado (metabolismo lipídico, proteínas de ligação, conjugação)
Glândula mamária	Sistema musculoesquelético
	Paredes dos vasos sanguíneos
	Pele e cabelo
	Cólon
	Cérebro (sistema termo-regulador)

85-7241-634-X

85-7241-634-X

são codificadas pelos genes hormônio-regulados. O padrão celular de proteína alterado muda as propriedades bioquímicas da célula-alvo. Por exemplo, as células endometriais uterinas proliferam sob a influência de estrogênios e sofrem transformação secretória quando a progesterona está presente.

Para cada classe dos esteróides sexuais, os receptores específicos estão presentes nas células-alvo. De acordo com o conhecimento atual, os receptores androgênicos e progestogênicos são codificados por um único gene, enquanto existem dois genes diferentes para os receptores estrogênicos. Acreditava-se que o receptor estrogênico *clássico*, RE-α, seria responsável pelas diversas funções estrogênicas, mas atualmente se reconhece que outros receptores, por exemplo, o RE-β, também encontram-se envolvidos, assim como outros processos independentes de receptores ainda devem ser identificados. Os RE-α e RE-β estão relacionados a muitos outros receptores hormonais conhecidos (eles pertencem a uma superfamília de receptores para hormônios esteróides). Os RE-α estão situados no núcleo onde recebem estrogênios e outros ligantes transportados para o interior da célula, por meio de proteínas. Esse complexo ligante-receptor interage, então, com locais específicos no DNA das células, ativando a síntese de proteínas codificadas por essas regiões, o que resulta em atividade funcional. Em algumas situações, tem atividade estimulante (agonismo) e, em outras, desempenha atividade inibitória (antagonismo). O padrão protéico celular alterado muda as propriedades bioquímicas da célula-alvo.

De uma forma geral, esse é um processo relativamente lento e são exigidas outras explicações baseadas em efeitos sobre receptores de membrana para responder pelos efeitos rápidos dos estrogênios sobre os nervos e vasos sanguíneos. Complexos ligantes-receptores também são afetados por meio de proteínas chamadas co-ativadoras e co-repressoras, que modulam os processos de transcrição do DNA. Os RE-β são provavelmente ativados de modo semelhante ao dos RE-α, embora sejam distribuídos de forma diferente dentro dos tecidos do corpo e, provavelmente, sejam responsáveis por funções com fins diferentes. Por exemplo, o RE-α é o receptor principal no útero e na vagina, enquanto que o RE-β predomina nas células granulosas do ovário. Ambos os tipos de receptores são encontrados nas mamas e nas células do sistema cardiovascular. Diferentes áreas do cérebro têm diferentes distribuições dos receptores, por exemplo, o grande número de RE-α na amígdala cerebral, a qual é importante para funções como emoção e cognição. À medida que os detalhes do mecanismo de ação dos estrogênios naturais são elucidados, pode ser possível projetar moléculas que possam afetar as funções hormonais específicas e, assim, possam atingir metas terapêuticas específicas.

A progesterona é um hormônio crítico que controla fases fundamentais do ciclo ovariano e da gravidez. Ela se liga a um receptor específico na superfície da célula (o RP [receptor de progesterona]) e ativa as interações com o núcleo. Acredita-se que o RP-ligante-livre possa interagir com RE, controlando sua expressão e função. A complexidade da ação da progesterona foi elucidada por meio de experiências com PA (antagonistas da progesterona) sintéticos, os quais bloqueiam os RP, e MRP (moduladores do receptor de progesterona), os quais tanto bloqueiam como estimulam os RP. Com base em estudos de laboratório, foi possível classificar os ligantes do RP em, pelo menos, dois tipos. Os ligantes do tipo 1 são antagonistas *puros* e impedem o RP de se ligar ao DNA. Os ligantes do tipo 2 normalmente são antagonistas, mas, na presença de AMPc (adenosina monofosfato cíclico), o ativador clássico da PKA (proteinocinase A), podem agir como agonistas, promovendo a ligação do RP ao DNA. Os PA sintéticos e os MRP podem ser de grande utilidade na prática clínica para prevenir proliferação endometrial em pacientes com endometriose, miomatose uterina ou hemorragia uterina disfuncional.

HORMÔNIOS SEXUAIS MAIS UTILIZADOS NA PRÁTICA CLÍNICA

Estrogênios

As preparações usadas no TH, na Europa, geralmente contêm estrogênios naturais ou seus ésteres. Embora os estrogênios naturais usados no TH sejam quimicamente idênticos aos hormônios sexuais naturais, eles são produzidos por meio de um processo sintético. Esses estrogênios podem ser utilizados isoladamente ou em combinação com progestogênios sintéticos, os quais apresentam algumas das propriedades da progesterona natural.

Em particular, nos Estados Unidos da América, o TH mais usado ainda é o com ECE (estrogênios conjugados eqüinos), que não contêm estrogênios humanos, mas são um grande grupo de estrogênios e outras substâncias obtidos por meio da destilação da urina de éguas prenhes.

85-7241-634-X

O estrogênio natural mais potente, o estradiol, pode ser administrado por via oral com sucesso na forma micronizada, o que é feito por meio da pulverização do estradiol natural cristalino. Ésteres de estradiol também são veículos convenientes para liberar esse estrogênio na circulação. Eles são compostos nos quais o grupo hidroxil desse estrogênio foi substituído por um grupo ácido orgânico, como o 17-valerato de estradiol ou o benzoato de estradiol. Ésteres de estradiol são pró-hormônios que liberam o hormônio natural no fígado por meio de um processo de biotransformação. De modo excepcional, um estrogênio totalmente sintético, como o etinilestradiol, é usado no TH do climatério, no entanto, este é extremamente potente, com alguns efeitos colaterais importantes, sendo usado com mais freqüência na composição de contraceptivos orais e, ainda, em alguns casos de hemorragia uterina disfuncional.

Progestogênios

Os progestogênios têm duas funções principais na mulher: promovem a transformação do endométrio em secretor, depois de sua preparação pelo estrogênio (efeito luteomimético), e opõem-se ao estrogênio (efeito antiestrogênico), limitando a proliferação do endométrio. Os progestogênios são utilizados com mais freqüência para se opor aos efeitos estrogênicos e, assim, proteger o endométrio de riscos de hiperplasia e câncer. A progesterona natural é metabolizada com rapidez pelo fígado e, como o estradiol, o produto natural pode ser usado apenas na forma micronizada. Mesmo assim, são necessárias doses altas, pelo menos 100mg, por via oral, duas vezes, diariamente, e poucas mulheres são capazes de tolerar os seus efeitos colaterais. Dessa forma, os progestogênios usados no TH em regimes combinados são quase sempre completamente sintéticos.

Existem três classes principais de progestogênios:

1. Os derivados da 19-nortestosterona, que são subdivididos de acordo com a presença de um núcleo estrano (acetato de noretisterona e levonorgestrel) ou gonano (gestodeno, desogestrel e norgestimato).
2. Os derivados da 19-norprogesterona, na sua forma acetilada, representados pelo acetato de nomegestrol e, na sua forma não acetilada, pela trimegestona.
3. Os derivados da 17-α-OHP (17-α-hidroxiprogesterona), o núcleo pregnano, na sua forma acetilada, representado por medroxiprogesterona e ciproterona e, na sua forma não acetilada, pela didrogesterona.

Os progestogênios sintéticos exibem diferenças sutis em suas propriedades que podem afetar de modo significativo suas tolerabilidades. Diferenças na androgenicidade são particularmente importantes em preparações usadas por mulheres, pois os progestogênios com ação androgênica apresentam tanto efeitos externos, como acne, seborréia, hipertricose, hirsutismo e virilização, como também efeitos adversos sobre os lipídios, que são fatores de risco para doença cardiovascular. Por exemplo, alguns progestogênios sintéticos, como o acetato de ciproterona, apresentam atividade antiandrogênica, sem nenhuma atividade androgênica. Por outro lado, progestogênios, como acetato de noretisterona e levonorgestrel, exibem atividade androgênica leve. O gestodeno, o desogestrel e o norgestimato são progestogênios que não possuem atividade androgênica ou estrogênica. O acetato de nomegestrol, a didrogesterona e a trimegestona são progestogênios com alta afinidade e seletividade pelo RP, sem, contudo, apresentar efeitos estrogênicos ou androgênicos, oferecendo uma adequada proteção endometrial e um bom perfil psicológico e metabólico. O acetato de medroxiprogesterona, com atividade progestogênica importante, promove, em algumas pacientes, efeitos adversos psíquicos (humor depressivo) e físicos (retenção hídrica e aumento de peso). A drospirenona é outro progestogênio que não apresenta efeito androgênico, com propriedades antiandrogênicas. A drospirenona que é atualmente usada apenas em preparação anticoncepcional oral, tem a vantagem adicional de exibir atividade antimineralocorticóide, que tem potencial para se opor à retenção de água e ao ganho de peso, que são características de muitos contraceptivos orais.

Assim sendo, existem perspectivas de que, com a utilização do TH com progestogênios, cada vez mais seletivos e com menos efeitos adversos, não ocorram a neutralização de alguns efeitos benéficos dos estrogênios, como também possíveis ações deletérias metabólicas e mamárias atribuídas a alguns progestogênios comumente utilizados no TH.

Androgênios

O androgênio mais utilizado na prática clínica é a metiltestosterona, sempre empregada em baixas doses, por um breve período, em situações especiais no climatério, caracterizadas por diminuição de desejo sexual, bem-estar, humor, disposição e vitalidade, principalmente em mulheres ooforectomizadas. Sua utilização deve ser sempre associada à terapia estrogênica ou estrógena-progestativa.

Emprega-se ainda o propionato de testosterona, na forma de gel, para uso tópico, em casos de distrofias vulvares. Alguns autores também recomendam a utilização dessa preparação, na região clitoridiana, com o objetivo de melhorar a libido.

Bibliografia

ADASHI, E. Y. Endocrinology of the ovary. *Hum. Reprod.*, v. 9, p. 815, 1994.

ALBERTAZZI, P.; PURDIE, D. W. The life and times of the estrogen receptors: an interim report. *Climacteric*, v. 4, p. 194, 2001.

BEATO, M.; HERRLICH, P.; SCHÜTZ, G. Steroid hormone receptors: many actors in search of a plot. *Cell*, v. 83, p. 851, 1995.

BURGER, H. G. Evidence for a negative feedback role of inhibin in follicle stimulating hormone regulation in women. *Hum. Reprod.*, v. 8, suppl. 2, p. 129, 1993.

BURGER, H. G. Inhibin. *Reprod. Med. Rev.*, v. 1, p. 1, 1992.

CHWALISZ, K.; BRENNER, R. M.; FUHRMANN, U. U. et al. Antiproliferative effects of progesterone antagonists and progesterone receptor modulators on the endometrium. *Steroids*, v. 65, p. 741, 2000.

HOGERVORST, E.; WILLIAMS, J.; BUDGE, M. et al. The nature of the effect of female gonadal hormone replacement therapy on cognitive function in post-menopausal women: a meta-analysis. *Neuroscience*, v. 101, p. 485, 2000.

KUIPER, G. G.; CARLSSON, B.; GRANDIEN, K. et al. Comparison of ligand-binding specificity and transcript distribution of estrogen receptors α and β. *Endocrinology*, v. 138, p. 863, 1996.

LONARD, D. M.; SMITH, C. L. Molecular perspectives on selective estrogen receptor modulators (SERMs): progress in understanding their tissue-specific agonist and antagonist actions. *Steroids*, v. 67, p. 15, 2002.

MACNAUGHTON, J.; BANAH, M.; MCCLOUD, P. et al. Age-related changes in follicle stimulating hormone, luteinising hormone, oestradiol and immunoreactive inhibin in women of reproductive age. *Clin. Endocrinol.*, v. 36, p. 339, 1992.

MÜHLENKAMP, W. B.; PROKOP, U.; SCHULZ, W.; WAGENKNECHT, J. *Essentials – Hormonal Contraception*. Berlin: Schering AG, 1993.

ROSSMANITH, W. G.; LAURITZEN, C. The luteinising hormone pulsatile secretion: diurnal excursions in normally cycling and postmenopausal women. *Gynecol. Endocrinol.*, v. 5, p. 249, 1991.

STERN, J.; COULAM, C. B. New concepts in ovarian regulation: an immune insight. *Am. J. Reprod. Immunol.*, v. 27, p. 136, 1992.

85-7241-634-X

Capítulo 24

Complicações do Uso de Hormônios

César Eduardo Fernandes
José Arnaldo de Souza Ferreira
Lúcia Helena de Azevedo
Nilson Roberto de Mello
Sérgio Peixoto

INTRODUÇÃO

Na análise das complicações resultantes do uso de hormônios, têm especial importância as que decorrem do emprego dos esteróides sexuais (estrogênios, progestogênios e androgênios), por serem esses os mais freqüentemente utilizados pelo ginecologista para o tratamento e o controle das disfunções e doenças do aparelho genital feminino. Essas complicações não são desprezíveis e as de maior relevância serão abordadas em tópicos separados neste capítulo.

HORMONOTERAPIA E TROMBOEMBOLISMO VENOSO

O TEV (tromboembolismo venoso) afeta 500.000 a 600.000 pessoas por ano e o risco absoluto para essa doença é de 0,4/10.000 mulheres no período que antecede a menopausa e de 1/10.000 mulheres após a menopausa, em não

85-7241-634-X

85-7241-634-X

usuárias de homonoterapia[1]. O risco aumenta com idade (> 40 anos), obesidade, gestação, indivíduos com história prévia de TEV, de recentes procedimentos cirúrgicos, imobilização, fratura de membros inferiores, infecção, câncer e em pessoas com herança genética para distúrbios da coagulação[2].

Na análise do risco de TEV, devem-se diferenciar os estrogênios naturais dos sintéticos. Os estrogênios naturais incluem o estradiol, a estrona, o estriol e seus conjugados, como os ECE (estrogênios conjugados eqüinos). Os sintéticos são o EE (etinilestradiol), o mestranol, o quinestrol e o dietilbestrol. O EE é o estrogênio presente na maioria dos AHO (anticoncepcionais hormonais orais) e se caracteriza por apresentar alta potência e efeitos acentuados sobre o metabolismo hepático quando comparados aos estrogênios naturais. O EE apresenta potência 75 a 1.000 vezes maior que os ECE, o sulfato de piperazina ou o estradiol micronizado, considerando a produção de proteínas hepáticas, e altera também, de maneira mais intensa, os fatores da coagulação e as lipoproteínas[3].

Desde 1960, o TEV foi associado com o uso de AHO, tendo sido relatada uma alta incidência dessa doença entre usuárias, quando comparadas a não usuárias (RR [risco relativo] entre 1,5 e 12)[4]. Entretanto, os informes mostraram a diminuição dessa incidência quando os AHO tiveram seu conteúdo estrogênico reduzido a valores menores que 50µg. Dessa forma, o aumento do risco é determinado pelo componente estrogênico dos AHO e é dose-dependente[5].

O estrogênio presente nos AHO modifica o mecanismo da coagulação, aumentando a adesividade plaquetária e diminuindo os níveis de antitrombina III[2]. Os estudos realizados por Notelovitz, em pacientes normais, que tomaram AHO em baixas doses, mostraram modificações na coagulação relacionadas aos fatores VII e X e também na antitrombina III[6].

A despeito do menor efeito deletério sobre o mecanismo da coagulação, o TH (tratamento hormonal) no climatério, em que se utiliza basicamente os estrogênios naturais, aumenta em 2 a 4 vezes o risco de TEV idiopático e pulmonar[7]. No passado existiram relatos de que, em baixas doses, os estrogênios não aumentavam o risco de TEV. No entanto, mais recentemente surgiram evidências de que também as baixas doses aumentam o risco[7]. Dois grandes ensaios clínicos, com grande repercussão nos meios médicos, avaliaram o risco de TEV em relação ao uso do TH. Um deles, de prevenção secundária de DCV (doença cardiovascular), o HERS (*Heart and Estrogen/Progestin Replacement Study*), prospectivo, randomizado e duplo-cego, mostrou um aumento do risco de TEV em mulheres com DCC (doença cardíaca coronariana) prévia[8]. O outro, de prevenção primária, denominado WHI (*Women's Health Initiative*), patrocinado pelo NIH (National Institute of Health) e criado para avaliar a incidência de DCC e do câncer de mama, teve dois braços de estudo. Um foi constituído de mulheres histerectomizadas e usuárias de ECE, 0,625mg/dia, em esquema de THE (terapia hormonal estrogênica), e o outro foi constituído de mulheres com útero e usuárias de ECE, 0,625mg/dia, e acetato de medroxiprogesterona (MPA), 2,5mg/dia, em esquema de THEPcc (terapia hormonal estro-progestativa combinada contínua)[9]. O braço de estudo do WHI com THEPcc foi publicado em 2002 e avaliou 16.608 mulheres, sendo 8.506 randomizadas para tomarem THEPcc e 8.102, placebo. Os seus resultados mostraram um RR para TEV de 2,11, ou seja, dobrou a incidência desse evento. Apesar disso, o impacto em termos absolutos não foi grande, pois a incidência da doença na população é baixa, aumentando de 1/10.000 mulheres para 2/10.000 mulheres, ou seja, aumento de apenas 1 caso em 10.000 mulheres.

HORMONOTERAPIA E DOENÇA CARDIOVASCULAR

O aumento do risco da DCV, na vigência do emprego de hormônios em mulheres, sempre trouxe preocupação pelo fato de essa ser a doença que tem a maior taxa de mortalidade em todo o mundo. Nesse contexto, a DCC tem grande importância por ser responsável por mais da metade dessas mortes.

A DCV ocorre em conseqüência de manifestações trombóticas nas placas ateroscleróticas (aterotrombose), em virtude de sua desestabilização e seu rompimento, propiciando o início do processo de trombose. Portanto, a trombogênese está envolvida na patogênese da DCV, exercendo papel fundamental no desenvolvimento do IM (infarto do miocárdio) e do AVC (acidente vascular cerebral)[10].

A propensão individual para trombogênese e IM é mediada pelo balanço entre fatores protrombóticos, como fibrinogênio, fator VII, fator de von Willebrand e fator inibidor do PAI 1 (ativador do plasminogênio), por um lado, e fatores protrombolíticos, como plasminogênio e fator ativador tissular do plasminogênio, por outro.

O AHO constitui um dos medicamentos mais utilizados pelas mulheres ao longo da vida e tem sido implicado, desde o início da década de 1970, ao aumento do risco de DCV, sendo os seus componentes estrogênicos e progestogênicos responsabilizados pelas complicações trombóticas relacionadas à aterosclerose[11].

O componente estrogênico dos AHO, representado pelo etinilestradiol, quando administrado por via oral, influencia o metabolismo hepático com o aumento da síntese de proteínas indesejáveis, sendo o principal responsável pelo aumento do risco de trombose; a diminuição de sua dose pode claramente reduzir esse risco. Também existem evidências de que esses fatores podem ser influenciados por tipo e dose de progestogênio[2]. Por causa disso, a dose de etinilestradiol dos AHO foi reduzida progressivamente desde que estudos mostraram aumento da incidência de DCV com aqueles com alta dose. Com concentrações

85-7241-634-X

de etinilestradiol abaixo de 50µg, não foi observado aumento do risco para IM[12]. O estrogênio contido nos AHO atuais contém menos de um quinto do presente nos mais antigos. A terceira geração de progestogênios, constituída por gestodeno, desogestrel e norgestimato, foi desenvolvida pela indústria farmacêutica para minimizar também os efeitos colaterais dos progestogênios mais antigos, que são mais androgênicos e têm mais efeitos adversos sobre o metabolismo lipídico[12]. Esses novos progestogênios tiveram também suas doses cada vez mais reduzidas em relação àquelas habitualmente utilizadas[13]. O uso da associação de etinilestradiol em baixa dose (20 a 30µg) com o desogestrel e o gestodeno não traz repercussões significativas sobre o metabolismo dos carboidratos, o perfil lipídico ou o sistema hemostático, parâmetros importantes na avaliação do risco cardiovascular[13].

Os esteróides sexuais também são bastante utilizados como TH para o tratamento da insuficiência estrogênica em mulheres no climatério, podendo apresentar complicações não desprezíveis. Nesse sentido, os estudos epidemiológicos observacionais têm mostrado que até meados da década passada o TH poderia ser indicado para proteção cardiovascular em mulheres na pós-menopausa[14,15]. Após 1998, com a publicação de alguns ensaios clínicos se contrapondo aos efeitos de cardioproteção secundária e primária da DCV, estabeleceu-se grande conflito com os conhecimentos adquiridos até então com os estudos observacionais[8,9].

Em relação à prevenção primária da DCV, há vários estudos observacionais demonstrando um efeito benéfico do TH. Entre esses, o *Nurses Health Study* se notabilizou como um dos principais, mostrando redução do risco relativo de eventos coronarianos em usuárias de TH[14]. Em contrapartida, o estudo WHI mostrou resultados desfavoráveis ao TH estro-progestativo sobre o risco cardiovascular em relação ao que se via com a grande maioria dos estudos observacionais. O outro braço do estudo WHI, com mulheres histerectomizadas, que faziam uso somente de estrogênio, não revelou aumento na incidência de DCV, apenas elevação na freqüência do AVC[16].

Em relação à prevenção secundária da DCV, os estudos observacionais também indicavam benefícios com essa modalidade terapêutica. No entanto, as publicações dos estudos HERS I e II, da mesma forma que o WHI, trouxeram dúvidas acerca dessa proteção por apresentarem resultados divergentes do que se imaginava até então, mostrando resultados desapontadores com o uso de modalidades específicas de TH em doses convencionais[15,17]. A questão da prevenção secundária parece mais complexa, devendo-se salientar que em termos de prevenção secundária, as placas ateroscleróticas já estão estabelecidas, podendo sofrer danos com possibilidade de desencadear um evento coronariano agudo quando se administra o TH. Atualmente, os consensos, por falta de

85-7241-634-X

evidências dos benefícios do TH na prevenção primária ou secundária da DCV, com base em estudos controlados e com casuísticas adequadas, contra-indicam o TH para essas finalidades. Mesmo assim, não se devem tirar conclusões definitivas e generalizadas em relação a causa-efeito do binômio TH/DCV, que se apliquem indistintamente a todas as mulheres.

HORMONOTERAPIA E CÂNCER

85-7241-634-X

Apesar de todos os benefícios do TH, a aderência ao tratamento é muito baixa, havendo estudos que mostram que cerca de 50% das mulheres que o iniciam, abandonam o tratamento até o final do primeiro ano. Essa baixa aderência ocorre por causa de a vários fatores, sendo um dos principais o medo de câncer.

Por causa do grande número de mulheres que têm optado pelo TH nas últimas décadas, existe a necessidade de se conhecer os seus efeitos em relação ao risco de câncer genital e extragenital, como também sobre o risco de recorrência e diminuição da sobrevida em mulheres com a doença previamente tratada. Esses dois aspectos serão analisados, com fundamentação em constatações da medicina baseada em evidências.

CÂNCER GENITAL

Adenocarcinoma Endometrial

A taxa de incidência mundial do câncer endometrial está em torno de 6,5/100.000 mulheres. A preocupação com relação à associação entre o TH e o risco dessa neoplasia surgiu por causa do uso do estrogênio isolado a partir da década de 1950, com a finalidade de tratar os sintomas climatéricos e manter a jovialidade feminina. A partir da década de 1970, foi constatado um aumento do risco dessa neoplasia 4 a 5 vezes maior nas mulheres expostas à terapêutica hormonal estrogênica, e, dependendo da dose e da duração do tratamento, o risco podia aumentar de 10 a 12 vezes[18]. Mais recentemente, uma metanálise de mais de 30 estudos mostrou um RR de 2,3 (IC [intervalo de confiança] 95% = 2,1 a 2,5) em usuárias de THE, como também RR de 9,5 com o uso de estrogênios por mais de 10 anos, sendo que mesmo após a interrupção da terapia o risco ainda permanecia aumentado por vários anos[19]. Atualmente, os dados existentes, oriundos de estudos observacionais, são consistentes e apontam para uma associação entre terapia de reposição hormonal e risco de câncer endometrial, com riscos relativos entre 3 e 4[20].

Com o intuito de diminuir esse risco, constatou-se que a adição de progestogênios aos estrogênios não só o mantinha inalterado, mas possivelmente o reduzia abaixo da unidade, quando se comparavam mulheres que utilizavam hormonoterapia e as que não. Por isso, passou-se, a partir da década de 1980, a utilizar os estrogênios combinados aos progestogênios em mulheres com útero, com o intuito de impedir o aumento da incidência do adenocarcinoma de endométrio[21].

Com relação à associação entre TH e o risco de recorrência e a diminuição de sobrevida em mulheres com a doença previamente tratada, também tem havido contra-indicação histórica ao TH, por causa da conhecida associação entre a estrogenioterapia isolada e o aumento do risco de câncer endometrial, temendo-se uma piora na evolução da doença. Nesse sentido, existem três estudos observacionais retrospectivos de caso-controle que avaliaram o risco de recorrência e diminuição de sobrevida em mulheres com estádios iniciais da doença (I e II). Os autores não encontraram diferenças significativas com referência a esses parâmetros, entre usuárias ou não de TH[22-24]. Existe ainda em andamento um importante estudo clínico randomizado, duplo-cego, controlado com placebo e com duração de três anos, realizado pelo Grupo de Oncologia Ginecológica da Escola de Medicina da Universidade de Emory[25], em Atlanta, Georgia, o qual analisa o uso da terapia de reposição hormonal em 800 mulheres, também em estádios iniciais da doença, e cujos resultados fornecerão dados mais seguros a respeito destes aspectos. As evidências até o momento não contra-indicam o TH nessa situação, podendo ser utilizado somente nos estádios iniciais de tumores com receptor esteróide negativo ou positivo, mas com invasão miometrial mínima ou ausente, lavado peritoneal negativo e linfonodos negativos. Deve haver um período de latência de pelo menos 1 a 2 anos do ato cirúrgico, após o qual as possibilidades de recidivas são menores.

Câncer Cervical

85-7241-634-X

Apesar de existirem algumas evidências indicando que os estrogênios e alguns progestogênios podem aumentar a expressão genética do HPV-16 (papilomavírus humano) no epitélio escamoso, em relação ao câncer epitelial cervical existem estudos observacionais mostrando que não há aumento do risco de seu aparecimento com o TH[26].

Em relação ao adenocarcinoma do canal cervical, à semelhança com o do endométrio, os estudos apontam para uma associação entre terapia de reposição hormonal e o aumento do risco para essa neoplasia[26]. Portanto, em mulheres com colo uterino remanescente, após histerectomias subtotais, seria prudente a utilização de TH estro-progestativo, evitando-se a estrogenioterapia isolada, embora não exista consenso em relação a essa conduta.

Em mulheres com a doença previamente tratada, nos casos de adenocarcinoma cervical, o TH pode ser utilizado devendo-se, no entanto, seguir as mesmas orientações relativas ao adenocarcinoma de endométrio.

Câncer Epitelial de Ovário

O CEO (câncer epitelial de ovário) ocupa o quarto lugar na escala de freqüência das neoplasias malignas e é o primeiro em mortalidade, sendo a sua incidência mundial em torno de 6,5/100.000 mulheres e o seu risco acumulado durante a vida de 1,7%. O CEO representa mais de 90% das malignidades ovarianas e tem prognóstico ruim, em grande parte porque é diagnosticado em estádios mais avançados[27].

As evidências ligando o TH ao aumento do risco de CEO são muito inconsistentes quando comparadas com as do câncer de mama e de endométrio. Estudos observacionais e metanálises mostram tanto um aumento, como uma redução do risco. Essa inconsistência nos resultados pode ser, em parte, causada por dificuldades na classificação histológica dos tumores, alguns estudos mostrando aumento do risco de tumores de endométrio e de células claras com o uso do TH por mais de cinco anos, e outros diminuição, o que faz supor que até mesmo a associação do TH com subtipos histológicos de CEO está cercada de controvérsias[28].

Mais recentemente, três importantes estudos epidemiológicos, com maior número de mulheres e maior tempo de observação, avaliaram a relação entre o risco de CEO e o uso do TH. O primeiro foi prospectivo de coorte (n = 21.581 mulheres) e os resultados mostraram aumento significativo da mortalidade com o uso da THE por um tempo igual ou maior que 10 anos, sendo que o aumento persistiu por até 29 anos após a interrupção do uso[29]. O segundo foi um estudo retrospectivo, de caso-controle, em que foi observado que o uso de estrogênio isolado ou com a adição cíclica de progestogênio, estava associado com aumento significativo do risco de CEO, sendo os riscos elevados para tumores serosos, mucinosos e de endométrio[30]. O risco máximo, para todos os tipos histológicos combinados ocorreu com mais de 10 anos de uso. Não houve aumento do risco com a adição de progestogênio em esquema combinado-contínuo. O terceiro foi um estudo prospectivo de coorte englobando 44.241 mulheres, e concluiu-se que o uso de estrogênio isolado por 10 ou mais anos estava associado com um aumento significativo do risco de CEO[31]. A adição de progestogênio não se associou com aumento do risco, embora o uso a curto e longo prazo dos esquemas estro-progestativos ainda necessite de avaliações mais aprofundadas.

Apesar de os estudos observacionais não serem suficientes para promover uma completa mudança de atitudes em relação à prática clínica, os mais recen-

85-7241-634-X

tes sugerem uma reavaliação em relação aos riscos do TH, devendo-se incluir o CEO na análise da equação risco-benefício.

Quanto ao risco de recorrência e à diminuição da sobrevida em mulheres com CEO previamente tratado que vão iniciar o TH, existe carência de dados na literatura. Entretanto, dois estudos recentes, um deles retrospectivo, de caso-controle, e o outro, um ensaio clínico randomizado e controlado, não mostraram diferenças significativas quanto ao intervalo livre de doença ou à sobrevida total entre as mulheres com e sem TH[32,33]. Os riscos teóricos da recorrência e da diminuição da sobrevida, com base na revisão crítica da literatura, são infundados, havendo, no entanto, a necessidade de ensaios clínicos randomizados e controlados com número suficiente de mulheres para se avaliar a real segurança do TH nesses casos.

CÂNCER EXTRAGENITAL

Em virtude de os estrogênios influenciarem direta ou indiretamente os processos que controlam a divisão das células e poderem estimular a proliferação celular, sempre existiu o receio de que os mesmos pudessem também influenciar o crescimento de tumores extragenitais.

Câncer de Mama

Entre as neoplasias femininas, das quais mais de 40% são hormônio-dependentes, encontra-se o câncer de mama, o qual tem alta incidência e mortalidade que se mantém ao longo do tempo, apesar de todas as medidas para diminuí-la, tais como o diagnóstico precoce e os avanços terapêuticos[34].

O risco absoluto ou a taxa bruta de incidência de câncer de mama no Brasil, como um todo, segundo dados publicados pelo Ministério da Saúde por meio do INCA (Instituto Nacional do Câncer), utilizando metodologia estimativa para o ano 2000, é de 33,58 casos/100.000 mulheres, podendo variar de acordo com a região do país. Uma mulher aos 50 anos de idade tem cerca de 10% de probabilidade de desenvolver um câncer de mama até o final de sua vida e de 3% de morrer em conseqüência do mesmo.

Em relação à THE, existem evidências que indicam que o risco para o câncer de mama encontra-se aumentado em situações como menarca precoce, menopausa tardia, primeiro parto em idade tardia (> 35 anos) e obesidade, condições que têm em comum o fato de exporem a mulher a maiores níveis estrogênicos durante um tempo prolongado, constituindo um indício de que o estrogênio pode estar relacionado ao aumento do risco de câncer de mama. Além dessas evidências, os estudos sobre carcinogênese experimental, quer

85-7241-634-X

sejam histológicos ou *in vitro*, têm reforçado que o estrogênio apesar de não ser o iniciador do processo tumoral parece ser o promotor desse, pelo fato de aumentar o número de mitoses nos ductos mamários[35].

Esses indícios apresentados são indiretos e ainda não suficientes para se concluir que a THE aumenta o risco de câncer de mama. Para que isso seja comprovado, deve-se analisar a exposição de uma população ou de uma amostra representativa dessa à THE e verificar o RR, o que pode ser feito por meio dos estudos chamados analíticos, existindo dois tipos: os estudos intervencionais, também ditos experimentais, e os estudos observacionais.

Existem vários estudos observacionais sobre a THE publicados desde 1986 até 1992, os quais levam em consideração o tipo e a duração do uso da THE. Esses mostram que quando é considerado o uso em alguma época, os resultados são contraditórios, ficando o RR, em média, em torno de 1. Quando se considera o uso prolongado, pode-se observar que existe tendência a um aumento do risco de câncer de mama com o tempo de duração da THE, com RR maiores do que 1, embora apenas em poucos estudos os valores sejam estatisticamente significativas.

Após 1992, dois estudos importantes foram publicados no mesmo ano: um de caso-controle, de Stanford *et al.*, e o outro de coorte, o *Nurses Health Study*, de Colditz *et al.*[36,37]. Mais uma vez, os resultados se mostraram contraditórios, com o estudo de Stanford *et al.* indicando que não existe aumento do risco de câncer de mama com a THE e o de Colditz *et al.*, muito valorizado pelo fato de analisar um grande número de mulheres por um longo período de seguimento, mostrando um aumento do risco com uso acima de cinco anos, o qual ainda aumenta progressivamente com a idade (acima de 55 anos).

À medida que os estudos epidemiológicos mostram heterogeneidade nos seus resultados, eles estimulam a realização de metanálises. Várias pesquisas dessa natureza têm sido publicadas, revelando RR entre 1,0 e 1,7. A mais recente e ainda o trabalho de maior importância na atualidade é a metanálise do Collaborative Group on Hormonal Factors in Breast Cancer sobre fatores hormonais para o câncer de mama, a qual reuniu 51 dos melhores estudos epidemiológicos e incluiu mais de 108.411 mulheres sem e 52.705 com câncer de mama[38]. Os resultados desse estudo mostraram que: o risco está aumentado e é proporcional à duração do uso; o RR foi de 1,35 para uso atual e com duração igual ou maior do que cinco anos, ou seja, 1,35 vezes o risco absoluto. Tomando-se esse como 10%, por exemplo, o risco passa de 10 para 13,5%, ou seja, um aumento de 3,5%, o que o caracteriza como pequeno; o risco diminui após a interrupção do uso, desaparecendo depois de cinco anos ou mais; os tumores diagnosticados são menos avançados clinicamente quando se leva em consideração o uso do TH em qualquer época.

85-7241-634-X

85-7241-634-X

A magnitude do risco pode ser verificada, de forma mais nítida e interessante, quando é analisado o excesso absoluto, ou seja, o excesso de cânceres de mama nas mulheres que usam a terapia de reposição hormonal quando comparadas a não usuárias, o que também foi analisado no trabalho do Collaborative Group on Hormonal Factors in Breast Cancer. Observa-se que aos 50 anos de idade a incidência cumulativa de câncer de mama em não usuárias de hormônio é de 18/1.000 mulheres e aos 70 anos, 63/1.000, com um acúmulo de 45 casos em 20 anos. Se o uso de hormônio for iniciado aos 50 anos e esse for mantido por 5, 10 ou 15 anos, haverá uma incidência cumulativa de 65, 69 e 75 casos por 1.000, respectivamente, ou seja, excessos de 2, 6 e 12 casos, aos 70 anos. Portanto, somente após o uso por cinco ou mais anos, começa a haver um aumento mais importante do risco de câncer de mama.

Com relação à adição dos progestogênios à THE, muita controvérsia existe quanto ao fato de que esses poderiam aumentar o risco de câncer de mama. Embora se pensasse há alguns anos que os progestogênios, à semelhança de sua ação no endométrio, pudessem diminuir esse risco, vários estudos sobre histologia mamária durante a fase lútea (progestacional) do ciclo menstrual demonstraram um aumento do número de mitoses das células ductais mamárias[39]. Com base nessa informação, tem sido sugerido que a progesterona e os progestogênios poderiam aumentar o risco de câncer de mama.

Para constatar esses dados, foram publicados vários estudos epidemiológicos, sendo que em todos eles houve a participação de um número pequeno de mulheres utilizando a adição de progestogênios. Em alguns deles, os resultados mostraram um padrão de aumento do RR semelhante àquele de mulheres com estrogenioterapia isolada[40,41]. De forma geral, esses estudos sugeriam que os progestogênios, quando adicionados aos estrogênios, embora não causassem um risco maior de câncer do que os estrogênios isolados, também não protegiam a mama desse.

Estudos mais recentes com a adição de progestogênios, analisando um número muito maior de mulheres por um tempo mais prolongado, têm mostrado que o risco de câncer de mama pode estar realmente aumentado.

Na metanálise do Collaborative Group on Hormonal Factors in Breast Cancer, entre usuárias recentes ou atuais, o risco foi 53% maior para a THEP (terapia hormonal estro-progestativa) e apenas 34% para a THE. Colditz e Rosner, em uma atualização preliminar do *Nurses Health Study*, confirmaram esta tendência: para cada ano de uso, o risco de câncer de mama aumentou 9% para a THEP e apenas 3,3% para a THE[37,38]. Persson *et al.*, encontraram um risco maior para a THEP: com o uso atual ou recente por seis ou mais anos, o risco aumentou em torno de 70%, mas nenhum aumento foi detectado com a THE[42]. Schairer *et al.*, analisando uma coorte do BCDDP (*Breast Cancer Detection Demonstration*

Project), com 46.355 participantes seguidas durante 15 anos, demonstraram que com o uso atual ou em ex-usuárias com menos de quatro anos de interrupção o RR de câncer de mama foi de 1,20 para a THE e de 1,40 para a THEP, com aumento do RR de 1 e 8% para cada ano de uso, respectivamente[43].

Ross *et al.*, num estudo de caso-controle, verificaram que o uso da THE associou-se a um aumento do OR (risco estimado) apenas para usuárias a longo prazo (OR = 1,24 para 15 anos de uso), havendo aumento de 6% para cada cinco anos de uso. Os riscos foram maiores para mulheres magras do que para obesas[44]. Com o uso da THEP, o risco estimado de câncer de mama foi substancialmente maior, aumentando com a duração desse, OR = 1,51, com uso maior ou igual a 10 anos, e 34% ou 1,34 para cada cinco anos de uso. O risco também pareceu ser maior com a THEPcs (terapia hormonal estro-progestativa combinada seqüencial) do que com a THEPcc; para a seqüencial, com 10 ou mais anos de uso, OR = 1,79, com risco para cada cinco anos de uso de 38% ou 1,38, e para a contínua, com 10 ou mais anos de uso, OR = 1,23, com risco para cada cinco anos de uso de 9% ou 1,09, embora a diferença entre elas não tenha sido significativa.

No ano de 2002, foi publicado o primeiro ensaio clínico randomizado, duplo-cego, controlado com placebo, chamado de WHI, que avaliou o risco de câncer de mama em usuárias de TH[9]. Após um seguimento de 5,2 anos, observou-se um aumento do risco para câncer de mama no grupo que tomava hormônio quando comparado com o placebo, com RR = 1,26, tendo havido um excesso de 8 casos no grupo ativo em relação ao placebo. Esse estudo veio confirmar o aumento do risco para câncer de mama com a THEP, o qual já havia sido detectado em estudos observacionais anteriores.

Em 2003, foram publicados dois estudos sobre TH a longo prazo e risco de câncer de mama. O primeiro, publicado por Olsson *et al.*, do qual participaram 29.508 mulheres, apresentou risco maior nas usuárias de esquema de THEPcc, quando comparadas com não usuárias, com RR = 4,60. Houve aumento de risco com THEPcs, estradiol e progestogênios isolados, mas esses não foram significativos[45]. O outro foi um estudo de caso-controle, publicado por Li *et al.*, com 975 participantes, no qual foi avaliado o risco de câncer de mama considerando-se o tipo histológico e a presença de receptores de estrogênio e progestogênio, com diferentes esquemas de TH[46]. Os autores concluíram que houve aumento do risco de câncer de mama invasivo apenas com esquemas de THEP, quer seja cíclico ou contínuo, particularmente para tumores lobulares invasivos e com receptores positivos para estrogênio e progestogênio. Não houve aumento do risco em mulheres que utilizavam esquemas com estrogênios isolados.

85-7241-634-X

Ainda no ano de 2003, foi publicado um importante estudo prospectivo de coorte no Reino Unido, denominado *Million Women Study*, o qual englobou 1.084.110 mulheres com idades entre 50 e 64 anos, recrutadas entre 1996 e 2001, tendo como objetivo primário a determinação da incidência e da mortalidade por câncer de mama[47]. O estudo avaliou o efeito sobre o risco de câncer de mama global, com o uso de qualquer tipo de TH e também estratificado por tipo e dose de estrogênio (ECE ou estradiol) e de progestogênio (AMP [adenosina monofosfato], noretisterona, levonorgestrel, norgestrel), tipo de uso, via de administração (oral, transdérmica, implantes) e esquema terapêutico (THE, THEPcs, THEPcc). Após 2,6 e 4,1 anos de seguimento médio, os RR de câncer de mama e morte por câncer para usuárias atuais eram de 1,66 e 1,22, respectivamente, não havendo aumento do risco para usuárias no passado. Houve aumento significativo do risco para usuárias de estrogênio isolado (RR = 1,30), estrogênio + progestogênio (RR = 2,00) e tibolona (RR = 1,45), mas a associação foi substancialmente maior com THEP do que com THE ou tibolona, não tendo havido diferença significativa entre a THE e a tibolona. Não houve diferenças significativas entre os tipos específicos de estrogênios, progestogênios e suas doses, bem como entre os esquemas com THEPcs e THEPcc. Também houve aumento significativo do risco com todas as vias de administração utilizadas, mas não houve diferença entre elas. O aumento do risco de câncer de mama foi proporcional à duração do uso do TH.

No ano de 2004, foi publicado o braço estrogênico do estudo WHI[16]. O resultado primário de observação foi a incidência de DCC, sendo a incidência do câncer de mama o resultado primário de segurança. Após um seguimento médio de 6,8 anos, os resultados do estudo mostraram uma incidência um pouco menor de câncer de mama no grupo que tomou hormônio em relação ao placebo, mas não significativa, com RR = 0,77.

Com base nas evidências existentes, principalmente aquelas relativas aos ensaios clínicos publicados mais recentemente, pode-se chegar às seguintes conclusões em relação ao risco de câncer de mama em mulheres que fazem uso do TH:

- *Com TH de curta duração (uso de menos de cinco anos)*: não há aumento do risco de câncer de mama.
- *Com TH a longo prazo (uso igual ou maior que cinco anos)*: há um pequeno aumento do risco com esquemas de THEP, o qual parece ainda aumentar com o tipo de uso (usuárias atuais) e com a idade (acima de 55 anos), não havendo, no entanto, aumento do risco com a THE, principalmente com o uso de ECE.
- O prognóstico do câncer de mama diagnosticado em mulheres durante a utilização do TH parece ser melhor que o daquelas que não fazem uso desse.
- A relação risco-benefício deve ser cuidadosamente verificada em mulheres que irão utilizar a THEP, principalmente aquelas de mais idade.

Como sugestão, em mulheres com útero, principalmente naquelas com fatores de risco para câncer de mama, seria prudente indicar alguma forma de THEP que utilizasse progestogênios em esquemas cíclicos, com intervalos de tempo maiores (de preferência a cada 3 ou 4 meses). Após cinco anos de uso, quando começa a aumentar o risco de câncer de mama, podem ser utilizadas substâncias que têm ação inibitória sobre a proliferação do epitélio mamário e endometrial e possibilitam boa parte dos benefícios estrogênicos sobre outros tecidos (como, por exemplo, um SERM [modulador seletivo dos receptores de estrogênio]). Como após um certo tempo de interrupção do TH os estudos mostram uma diminuição do risco de câncer de mama (desaparece após 5 anos), esse poderia ser utilizado novamente.

85-7241-634-X

Linfomas

Na atualidade, existe um estudo prospectivo de coorte englobando 37.500 mulheres, com seguimento de 13 anos, que avaliou o risco de linfoma não-de-Hodgkin (LNH) e de LLC (leucemia linfocítica crônica) em usuárias de TH[48]. Os autores concluíram que o TH é um fator de risco para LNH do tipo folicular e não para os subtipos linfocíticos pequenos ou difusos e para a LLC. Esse estudo, apesar de ser observacional, sugere que não se indique o TH para mulheres tratadas de LNH do tipo folicular, não havendo contra-indicação para aquelas com LNH de outros subtipos e para os casos de LLC.

Câncer Hepático

Apenas estudos com AHO combinados, com doses mais altas de etinilestradiol, demonstraram aumento do risco de adenoma e carcinoma hepático. No entanto, nenhum estudo com estrogênio natural confirmou os resultados desses estudos, não se considerando que o TH promova aumento do risco de câncer hepático[49]. Mesmo assim, pela falta de estudos mais conclusivos, não se deve indicá-lo para mulheres anteriormente tratadas dessa neoplasia.

PROCESSOS NÃO-NEOPLÁSICOS

Hormonoterapia e Hiperplasia Nodular Focal do Fígado

A HNF (hiperplasia nodular focal) do fígado é uma lesão benigna comum em mulheres. Um aumento do fluxo sanguíneo arterial produzido por uma anomalia vascular pode estar envolvido na patogênese da HNF. Os estrogênios endógenos têm sido sugeridos como causa provável da predominância da doença no sexo feminino e pelo pico de incidência na gravidez[50]. Alguns estudos sugerem que altas doses de estrogênios exógenos podem estar associadas a intenso crescimento e mudanças expressivas nas lesões da HNF[51]. Outros, por sua vez, não mostram influência do uso dos AHO sobre essas lesões[52].

Hormonoterapia e Colecistopatia Calculosa

A maioria dos cálculos biliares é parcial ou totalmente composta de colesterol. Três fatos são considerados importantes na formação dos cálculos de colesterol: a supersaturação da bile com colesterol, a sua estase e a desestabilização. Esses cálculos surgem quando a bile supersaturada com colesterol se desestabiliza[53].

Estudos epidemiológicos observacionais têm mostrado que o estrogênio aumenta o risco para colecistopatia calculosa. A estrogenioterapia por via oral, por diminuir a síntese e a secreção de ácidos biliares, altera a composição da bile, resultando em aumento na concentração de colesterol biliar[53]. O efeito da administração de estrogênios por via oral e transdérmica pode ser diferente, considerando o risco para calculose biliar. De maneira distinta da via oral, a via transdérmica, evitando a primeira passagem hepática, retarda ou diminui o efeito sobre os lipídeos e pode não induzir a formação de bile litogênica e, conseqüentemente, altera menos a composição dos ácidos biliares e o risco de calculose biliar[54].

O efeito dos progestogênios sobre os cálculos biliares está menos claro; os progestogênios parecem inibir a motilidade da vesícula biliar e diminuir a atividade da 17-α-hidroxilase, favorecendo o índice de catabolismo do colesterol para os ácidos biliares[55]. Simon *et al.*, analisando dados do estudo HERS em usuárias de estrogênios e progestogênios para prevenção secundária da doença coronariana, observaram um discreto aumento no risco para cirurgias do trato biliar[56].

85-7241-634-X

Os AHO, por sua vez, em estudos anteriores, mostraram provocar um aumento dos cálculos biliares após os dois primeiros anos de uso e um retorno aos níveis da população não usuária de AHO após 4 anos. Os dados mais recentes mostram, no entanto, que esse aparente aumento ocorre em mulheres com susceptibilidade prévia[57].

Hormonoterapia e Endometriose

O motivo da reativação dos focos de endometriose em algumas mulheres não é bem conhecido. Os implantes de endometriose respondem aos esteróides hormonais de maneira semelhante, mas não idêntica, ao tecido endometrial normal. Doses altas de estrogênio exógeno não constituem um pré-requisito para o desenvolvimento da endometriose na pós-menopausa[58]. Sutton relatou que a endometriose geralmente não ocorrerá se o TH for realizado, mesmo que somente com estrogênio[59]. Outros autores pensam que sua recorrência pode ser reduzida se o TH for realizado sob a forma combinada de estrogênio e progestogênio[60].

De modo geral, acredita-se que a estrogenioterapia reativaria as lesões de endometriose residuais, mesmo após período prolongado com baixos níveis séricos de estrogênio[60]. Citam-se, ainda, casos de mulheres com recidivas de endometriose em locais menos comuns, como o trato urinário e a forma cutânea disseminada[61].

O uso de estrogênio isolado pode promover aumento do risco para hiperplasia ou carcinoma nos focos de endometriose de forma semelhante ao endométrio da mulher na pós-menopausa[60]. Casos descritos de hiperplasia e carcinoma em tecido endometriótico, embora raros, fazem com que se questione o uso da estrogenioterapia isolada nas mulheres com endometriose.

É conveniente lembrar que o uso de AHO em dose baixa, de maneira contínua, não aumenta a freqüência da recidiva de endometriose e é um dos tratamentos utilizados para controle dos quadros dolorosos e com sangramentos irregulares, fundamentando-se no fato de que esse modo de uso dos AHO resulta em conversão dos implantes de endométrio em células decidualizadas, associadas a tecido endometrial inativo[62].

Hormonoterapia e Distúrbios Oculares

85-7241-634-X

A síndrome de secura ocular, ou ceratoconjuntivite seca, pode provocar lesões na superfície ocular e causar intensos sintomas como irritação e secura, que resultam em importante morbidade psicológica e redução da capacidade de trabalho. É muito mais comum em mulheres que em homens, o que sugere um efeito protetor dos androgênios[63].

Existem evidências de que os hormônios sexuais possam interferir com as glândulas lacrimais e meibomiana, grande glândula sebácea com receptores de estrógeno[64].

Estudos clínicos e laboratoriais preliminares sugerem que os androgênios têm efeito benéfico sobre a função da glândula lacrimal e meibomiana, enquanto os estrogênios parecem promover uma exacerbação da síndrome de secura ocular[63].

Embora existam alguns relatos de melhora da secura ocular com o TH, existem poucos estudos epidemiológicos que avaliaram diretamente a possível relação dos estrogênios exógenos com essa síndrome. Moss *et al.* e McCarty *et al.* não evidenciaram aumento da incidência da síndrome em mulheres usuárias de THE ou THEP[65,66].

Schaumberg *et al.*, avaliando 36.995 mulheres participantes do WHI, um estudo clínico randomizado para avaliar os benefícios e riscos do uso da aspirina e da vitamina E na prevenção das DCV, observaram que mulheres após a menopausa, usuárias de TH, têm uma alta prevalência da síndrome de secura ocular quando comparadas às mulheres não usuárias, e que esse fato é particularmente importante nas que fazem uso de estrogênios isolados[67]. Em função desses resultados contraditórios, a possibilidade de um efeito negativo dos estrogênios sobre a secura ocular ainda necessita ser confirmado.

Quanto aos AHO, embora raramente, podem causar inflamação do nervo óptico e conseqüente perda da visão, visão dupla, tumescência ou dor em um ou ambos os olhos. Há também o risco de trombose da veia retiniana, edema de córnea e desconforto ocular, podendo favorecer as lesões da córnea em usuárias de lente de contato[68].

Hormonoterapia e Virilização

O uso de algumas drogas pode estar associado a efeitos virilizantes, entre eles hirsutismo, acne, dermatite seborréica, foliculite, calvície temporal, hipertrofia do clitóris e engrossamento da voz.

Na vida intra-uterina, a exposição a níveis anormais de androgênios entre a oitava e 12ª semana de gestação pode levar à virilização da genitália do feto feminino. Quando essa exposição ocorre na infância tardia ou na adolescência causa, mais freqüentemente, a pseudopuberdade precoce[69].

As drogas mais comumente associadas a efeitos virilizantes são os esteróides anabólicos, os progestogênios androgênicos, os análogos do GnRh (hormônio liberador de gonadotrofina), a metirapona e drogas antiepilépticas[69].

Os esteróides anabólicos apresentam atividades androgênicas intrínsecas como os derivados sintéticos da testosterona, desenvolvidos na década de 1950, na tentativa de dissociar os efeitos anabólicos dos androgênicos. Infelizmente, um mesmo receptor intermedeia as ações androgênicas e anabólicas e nenhum esteróide anabólico é destituído de alguma propriedade androgênica[69].

Essa atividade androgênica tem sido possibilitada de forma crescente, pelo fato de nos últimos 40 anos os esteróides anabólicos terem sido utilizados por grande variedade de atletas, para aumentar sua resistência e seu desempenho, e também por um grande número de atletas não profissionais, incluindo muitas mulheres, com o intuito de modelar o corpo. Eles também têm sido usados no tratamento de várias situações clínicas, como na falência da medula óssea causada por anemia aplástica ou mielofibrose, para aumentar a produção de eritropoietina pelo rim, no tratamento da endometriose, na remissão dos carcinomas metastáticos da mama e como terapia na senilidade[70].

85-7241-634-X

A ocorrência e a gravidade dos efeitos androgênicos dependem da dose utilizada, da via de administração, da duração do uso, do índice de atividade anabólica/androgênica da substância utilizada (estimada em 30:1 a 100:1) e da susceptibilidade individual do usuário[70].

Alguns progestogênios sintéticos, especialmente os derivados da 19-nortestosterona, podem ter efeitos clínicos androgênicos que limitam a sua aceitabilidade. Além de seu efeito direto nos receptores de androgênio, eles diminuem a quantidade de SHBG (globulina transportadora de hormônios esteróides) na circulação, aumentando a concentração de testosterona livre[71].

O efeito androgênico é dose-dependente e sujeito a suscetibilidades individuais. As manifestações mais freqüentes são a acne e o ganho de peso, enquanto o hirsutismo ocorre raramente[71].

Nos AHO, o etinilestradiol tende a aumentar a concentração de SHBG, mas esse efeito é antagonizado pelos progestogênios mais androgênicos, com destaque para o levonorgestrel. Os efeitos androgênicos dos progestogênios se tornam mais evidentes com os contraceptivos contendo apenas progestogênios, incluindo os implantes de levonorgestrel e o MPA (acetato de medroxiprogesterona), utilizado na forma de depósito[71].

CONSIDERAÇÕES FINAIS

O uso de hormônios em Ginecologia, em especial dos estrogênios, progestogênios e androgênios, não é destituído de riscos e, algumas vezes, resulta em complicações que podem apresentar graus variados de dificuldades de resolução. Algumas complicações já estão bem estabelecidas e outras ainda carecem de comprovação. Essas diferenças determinam a inviabilidade ou a possibilidade do uso. A análise individual da relação risco/benefício do uso do medicamento, levando-se em consideração as características particulares de cada indivíduo e personalizando-se o tratamento em relação a doses, vias de administração e duração do tratamento, estarão colaborando para que essas complicações sejam pouco freqüentes.

Referências Bibliográficas

1. VESSEY, M.; MANT, D.; SMITH, A.; YATES, D. Oral contraceptives and venous thromboembolism. Findings in a large prospective study. *Br. Med. J.*, v. 292, p. 526, 1986.
2. GERSTMAN, B. B.; PIPER, J. M.; TOMITA, D. K. et al. Oral contraceptive dose and the risk of deep venous thromboembolic disease. *Am. J. Epidemiol.*, v. 133, p. 32, 1991.
3. MANDEL, F. P.; GEOLA, F. L.; LU, J. K. H. et al. Biological effects of various doses of etinilestradiol in postmenopausal women. *Obstet. Gynecol.*, v. 59, p. 673, 1982.

85-7241-634-X

85-7241-634-X

4. ASTED, B.; ISAACSON, J.; NILSSON, I. M. et al. Thrombosis and oral contraceptives: possible predisposition. *Br. Med. J.*, v. 4, p. 631, 1973.
5. WORLD HEALTH ORGANIZATION COLLABORATIVE GROUP STUDY OF CARDIOLOGY DISEASE AND STEROID HORMONE CONTRACEPTION. Venous thromboembolic disease and combined oral contraceptives: results of an international multicenter case-controlled study. *Lancet*, v. 133, p. 1575, 1995.
6. NOTELOVITZ, M.; KICHENS, C.; WARE, M. et al. Combination estrogen and progestogen replacement therapy does not adversely affect coagulation. *Obstet. Gynecol.*, v. 62, p. 596, 1983.
7. JICK, H.; DERBY, L. E.; MYERS, M. W. et al. Risk of hospital admission for idiopathic thromboembolism among users of postmenopausal estrogen. *Lancet*, v. 348, p. 981, 1996.
8. HULLEY, S.; GRADY, D.; BUSH, T. et al. Randomized trial of estrogen plus progestin for secondary prevention of coronary heart disease in postmenopausal women. Heart and Estrogen/Progestin Replacement Study (HERS) Research Group. *JAMA*, v. 280, p. 605, 1998.
9. WRITING GROUP FOR THE WOMEN'S HEALTH INICIATIVE INVESTIGATORS. Risks and benefits of estrogen plus progestin in healthy postmenopausal women: principal results from the Women's Health Initiative randomized controlled trial. *JAMA*, v. 288, n. 3, p. 321, 2002.
10. FERNANDES, C.; STEPHAN, C.; FERREIRA, J. A. S. et al. E as relações da terapêutica hormonal no climatério com o risco cardiovascular? Terapêutica hormonal protege ou aumenta o risco cardiovascular? In: FERNANDES, C.; FERREIRA, J. A. S.; MELO, N. R.; PEIXOTO, S. (eds.). *Terapêutica Hormonal no Climatério Feminino: onde estamos e para onde vamos?* São Paulo: Segmento, 2004. cap. 4, p. 47-60.
11. VESSEY, M. P.; MCPHERSON, K.; JOHNSON, B. Mortality among women participating in the Oxford Family Planning Association Contraceptive Study. *Lancet*, v. 2, p. 731, 1997.
12. PORTER, J. B.; HERSHEL, J.; WALKER, A. M. Mortality among oral contraceptives users. *Obstet. Gynecol.*, v. 70, p. 29, 1987.
13. LATIN AMERICAN ORAL CONTRACEPTIVE STUDY GROUP. Clinical comparison of monophasic oral contraceptive preparations of gestodene/ethinylestradiol and desogestrel/etinylestradiol. *Contraception*, v. 50, p. 201, 1994.
14. STAMPFER, M. J.; WILLET, W. C.; COLDITZ, G. A. et al. A prospective study of estrogen therapy and coronary heart disease. *N. Engl. J. Med.*, v. 313, n. 17, p. 1044, 1985.
15. HENDERSON, B. E.; PAGANINI-HILL, A.; ROSS, R. K. Decreased mortality in users of estrogen replacement therapy. *Arch. Intern. Med.*, v. 151, p. 75, 1991.
16. WOMEN´S HEALTH INICIATIVE STEERING COMMITTEE. Effects of conjugated equine estrogens in postmenopausal women with hysterectomy: the Women's Health Initiative Randomized Controlled Trial. *JAMA*, v. 291, p. 1701, 2004.
17. GRADY, D.; HERRINGTON, D.; BITTNER, V. et al. Cardiovascular diseases outcomes during 6.8 years of hormone therapy: Heart and Estrogen/progestin Replacement Study follow-up (HERS II). *JAMA*, v. 288, n. 1, p. 49, 2002.
18. SMITH, D. C.; PRENTICE, R.; THOMPSON, D. J.; HERMANN, W. L. Association of exogenous estrogen and endometrial carcinoma. *N. Engl. J. Med.*, v. 293, p. 1164, 1975.
19. GRADY, D.; GEBRETSADIK, T.; KERLIKOWSKE, K. et al. Hormone replacement therapy and endometrial cancer risk: a meta-analysis. *Obstet. Gynecol.*, v. 85, p. 304, 1995.

20. BURGER, C. W.; KOOMEN, I.; PETER, N. A. B. et al. Postmenopausal hormone replacement therapy and cancer of the female genital tract and the breast. *Eur. J. Menopause*, v. 4, p. 23-36, 1997.
21. WEIDERPASS, E.; ADAMI, H. O.; BARON, J. A. et al. Risk of endometrial cancer following estrogen replacement with and without progestins. *J. Natl. Cancer Inst.*, v. 91, p. 1131, 1999.
22. CREASMAN, W. T.; HENDERSON, D.; HINSHAW, W. et al. Estrogen replacement therapy in the patient treated for endometrial cancer. *Obstet. Gynecol.*, v. 67, p. 326, 1986.
23. LEE, R. B.; BURKE, T. W.; PARK, R. C. Estrogen replacement therapy following treatment for stage I endometrial carcinoma. *Gynecol. Oncol.*, v. 36, p. 189, 1990.
24. CHAPMAN, J. A.; DI SAIA, P. J.; OSANN, K. et al. Estrogen replacement in surgical stage I e II endometrial cancer survivors. *Am. Obstet. Gynecol.*, v. 75, p. 1195, 1996.
25. BASIL, J. B.; MUTCH, D. G. Role of hormone replacement therapy in cancer survivors. *Clin. Obstet. Gynecol.*, v. 44, n. 3, p. 464-477, 2001.
26. LACEY JR., J. V.; BRINTON, L. A.; BARNES, W. A. et al. Use of hormone replacement therapy and adenocarcinomas and squamous cell carcinomas of the uterine cervix. *Gynecol. Oncol.*, v. 77, p. 149, 2000.
27. GENAZZANI, A. R.; GADDUCCI, A.; GAMBACCIANI, M. Controversial issues in climateric medicine II. Hormone replacement therapy and cancer. *Maturitas*, v. 40, p. 117, 2001.
28. PURDIE, D. M.; BAIN, C. J.; SISKIND, V. et al. Hormone replacement therapy and risk of epithelial ovarian cancer. *British Journal of Cancer*, v. 81, n. 3, p. 559, 1999.
29. RODRIGUEZ, C.; PATEL, A. V.; CALLE, E. E. et al. Estrogen replacement therapy and ovarian cancer mortality in a large prospective study of US women. *JAMA*, v. 285, p. 1460, 2001.
30. RIMAN, T.; DICKMAN, P. W.; NILSSON, S. et al. Hormone replacement therapy and the risk of invasive epithelial ovarian cancer in Swedish women. *J. Natl. Cancer Inst.*, v. 94, p. 497, 2002.
31. LACEY, J. V.; MINK, P. J.; LIBIN, J. H. et al. Menopausal hormone replacement therapy and risk of ovarian cancer. *JAMA*, v. 288, p. 334, 2002.
32. EALES, R. A.; TAN, S.; WILTSHAW, E. et al. Hormone replacement therapy and survival after surgery for ovarian cancer. *BMJ*, v. 302, p. 259, 1991.
33. GUIDOZZI, F.; DAPONTE, A. Estrogen replacement therapy for ovarian carcinoma survivors. A randomized controlled trial. *Cancer*, v. 86, p. 1013, 1999.
34. FERREIRA, J. A. S.; WEHBA, S.; FERNANDES, C.; AZEVEDO, L. H. Terapia de reposição hormonal e risco de câncer de mama: situação atual e sugestões para contorná-la, até que apareçam melhores evidências. *Reprod. Clin.*, v. 15, p. 133, 2000.
35. SUTHERLAND, R. L.; WATTS, C. K. W.; MUSGROVE, E. A. Cell cycle control by steroid hormone in breast cancer: implications for endocrine resistance. *Endocr. Rel. Cancer*, v. 2, p. 87, 1995.
36. STANFORD, J. L.; WEISS, N. S.; VOIGT, L. F. et al. Combined estrogen and progestin hormone replacement therapy in relation to risk of breast cancer in middle-aged women. *J. Am. Med. Assoc.*, v. 332, p. 1589, 1995.
37. COLDITZ, G. A.; ROSNER, B. Use of estrogen plus progestin is associated with greater increase in breast cancer risk than estrogen alone. *Am. J. Epidemiol.*, v. 147, suppl., p. 64S, 1998.

85-7241-634-X

38. COLLABORATIVE GROUP ON HORMONAL FACTORS IN BREAST CANCER. Cancer Collaborationist's Group. Breast cancer and hormone replacement therapy: collaborative reanalysis of data from 51 epidemiological studies of 52.705 women with breast cancer and 108.411 women without breast cancer. *Lancet*, v. 350, p. 1047, 1997.
39. GOING, J. J.; ANDERSON, T. J.; BATTERSBY, S. et al. Proliferative and secretory activity in human breast during natural and artificial menstrual cycles. *American Journal of Pathology*, v. 139, p. 1938, 1998.
40. BERGKVIST, L.; ADAMI, H. O.; PERSON, I. et al. Prognosis after breast cancer diagnosis in women exposed to estrogen and estrogen-progestogen replacement therapy. *Am. J. Epidemiol.*, v. 130, p. 221, 1989.
41. COLDITZ, G. A.; HANKINSON, S. E.; HUNTER, D. J. et al. The use of estrogen and progestins and the risk of breast cancer in postmenopausal women. *N. Engl. J. Med.*, v. 332, p. 1589, 1995.
42. PERSSON, I.; WEIDERPASS, E.; BERGSTRON, R. et al. Risks of breast and endometrial cancer after estrogen and progestin replacement. *Cancer Causes Control*, v. 10, p. 253, 1999.
43. SCHAIRER, C.; LUBIN, J.; TROISI, R. et al. Estrogen-progestin replacement therapy and breast cancer risk. *JAMA*, v. 283, n. 4, p. 485, 2000.
44. ROSS, R. K.; PAGANINI-HILL, A.; WAN, P. C. et al. Effect of hormone replacement therapy on breast cancer risk: estrogen versus estrogen plus progestin. *Journal of the National Cancer Institute*, v. 92, n. 4, p. 328, 2000.
45. OLSSON, H. L.; INGVAR, C.; BLADSTRON, A. Hormone replacement therapy containing progestins and given continuously increases breast carcinoma risk in Sweden. *Cancer*, v. 97, p. 1387, 2003.
46. LI, C. I.; MALONE, K. E.; PORTER, P. I. et al. Relationship between long durations and different regimens of hormone therapy and risk of breast cancer. *JAMA*, v. 289, p. 3254, 2003.
47. MILLION WOMEN STUDY COLLABORATORS. Breast cancer and hormone-replacement therapy in the Million Women Study. *Lancet*, v. 362, p. 419, 2003.
48. CERHAN J. R.; VACHON, C. M.; HABERMANN, T. M. et al. Hormone replacement therapy and risk of non-Hodgkin lymphoma and chronic lymphocytic leukemia. *Cancer Epidemiol. Biomarkers Prev.*, v. 11, p. 1466, 2002.
49. MENEGOCCI, J. C. Terapia de reposição hormonal e neoplasias extra-genitais. *Saúde Feminina*, v. 2, p. 113, 1999.
50. KONDO, F.; NAGAO, T.; SATO, T. et al. Etiological analysis of focal nodular hyperplasia of the liver, with emphasis on similar abnormal vasculatures in nodular regenerative hyperplasia and idiopathic portal hypertension. *Pathol. Res. Pract.*, v. 194, p. 487, 1998.
51. NIME, F.; PICKREN, J. W.; VANA, J. et al. The histology of liver tumors in oral contraceptives users observed during a national survey by the American College of Surgeons Comission on Cancer. *Cancer*, v. 44, p. 1481, 1979.
52. MATHIEU, D.; HICHAM, K.; PATRICK, M. et al. Oral contraceptive use and focal hyperplasia of the liver. *Gastroenterology*, v. 118, p. 560, 2000.
53. EVERSON, G. T.; MCKINLEY, C.; KERN JR., F. Mechanisms of gallstone formation in women. Effects of exogenous estrogen (premarin) and dietary cholesterol on hepatic metabolism. *J. Clin. Invest.*, v. 87, p. 237, 1991.
54. O'CONNELL, M. B. Pharmacokinetic and pharmacologic variation between different estrogen products. *J. Clin. Pharmacol.*, v. 35, p. 18S, 1995.

85-7241-634-X

55. MESSA, C.; MASELLI, M. A.; CAVALLINI, A. et al. Sex steroid hormone receptors and human gallbladder motility in vitro. *Digeston.*, v. 46, p. 214, 1990.
56. SIMON, J. A.; HUNNINGHAKE, D. B.; AGARWAL, S. K. et al. Effect of estrogen plus progestin on risk for billiary tract surgery in postmenopausal women with coronary artery disease. *Ann. Int. Med.*, v. 135, p. 493, 2001.
57. ROYAL COLLEGE OF GENERAL PRACTIONERS'ORAL CONTRACEPTION STUDY. Oral contraceptives and gallbladder disease. *Lancet*, v. 2, p. 957, 1982.
58. BARBIERI, R. L. Hormone treatment of endometriosis: the estrogen threshold hypothesis. *Am. J. Obstet. Gynecol.*, v. 166, p. 740, 1992.
59. SUTTON, C. The treatment of endometriosis. In: *Progress in Obstetrics and Gynecology.* London: Churchill Livingstone,1990. v. 8, chapter 16.
60. HEXTALL, A.; WILCOX, M. A.; MACPHERSON, M. B. et al. Endometriosis and atypical complex hyperplasia associated with unopposed oestrogen therapy. *Br. J. Obstet. Gynaecol.*, v. 101, p. 1091, 1994.
61. CHOI, S. W.; LEE, H. N.; KANG, S. J. A case of cutaneous endometriosis developed in postmenopausal woman receiving hormonal replacement. *Jam. Acad. Dermatol.*, v. 41, p. 327, 1999.
62. KISTNER, R. W. Management of endometriosis in the infertile patients. *Fertil. Steril.*, v. 26, p. 1151, 1975.
63. SULLIVAN, D. A.; WICKHAM, L. A.; ROCHA, E. M. et al. Influence of gender, sex steroids hormones, and the hypothalamic-pituitary axis on the structure and function of the lacrimal gland. *Adv. Exp. Med. Biol.*, v. 438, p. 11, 1998.
64. SULLIVAN, D. A.; ROCHA, E. M.; ULMAN, M. D. et al. Androgen regulation of the meibomian gland. *Adv. Exp. Med. Biol.*, v. 438, p. 327, 1998.
65. MOSS, S. E.; KLEIN, B. E. Prevalence of and risk factors for dry syndrome. *Arch. Ophthamol.*, v. 12, p. 531, 1980.
66. MCCARTY, C. A.; BANSAL, A. K.; LIVINGSTON, P. M. et al. The epidemiology of dry eye in Melbourne, Australia. *Ophthalmology*, v. 105, p. 1148, 1998.
67. SCHAUMBERG, D. A.; BURING, J. E.; SULLIVAN, D. A. et al. Hormone replacement therapy and dry eye syndrome. *JAMA*, v. 286, p. 2114, 2001.
68. CROMER, B. A.; FISHER, R. Adolescent sexuality and issues in contraception. *Pediatr. Adolesc. Gynecol.*, v. 19, p. 177, 1992.
69. CORTET-RUDELLI, V.; DESAILLOUD, R.; DEWAILLY, D. Drug-induced androgen excess. In: AZZIZ, R.; NESTLER, J. E.; DEWAILLY, D. *Androgen Excess Disorders in Women.* Philadelphia: Lippincott-Raven, 1997. cap. 59, p. 613-621.
70. WILSON, J. D.; GRIFFIN, J. E. Progress in endocrinology and metabolism: the use and misuse of androgens. *Metabolism*, v. 29, p. 1278-1270, 1980.
71. SUNDARAN, K.; KUMAR, N.; MONDER, C. et al. Different patterns of metabolism determine the relative anabolic activity of 19-norandrogens. *J. Steroid. Biochem. Mol. Biol.*, v. 53, p. 253, 1995

85-7241-634-X

85-7241-634-X

Capítulo 25

Terapia de Reposição Hormonal

José de Souza Costa

INTRODUÇÃO

Neste capítulo serão apresentados os diferentes esquemas de reposição hormonal, as vias de utilização, suas vantagens e desvantagens e suas complicações.

Antes de iniciar a exposição, contudo, pela magnitude dos questionamentos envolvidos, considera-se indispensável comentar certos aspectos atuais da terapia de reposição hormonal, quando notícias inquietantes a seu respeito, tanto para as mulheres como para os médicos, são veiculadas insistentemente, quase diariamente, nos meios de divulgação.

Desde os seus primórdios, na década de 1960, o emprego terapêutico de hormônios tem levantado recorrentes controvérsias. Inicialmente com a constatação do aumento dos casos de câncer de endométrio associado ao uso isolado de estrogênios conjugados, o que manteve esse tratamento em quarentena até que foi possível determinar, nos fins da década de 1970, que o risco era praticamente abolido com o emprego seqüencial ou combinado de progestogênios. Porém, a tranqüilidade não durou muito, pois, nos anos seguintes, várias pesquisas indicaram o aumento do risco de câncer de mama com a reposição hormonal.

A situação tornou-se mais grave após a publicação, em 1989, do trabalho de Bergkvist "*The risk of breast cancer after estrogen/progestin replacement*"

(O risco de câncer de mama depois de substituição estro-progestogênica), mostrando o aumento da incidência de câncer de mama com a terapia combinada quando comparada com a estrogenioterapia isolada, que foi o indicador da difícil situação em que o ginecologista se encontra. O progestínico, introduzido para minimizar o câncer de endométrio, assumiu a partir daí o papel de vilão em relação ao câncer de mama.

Vários estudiosos se insurgiram contra esse trabalho, considerando insuficiente a amostra em que foi baseado. Tentou-se encobrir o fato, como acontece com freqüência nessa área, o que não obteve sucesso, pois, já em 1995, ocorreu a publicação quase simultânea do relatório do PEPI (*Postmenopausal Estrogen/ Progestin Interventions*) e do chamado *Nurses Health Study*, realizado entre 1978 e 1992, que mostrou um aumento do risco relativo, em 10 anos, de 1,3 para estrogênio, de 1,5 para estrogênio-progestogênio e de 1,7 para estrogênio-testosterona[1]. Mais uma vez, os discordantes se destacaram, inclusive com o argumento de que um grande número das mulheres envolvidas na pesquisa era alcoólatra, apesar de ninguém ainda haver provado que o álcool é cancerígeno.

Desde então, o TH (tratamento hormonal) vem sofrendo sucessivos golpes. Primeiro pela demonstração, nos *Heart and Estrogen-Progestin Replacement Study 1* e *2* (HERS 1 e 2), de 1998, de que a divulgada proteção contra a doença coronariana era falsa. Não só a terapia de reposição hormonal não impedia o primeiro infarto e não aumentava a sobrevida, como piorava a chance de reinfarto, de trombose venosa profunda e de AVC (acidente vascular cerebral).

Nos últimos anos, principalmente a partir de 2002, alguns trabalhos publicados relacionaram o TH com o câncer epitelial de ovário. Esse efeito, que é tempo-dependente, aumenta de modo acentuado após 10 anos de uso e há referência de efeito residual por até 19 anos após a interrupção do tratamento.

As esperanças começaram a se esgotar em meados de 2003, quando ocorreu a interrupção da pesquisa americana WHI (*Women's Health Initiative*) pela constatação do significativo aumento do risco de câncer de mama (1,7), de trombose e de infarto com a combinação *prempro* (Premarim® + medroxiprogesterona). A redução do número de fraturas e do câncer de cólon (em torno de 37%) foi o único dado positivo nessa pesquisa (Tabela 25.1). As alegadas vantagens no tocante ao acidente vascular cerebral e à doença de Alzheimer não foram confirmadas, pelo contrário, tornaram-se contra-indicações para a terapia de reposição.

As remanescentes expectativas foram praticamente extintas com a publicação, em agosto de 2003, da investigação inglesa intitulada *Million Women Study*, que confirma a ação deletéria da adição progestínica na mama, com elevação do risco relativo anteriormente aceito de 1,7 para 2. A pesquisa também confirmou que em usuárias correntes o risco de câncer de mama aumentou com o tempo de uso, atingindo os piores índices após 10 anos, e trouxe informações

85-7241-634-X

85-7241-634-X

Tabela 25.1 – Riscos do uso de terapia de reposição hormonal a longo prazo – WHI

Eventos clínicos Risco aumentado	Risco relativo	Intervalo de confiança – 95%	Risco absoluto (10.000 mulheres/ano)
Ataques cardíacos	1,29	1,02 – 1,63	7
Acidente vascular cerebral	1,41	1,07 – 1,85	8
Câncer de mama	1,26	1 – 1,59	8
Tromboembolismo venoso	2,11	1,58 – 2,82	18
Eventos clínicos Risco diminuído	**Risco relativo**	**Intervalo de confiança – 95%**	**Risco absoluto (10.000 mulheres/ano)**
Câncer de cólon e reto	0,63	0,43 – 0,92	-6
Fraturas da bacia	0,66	0,45 – 0,98	-5

WHI = *Women's Health Initiative*.

adicionais de que esse efeito independe do regime (seqüencial ou contínuo, com ou sem períodos de interrupção), do tipo de estrogênio (estrogênios conjugados, estradiol-17β e TB [tibolona]) e de progestínico (medroxiprogesterona, NET [noretisterona]), da via de uso do estrogênio (oral, transdérmica ou implante, com resultado melhor para o transdérmico e pior para o implante) e, principalmente, da dose, o que desdiz os tardios defensores das *terapias de baixas doses*, aqueles que, mesmo há uma década, preconizavam o uso de terapia de reposição hormonal a partir dos 35/40 anos, para *corrigir as irregularidades menstruais*.

Por fim, em 2 de março de 2004, foi divulgada a interrupção precoce do outro braço da pesquisa do NIH (National Institute of Health), utilizando estrogênio isolado em mulheres histerectomizadas, pelas mesmas razões apontadas anteriormente: aumento do risco de câncer de mama, de trombose e de AVC. O único achado positivo foi a redução da fratura de quadril, o que pareceu um resultado muito fraco diante de tantos riscos, tendo em vista as alternativas para esse tipo de complicação[2] (Tabela 25.2).

Mas, apesar de tudo, o TH não está definitivamente condenado. Existe um consenso de que os benefícios orgânicos, funcionais e psicológicos do TH são apreciáveis e de que, mesmo em mulheres assintomáticas, a reposição diminui o risco de fratura, melhora a lubrificação vaginal e o trofismo da pele e dos fâneros.

Tabela 25.2 – Estudos epidemiológicos do risco de fratura em mulheres com osteoporose[2]

Agente	RR
EC	0,66
Alendronato	0,52
E_2 transdérmico	0,39
Calcitonina nasal	0,23

E_2= estradiol; EC = estrogênios naturais conjugados; RR = risco relativo.

Estudos adicionais são necessários para confirmar os dados ora divulgados, que não são tão numerosos, e para testar novos fármacos e esquemas, que poderão fornecer subsídios para uma atuação mais tranqüila dos profissionais que lidam com o problema. Nesse meio tempo, devem ser considerados, na sua indicação, os riscos e benefícios individuais, jamais transformar o tratamento em uma panacéia divulgada pelos meios de comunicação.

INDICAÇÕES

A reposição hormonal é indicada nos casos de:

- Hipogonadismo de qualquer tipo.
- Falência ovariana precoce.
- Mulheres jovens ooforectomizadas.
- Portadoras de doenças, como hipotireoidismo e lúpus eritematoso, em que o uso continuado de hormônio tireóideo e de corticóides pode provocar perda apreciável de massa óssea.
- Climatéricas sintomáticas, com ondas de calor, sudorese e transtorno depressivo.
- Climatéricas assintomáticas, com riscos ou agravos decorrentes da deficiência estrogênica, como perda de massa óssea, atrofia urogenital e disfunção sexual.

Enquanto nas quatro primeiras situações a substituição hormonal é necessária, seja para promover a maturação orgânica e o desenvolvimento dos caracteres sexuais, como para manter o bem estar e evitar os riscos da carência estrogênica prolongada, principalmente atrofia genital e osteoporose, nas mulheres climatéricas a indicação do TH deve ser precedida de criteriosa avaliação de riscos e benefícios do emprego de hormônios nessa faixa etária e deve submeter-se às limitações impostas pelas complicações anteriormente comentadas. (para mais informações, ver Caps. Amenorréia, Desvios da Puberdade e Climatério Normal e Complicado).

85-7241-634-X

BENEFÍCIOS DO USO DO TRATAMENTO HORMONAL

São eles:

- Prevenção ou tratamento da osteoporose.
- Metabolismo lipídico: diminuição do colesterol total e melhora da relação HDL:LDL (lipoproteínas de alta densidade:lipoproteínas de baixa densidade).

- Proteção contra câncer de cólon, que é tempo-dependente, sobretudo após 4 anos.

FORMAS DE UTILIZAÇÃO

Os hormônios esteróides, isolados ou em associação, podem ser ministrados de forma:

- Contínua, sem interrupções no uso.
- Cíclica, quando estrogênios e progestínicos se sucedem de maneira semelhante à que ocorre no ciclo menstrual.
- Intercalada, com intervalos entre as administrações dos hormônios.

85-7241-634-X

Vias de Administração

Os hormônios são facilmente absorvidos por diferentes vias, o que facilita bastante o seu emprego. A seguir, a discriminação dessas aplicações:

Oral

Modalidade muito prática, foi a forma inicial de uso do TH, conduzido com estrogênios conjugados, e é até hoje muito utilizada, tanto para a ingestão de estrogênios (E_2 [estradiol], E_3 [estriol], TB), como de progestogênios.

Interfere positivamente no metabolismo lipídico, diminuindo o colesterol total e reduzindo a relação HDL:LDL, mas provoca o aumento dos triglicerídios

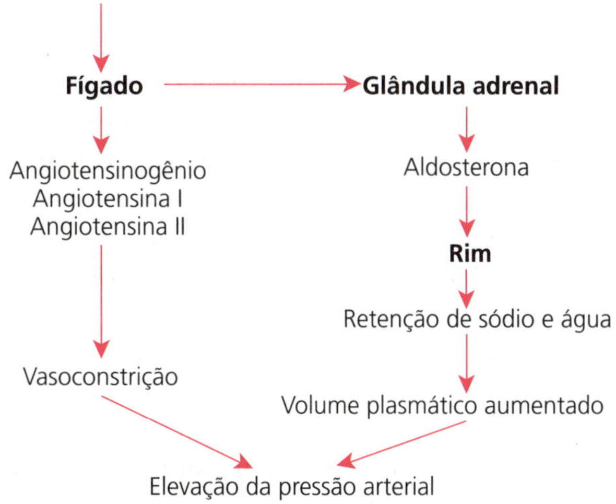

Figura 25.1 – Mecanismos da hipertensão.

e da pressão arterial por ativação do sistema renina-angiotensina-aldosterona (Fig. 25.1). Outros efeitos negativos são: alteração no metabolismo lipídico, com elevação dos triglicerídios; piora dos sintomas pépticos; aumento em duas vezes da incidência de litíase biliar, por redução da secreção ácida da bile e aumento da saturação do colesterol; e tireoidopatia, pois provoca a elevação da THBG (globulina ligadora de tiroxina) e diminuição da biodisponibilidade de tiroxina.

Parenteral

Uma vantagem muito apregoada do uso parenteral de hormônios é que ele evita a *primeira passagem* pelo fígado e sua conseqüências, como hipertensão arterial e elevação dos triglicerídios e do LDL colesterol, com o aumento de doença cardiovascular. A seguir, são apresentadas as variedades dessa via:

85-7241-634-X

- *Vaginal*: pouco utilizada atualmente, esta via presta-se não somente para a aplicação de hormônios com ação local (PMT [promestrieno], E_3), sua melhor indicação, mas também de hormônios de ação sistêmica (E_2, EC [estrogênios naturais conjugados], E_3).
- *Intramuscular*: indicada para a ministração de progestogênios, de diferentes sais de testosterona em suspensão oleosa e de preparados injetáveis de depósito, contendo combinações de estradiol, OHP (hidroxiprogesterona) e testosterona. Atualmente essas associações são pouco empregadas.
- *Transdérmica*: é a que utiliza maior variedade de formulações, de dosagens e de esquemas de uso. Os produtos são apresentados sob a forma de adesivos, para substituição semanal ou duas vezes por semana, ou de cremes e géis para uso diário, que liberam de 50 a 75μg de estradiol por dose, em bisnagas de creme ou gel, sachê com gel e bomba dosadora com gel.
  - As alegadas vantagens dessa via são uso de estradiol-17β idêntico ao natural; menor dose, face à liberação direta na circulação; menor repercussão nos hormônios tireóideos; relação E_2:E_1 (estrona) mais fisiológica; menor interferência nos andrógenos endógenos e menor inibição da resposta sexual; melhora dos quadros de enxaqueca e depressão em esquemas contínuos, com aplicação de progestínico a cada três meses; e no lúpus eritematoso, em que o risco de osteoporose associado ao uso prolongado de corticosteróides é muito grande.
  - As principais indicações para os transdérmicos são hipertensão leve a moderada (efeito hipotensor principalmente à noite), hipertrigliceridemia (eleva menos), *diabetes mellitus* do tipo 2 (aumenta a síntese e diminui a resistência à insulina), tabagismo (melhora a massa óssea), portadores de cálculos biliares e hipotiroidismo (a via oral condiciona o aumento das doses de tiroxina).

– *Tipos de adesivo*: as formulações podem conter somente estrogênio (adesivos com 25, 37,5, 50, 75 e 100µg de estradiol, para uso a cada 3 dias ou semanal) ou diferentes combinações. O tipo seqüencial é composto de dois sistemas, em que os quatro primeiros adesivos contêm somente estradiol e os quatro seguintes, estradiol e progestogênio (adesivos seqüenciais com e 50 e 80µg de estradiol e 140 e 250µg de NET ou 20mg de LNG (levonorgestrel), para duas aplicações semanais). A forma combinada é composta de uma mistura de estrogênio e progestogênio em todos os adesivos (adesivos combinados de 25 e 50µg de estradiol e 125, 140 e 250µg de NET, para duas aplicações semanais).

- *Nasal*: o único preparado disponível consiste em solução para pulverização nasal, em frasco contendo 0,2143g de estradiol hemiidratado, que libera 150µg por dose. Pela sua própria forma de uso, não goza de grande aceitação.
- *Implante subcutâneo*: o produto existente no Brasil contém 25mg de estradiol e libera 400 picomol/L ou 110 pg/mL na fase inicial e 150 picomol/L ou 40 pg/mL ao fim de 6 meses. É muito prático, de fácil aplicação e tem a grande vantagem da duração semestral. Contudo, foi a forma que apresentou piores resultados no *Million Women Study*, quando comparada aos adesivos e ao uso oral[3].
- *DIU (dispositivo intra-uterino)*: composição: DIU contendo 52mg de LNG, que libera 20µg/dia e tem duração de 5 a 7 anos. Sua principal indicação é como anticoncepcional. Tem pouca utilidade no TH.

Hormônios em Uso

A despeito da multiplicidade de preparados hormonais encontrados no mercado, todos os produtos disponibilizados para a reposição hormonal contêm um dos esteróides abaixo ou suas associações:

85-7241-634-X

Estrogênios

São os agentes principais da reposição hormonal. A sua ministração deve ser acompanhada cuidadosamente, por causa dos riscos de complicações, entre os quais hiperplasia e câncer de endométrio e câncer de mama. Outros riscos apontados são: dilatação venosa e estase sanguínea conseqüente à elevação local de óxido nítrico e de prostaciclinas; risco acrescido de trombose pelo aumento da produção no fígado dos fatores de coagulação VII, XI e XII; elevação dos carboidratos séricos; acidente vascular encefálico. Mais recentemente, tem sido relatado risco aumentado de câncer epitelial de ovário. O emprego em casos de demência é discutível, pois aparentemente o uso de progestogênios anula qualquer benefício obtido na recuperação da capacidade cognitiva.

Os estrogênios estão representados por:

- Os EC podem ser usados por via oral ou vaginal. São apresentados sob a forma de drágeas com 0,3, 0,625 e 1,25mg e de bisnaga de creme contendo 25mg. A dose recomendada para uso oral é de 0,3 a 0,625mg/dia e por via vaginal é de 1mL (2,5mg) de creme/dia.
- O estradiol-17β, que é idêntico ao hormônio ovariano natural, é disponível para uso oral, nasal, transdérmico (gel ou adesivos) e de implante subcutâneo. Apesar de haverem no mercado comprimidos com 2mg, a dose preconizada para o uso oral é de 1 comprimido de 1mg/dia. Na via nasal, cada pulverização libera 150μg de estradiol hemiidratado. Os adesivos são encontrados nas apresentações de 25μg, 50μg e 100μg, para substituição uma ou duas vezes por semana, sendo os de 50μg os mais utilizados. O único implante existente no mercado contém 25mg de E_2 e libera 300pmol/L (80pg/L) por dia.
- O E_3, estrogênio fraco fabricado pelo feto, que em condições normais inexiste no organismo feminino, é oferecido sob a forma de comprimidos orais de 1mg e 2mg e de bisnaga com 50g de creme, com 1mg do princípio ativo por grama de creme. A posologia é de 4 a 8mg/dia, via oral, e de uma aplicação diária do creme, pelo tempo necessário.
- O TB, estrogênio sintético pra uso oral, é comercializado como comprimidos contendo 2,5mg do preparado. A dose terapêutica é de 1 comprimido/dia.
- O PMT, estrogênio sintético para uso vaginal e de ação puramente local, vem sob a forma de cápsulas e de creme. As cápsulas contêm 0,01g e cada 100g do creme carreia 1g do produto. A dose habitual é de 1 cápsula ou 1mL de creme por dia.
- Combinações com progestínicos: com estrogênios conjugados, com estradiol oral ou em adesivos combinados (E_2 + P [progesterona]) em todos os comprimidos ou seqüenciais com 2 sistemas (4 com E_2 e 4 com E_2 + P).

85-7241-634-X

Progestogênios

Seu emprego é complementar à estrogenioterapia. Eles devem ser usados com cautela, pelas reações colaterais que provoca, como redução do HDL colesterol, doença cardiovascular isquêmica e depressão. Por causa do risco aumentado de câncer de mama que acarretam, têm sido usados em esquemas de doses mínimas trimestrais e, eventualmente, semestrais ou anuais, guiadas pelo acompanhamento da proliferação endometrial com ultra-sonografia.

Os progestogênios normalmente empregados são:

- A medroxiprogesterona, oral, injetável de depósito, é usada na dose de 5 a 10mg/dia, durante 12 a 14 dias por mês. Ela pode ser associada aos comprimidos finais do estrogênio, ou, no chamado *ciclo reverso*, ser iniciada juntamente com o estrogênio.
- NET, oral, 0,35mg/dia e em transdérmico combinado.
- Progesterona, oral, vaginal (gel, supositório) e transdérmica (gel, adesivo). A dose preconizada é de 100 a 200mg/dia.
- LNG, oral, 0,030mg/dia, em transdérmico combinado, e no DIU ou SIU (sistema intra-uterino), que contém 52mg do hormônio e libera 20µg em 24h.
- OHP, em combinação com estradiol ou com testosterona e estradiol, em injetáveis combinados em suspensão oleosa de depósito.

Androgênios

No TH os androgênios têm papel limitado às situações de disfunção sexual por redução da libido. Eles devem ser usados com cuidado, pois causam aumento do risco de câncer de mama e de endométrio por causa do aumento da conversão periférica em E_2, pela ação da aromatase, com potencialização do efeito estrogênico. Outros efeitos adversos observados são acne, seborréia, hirsutismo, alopecia, virilização e exacerbação da libido, indução de espessamento e pólipos do endométrio, aumento do LDL colesterol, baixa do HDL colesterol e aumento do risco cardiovascular.

Os androgênios isolados ou combinados normalmente utilizados são:

- Testosterona oral, apresentada como cápsula contendo 40mg de undecanoato de testosterona.
- Testosterona em *pellets* para implante subcutâneo, isolada ou associada a estradiol.
- Testosterona injetável (fenilpropionato, isocaproato, propionato, decanoato, cipionato, hexa-hidrobenzoato), isolada ou combinada com benzoato e fenilpropionato de estradiol ou com OHP e hexa-hidrobenzoato de estradiol.
- Testosterona transdérmica a 1% sob a forma de gel, em sachês de 2,5 e 5g ou em bisnaga, contendo 50g, acompanhada de dosador graduado. Cada 1g contém 0,01g de testosterona.
- DHEA (deidroepiandrosterona) oral em cápsula.
- Anabolizantes orais.

85-7241-634-X

Referências Bibliográficas

1. POSTMENOPAUSAL ESTROGEN/PROGESTIN INTERVENTIONS (PEPI) TRIAL WRITING GROUP. Effects of estrogen/progestin regimens on heart disease risk factors in postmenopausal women. *JAMA*, v. 273, p. 199, 1995.
2. EASTELL, R. Treatment of postmenopausal osteoporosis. *N. Engl. J. Med.*, v. 338, p. 736, 1998.
3. MILLION WOMEN STUDY COLLABORATORS. Breast cancer and hormone-replacement therapy in the Million Women Study. *Lancet*, v. 362, p. 419, 2003.

Bibliografia Complementar

ARMSTRONG, B. K. Estrogen therapy after the menopause, boon or bane? *Med. J. Aust.*, v. 158, p. 213, 1988.

BARRET-CONNOR, E.; STUENKEL, C. A. Anticipating HERS: questions from the Heart and Estrogen/Progestin Replacement Study (Guest Editorial). *J. Women's Health*, v. 7, p. 395, 1998.

BERAL, V.; BANKS, E.; REEVES, G. Evidence from randomizes trials on the long-term effects of hormone replacement therapy. *Lancet*, v. 360, p. 942, 2002.

BERGKVIST, L.; ADAMI, H. O.; PERSSON, I. et al. The risk of breast cancer after estrogen/progestin replacement. *N. Engl. J. Med.*, v. 321, p. 293, 1989.

BRINTON, L. A.; HOOVER, R.; FRAUMENI, J. F. Menopausal oestrogens and breast cancer risk: an expanded case-control study. *Brit. J. Cancer*, v. 54, p. 825, 1986.

CHLEBOWSKY, R. T.; HENDRIX, S. L.; LANGER, R. D. et al. for the WHI INVESTIGATORS. Influence of estrogen plus progestin on breast cancer and mammography in healthy postmenopausal women: the Women's Health Initiative randomized trial. *JAMA*, v. 289, p. 3243, 2003.

COLDITZ, G. A.; EGAN, K. M.; STAMPFER, M. J. Hormone replacement therapy and risk of breast cancer: results from epidemiologic studies. *Am. J. Obstet. Ginecol.*, v. 68, p. 1473, 1993.

COLDITZ, G. A.; HANKINSON, S. E.; HUNTER, D. J. et al. The use of estrogens and progestins and the risk of breast cancer in postmenopausal women. *N. Engl. J. Med.*, v. 332, p. 1589, 1995.

GAMBRELL, R. D. Hormones in the etiology and prevention of breast and endometrial cancer. *South Med. J.*, v. 77, p. 1509, 1984.

GRADY, D.; GEBRETSADIK, T.; KERLIKOWSKE, K. et al. Hormone replacement therapy and endometrial cancer risk: a meta-analysis. *Ob. Gyn.*, v. 85, p. 304, 1995.

GRODSTEIN, F.; STAMPFER, M. J.; GOLDHABER, S. Z. et al. Prospective study of exogenous hormones and risk of pulmonary embolism in women. *Lancet*, v. 348, p. 983, 1996.

GUTTHAM, S. P.; GARCIA RODRIGUEZ, L. A.; CASTELLSAGUE, J.; OLIART, A. D. Hormone replacement therapy and risk of thromboembolism: population based case-control study. *Br. Med. J.*, v. 324, p. 795, 1997.

HENDERSON, W. W. Estrogen replacement therapy for the prevention of Alzheimer's disease. *CNS Drugs*, v. 8, p. 343, 1997.

85-7241-634-X

85-7241-634-X

HULLEY, S. B.; GRADY, D.; BUSH, T. et al. Randomized trial of estrogen and progestin in secondary prevention of coronary heart disease in postmenopausal women. Heart and Estrogen/Progestin Replacement Study (HERS) Research Group. *JAMA*, v. 280, p. 605, 1998.

JICK, H.; DERBY, L. E.; MYERS, M. W. et al. Risk of hospital admission for idiopathic venous thromboembolism among users of postmenopausal oestrogens. *Lancet*, v. 348, p. 981, 1996.

MEDICINE AND HEALTH POLICY. NIH terminates WHI estrogen only study. *Lancet*, v. 363, p. 03/13, 2004.

NEWTON, K. M.; LA CROIX, A. Z.; MCKNIGHT, B. et al. Estrogen replacement therapy and prognosis after first myocardial infarction. *Am. J. Epid.*, v. 145, p. 269, 1997.

RINAN, T.; DICKMAN, P. W.; NILSSON, S. et al. Hormone replacement. *J. Nat. Cancer Inst.*, v. 94, p. 497, 2002.

RODRIGUEZ, C.; PATIL, A. V.; CALLE, E. E. et al. Estrogen replacement therapy and ovarian cancer mortality in a long prospective study of US women. *JAMA*, v. 285, p. 1460, 2001.

STEINBERG, K. K.; THACKER, S. B.; SMITH, S. J. et al. A meta-analysis of the effect of estrogen replacement therapy on the risk of breast cancer. *JAMA*, v. 265, p. 1985, 1991.

VOIGHT, L. F.; WEISS, N. S.; CHU, J. et al. Progestogen supplementation of exogenous oestrogens and risk of endometrial cancer. *Lancet*, v. 338, p. 274, 1991.

Capítulo 26

Terapia Não-hormonal do Climatério

José de Souza Costa

INTRODUÇÃO

A inclusão de um capítulo com esse tema em um livro de endocrinologia se apóia no fato de que, mesmo não envolvendo o uso dos hormônios esteróides clássicos da terapia de reposição hormonal, entre os fármacos que integram a terapia não-hormonal encontram-se compostos químicos a eles assemelhados, como os fitoestrogênios e os SERM (moduladores seletivos dos receptores de estrogênio).

O tratamento sintomático do climatério, intitulado por alguns de terapia "alternativa", é referido desde a Antiguidade, portanto muito antes da reposição hormonal, e ganhou maior destaque à medida que o prolongamento da vida propiciado pela revolução industrial no século XIX resultou na mulher vivendo mais tempo após a menopausa. A utilização de chás, infusões e mezinhas com essa finalidade está descrita em farmacopéias, almanaques e livros, inclusive no clássico da literatura impressionista francesa "Em Busca do Tempo Perdido" de Marcel Proust.

O advento das modernas preparações hormonais, mais eficientes no controle dos estigmas climatéricos, quase relegou essa modalidade de tratamento ao esquecimento nas camadas mais ricas da população. Mas, à medida que problemas decorrentes do uso de hormônios foram surgindo, novas propostas foram aceitas e diferentes drogas foram incorporadas com a finalidade de controlar sintomas adversos com medicamentos menos perigosos (para mais informações, ver Cap. Terapia de Reposição Hormonal).

85-7241-634-X

85-7241-634-X

Para completar o capítulo, foram incluídos nele, além de medicamentos alopáticos, tratamentos homeopáticos, fitoterápicos e todas as técnicas, procedimentos e comportamentos que podem beneficiar as mulheres com sintomas do climatério.

Para maior clareza, esses procedimentos serão classificados como:

- *Convencionais*: poderiam também ser chamados de clássicos ou antigos. São as condutas que, por estarem a mais tempo em uso, já demonstraram a sua eficácia em diferentes indicações, como o controle dos fogachos e da sudorese e prevenção/tratamento da osteoporose.
- *Não-convencionais*: poderiam ser ainda intitulados de experimentais ou naturais. São os tratamentos introduzidos mais recentemente e que por isso não tiveram as suas ações completamente estabelecidas, como os fitormônios, ou aqueles que não são aceitos por não-iniciados, como a homeopatia e a acupuntura. Quando for esse o caso, o tratamento deverá ser conduzido por uma pessoa habilitada para tanto.

ORIENTAÇÕES GERAIS

A intervenção médica na mulher climatérica deve ser precedida de minuciosa avaliação do quadro clínico, por meio de história clínica e exame físico bem conduzidos. Na presença ou não de indicativos para tratamento, o primeiro passo deverá ser a referência e a prescrição de medidas gerais indispensáveis para garantir o bem-estar e prevenir futuras complicações (Quadro 26.1).

Quadro 26.1 – Orientações gerais no climatério
• Dieta • Exercícios físicos • Exposição ao Sol • Hábitos higiênicos • Terapia ocupacional • Psicoterapia de apoio

INDICAÇÕES PARA A TERAPIA NÃO-HORMONAL

São elas:

- Recusa ao tratamento hormonal.
- Contra-indicações ao uso de estrogênios (câncer de mama prévio, história familiar).

- Resposta inadequada ao uso de estrogênios (depressão, displasia mamária).
- Sangramento genital não-diagnosticado.
- Efeitos colaterais indesejados no uso de esteróides (náuseas, cefaléia, edema).
- Complicações de doenças sistêmicas.
  - Hipertensão arterial grave.
  - *Diabetes mellitus* dependente de insulina.
  - Redução do *clearance* de estrogênios.
    - Insuficiência hepática grave.
    - Insuficiência renal crônica.
    - Insuficiência cardíaca congestiva.
  - Dislipidemia grave.
  - AVC (acidente vascular cerebral) ou infarto recentes.
  - Trombose anterior.
  - Hipotireoidismo (uso prolongado de tiroxina).
  - Lúpus eritematoso (uso prolongado de corticosteróide).
  - Obesidade importante.

TERAPIAS CONVENCIONAIS

Controle dos Sintomas Neurovegetativos (Fogachos)

- *Clonidina*: droga anti-hipertensiva, apresentada como comprimidos contendo 0,10mg, 0,15mg e 0,20mg. Atua secundariamente na estabilidade hemodinâmica. Sob a forma injetável, tem ação analgésica e sinérgica com anestésicos opióides lipofílicos, morfina e anestésicos locais. A dose habitual é de 0,10 a 0,15mg/dia.
- *Ciclofenila*: lançado inicialmente como indutor hipotalâmico da ovulação, tem melhor desempenho no controle dos sintomas climatéricos. Apresentado como comprimidos de 200mg. A dose preconizada é de 1 comprimido/dia.
- *Veraliprida*: estabilizador hemodinâmico. Encontrado como cápsulas de 100mg, dose para uso diário.
- *Cinarizina*: vasodilatador cerebral e periférico. É um bloqueador seletivo da entrada de cálcio para o interior dos eritrócitos e da célula muscular lisa das arteríolas, melhorando o fluxo arterial e o aporte de oxigênio nos tecidos. Comercializado como comprimidos de 25mg e de 75mg e suspensão com 75mg/mL. A dose recomendada é de 1 comprimido de 25mg ou 8 gotas da suspensão (24mg) três vezes ao dia ou 1 comprimido de 75mg/dia, após as refeições. Pode provocar sonolência.

85-7241-634-X

Controle dos Transtornos Psicológicos (Depressão)

As quase trinta drogas disponíveis no Brasil para o tratamento da depressão podem ser agrupadas de acordo com sua ação sobre diferentes sistemas neurotransmissores e sobre os receptores, como a seguir:

- Inibidores da monoaminoxidase.
- Inibidores seletivos da recaptação de monoaminas.
- Inibidores seletivos da recaptação de serotonina.
- Inibidores seletivos da recaptação de serotonina e de noradrenalina.
- Drogas seratoninérgicas.
- Drogas noradrenérgicas.
- Drogas dopaminérgicas.
- Antagonista de α-2-adrenoreceptores.

85-7241-634-X

Em qualquer circunstância, a escolha do antidepressivo deve ser individualizada, levando-se em conta as características do quadro, os efeitos colaterais e a latência da resposta.

Dentre os mais recomendados para manuseio por não-especialista, principalmente na mulher climatérica, encontram-se os relacionados nas Tabelas 26.1 e 26.2, apresentados com as respectivas apresentações e doses.

Todas as drogas provocam reações colaterais, que afetam entre 5% e 40% das usuárias, o que pode dificultar a adesão ao tratamento, levar ao uso de doses subterapêuticas e, em cerca de 10% das vezes, à contingência de interromper a medicação.

Tabela 26.1 – Antidepressivos tricíclicos (ADT): inibidores não seletivos da recaptura de monoaminas

Droga	Apresentação	Faixa terapêutica (mg)
Amitriptilina	Comprimidos de 25mg e 75mg	150 a 300
Imipramina	Drágeas de 10mg e 25mg	150 a 300
Clomipramina	Comprimidos de 75mg	150 a 300
Nortriptilina	Cápsulas de 10, 25, 50 e 75mg	50 a 150

Tabela 26.2 – Inibidores seletivos da recaptação de serotonina (ISRS)

Droga	Apresentação	Faixa terapêutica
Fluoxetina	Cápsulas de 20mg	20 a 60mg
Fluoxetina de liberação lenta	Cápsulas de 90mg	90mg/7 dias
Sertralina	Comprimidos de 50mg	50 a 200mg
Citalopram	Comprimidos de 20mg	20 a 60mg
Paroxetina	Cápsulas de 20mg	20 a 60mg

As mulheres com ausência de resposta ou com remissão clínica parcial em um tratamento bem conduzido, as que têm comorbidade psiquiátrica importante, as mais idosas e as que apresentam transtorno de personalidade capaz de interferir nos resultados terapêuticos devem ser encaminhadas para tratamento com psiquiatra.

Medidas Preventivas e Terapêuticas da Osteoporose

85-7241-634-X

- Dieta rica em cálcio:
  - Leite e derivados.
  - Peixes com ossos (preferencialmente sardinha e salmão).
  - Vegetais verde-escuros.
  - Amêndoas.
  - Sementes de gergelim com casca.
  - Algas marinhas.
- Exposição ao Sol.
- Exercícios físicos:
  - Caminhada.
  - Ginástica.
  - Hidroginástica.
  - Natação.
  - Dança.
  - Ciclismo.
- Medicamentos não-hormonais:
  - *Cálcio* oral, até 1.500mg/dia. Numa situação caracterizada por balanço de cálcio negativo, a ministração oral desse aumenta a disponibilidade e auxilia a fixação no osso sob a ação de outros agentes, como bifosfonatos e PTH (hormônio paratireóideo).
  - *Vitamina D*, se estiver confinada. A absorção de vitamina D pelo intestino e sua formação na pele sob a ação dos raios ultravioletas diminuem com a idade, por isso devem ser ministradas a idosos.
  - *Calcitonina* subcutânea ou intranasal. Hormônio peptídico, inicialmente identificado como agente hipocalcemiante, é produzido por células parafoliculares derivadas da crista neural embrionária que, nos mamíferos, principalmente no homem, estão localizadas na tireóide. Além de inibir a ação dos osteoclastos, ela estimula a fabricação de calcitriol nos rins.
  - *Bifosfonatos* – alendronato, risedronato. Com ação sistêmica prolongada, fixam-se nas unidades de remodelação e bloqueiam a reabsorção do osso, impedindo a dissolução dos cristais de hidroxiapatita. O gradiente de absorção intestinal é muito baixo (± 1%), por isso devem ser tomados

em jejum, ½ hora antes da primeira refeição. Por esse motivo, podem provocar esofagites e gastrites.

- *Fluoreto* – O uso de fluoreto sofre contestação, pois aparentemente induz a formação de osso fraco e quebradiço.
- *SERM*. Produtos sintéticos, com capacidade de acoplarem-se a tipo β de receptor estrogênico. Os mais comumente usados são o raloxifeno e o tamoxifeno. Tem sido referida uma incidência duas a três vezes aumentada de trombose com o uso raloxifeno.
- *PTH*. O hormônio paratireóideo tem múltiplas ações: regula a calcemia, estimula os osteoblastos e osteoclastos na dependência das taxas de remodelação e aumenta a reabsorção de cálcio nos túbulos renais. Por sua vez, a síntese de PTH é estimulada por níveis plasmáticos baixos de cálcio.
- *Estrogênios*. Quando prescritos por outras indicações. Por causa do aumento do risco de câncer de mama no uso prolongado (acima de 5 anos), deve-se evitar o uso intempestivo de esteróides sexuais (informações adicionais sobre esta secção no Cap. Osteoporose).

TERAPIAS NÃO-CONVENCIONAIS

Controle dos Sintomas Neurovegetativos (Fogachos)

- *Fitoestrogênios ou flavonóides*: presentes em diversos vegetais, constituem um grupo numeroso de compostos naturais que têm estrutura espacial semelhante à dos estrogênios e que são capazes de ligar-se ao seu receptor, exercendo efeitos estrogênicos típicos. Mas, ao contrário dos esteróides sexuais gonadais, o consumo de fitoestrogênios na dieta, como acontece nos países orientais, ou seu uso medicamentoso está associado a menor incidência de câncer de mama e de próstata e a menor risco de doença cardiovascular e de osteoporose. Os mais importantes entre eles são as isoflavonas e as lignanas. São comercializados produtos contendo isoflavonas, em doses que variam de 15mg a 60mg. A dose preconizada é de 50mg a 100mg por dia.
  - *Isoflavonas*: soja, grão-de-bico.
  - *Lignanas*: semente de linho.
  - *Coumestanas*: broto de feijão, alfafa.
  - Lactonas do ácido isoresorcílico.
  - *Fitoalexinas*: uva roxa, vinho tinto.
- *Fitoterápicos*: inumeráveis fitoterápicos têm despertado especial atenção pelas suas ações benéficas, entre os quais os mais usados são a *Cimicifuga racemosa* (*black cohosh*), o *Trifolium pratense* L (trevo vermelho) e o *Tribulus terrestris* (tríbulo). Além de outros compostos, os seus extratos

85-7241-634-X

contêm isoflavonas, que fornecem cerca de 40mg por comprimido. A dose diária é de 1 a 2 comprimidos.

- *Homeopáticos*: a essência da homeopatia é a cura do indivíduo como um todo e não somente dos sintomas que momentaneamente apresenta. A abordagem homeopática enfatiza a importância de individualizar cada tratamento, não indicando medicações para a doença e sim para o doente. Apesar disso, alguns preparados podem ser usados para determinadas manifestações, como os seguintes:
  - Pulsatila 6 × ou 12 × ao dia.
  - Sépia 6 × ou c 30 ao dia.
- *Acupuntura*: técnica milenar, historicamente utilizada na China e em países orientais para o tratamento de diversas situações patológicas, é até hoje muito popular, sendo empregada inclusive com fins anestésicos. Baseia-se na estimulação com agulhas de nervos periféricos, identificados em mapas apropriados, o que desencadeia reações cerebrais específicas. Efeito semelhante pode ser provocado com a aplicação de vácuo, obtido com a queima de algodão embebido em álcool em pequenos vasos de vidro, na técnica de moxabustão. Atualmente, alguns profissionais adotam a eletroestimulação das terminações nervosas, com resultado semelhante.

Controle dos Transtornos Psicológicos (Depressão)

- Fitoterápicos:
  - *Hypericum perforatum L* – erva-de-são-joão – considerado o tratamento natural mais eficaz para depressão leve ou moderada, com ou sem ansiedade. O seu extrato contém hipericina e hiperforina. É apresentada sob a forma de comprimidos revestidos de 300mg. A dose recomendada é de 2 a 3 comprimidos/dia.
  - *Valeriana officinalis L* – valeriana – tem efeitos sedativos e relaxantes e auxilia no combate a tensão, ansiedade e insônia. Apresenta-se como comprimidos revestidos, contendo 50mg de extrato seco, correspondente a 0,8% de ácido valerêmico, seu produto ativo. A dose é variável, de 1 comprimido duas vezes ao dia, até um máximo de 2 comprimidos três vezes ao dia.
- Homeopático – Os fármacos indicados para esse estado são:
  - *Ignacia amara* – inácia – 6 × ou c 50 ao dia.
  - *Lachesis* – 6 × ou c 30 ao dia, c 200 semanal.

Medidas Preventivas e Terapêuticas da Osteoporose

Além dos cuidados gerais, dietéticos e de atividade física anteriormente descritos, os seguintes tratamentos podem desempenhar importante papel na prevenção e condução de casos de osteoporose:

- Fitoestrogênios de soja.
- Fitoterápicos:
  - *Cimicifuga racemosa.*
  - *Trifolium pratense L.*

Prevenção da Doença Cardiovascular na Mulher

- Exercício físico.
- Dieta pobre em gorduras saturadas e em colesterol.
- Ingestão de ácidos graxos Ômega-3, encontrados em óleo de peixes, principalmente salmão e sardinha. Seus principais componentes são:
  - EPA (ácido eicosapentaenóico).
  - DHA (ácido decosahexaenóico).
- Ácidos graxos Ômega-6, veiculados em óleos vegetais. O mais comum é:
  - GLA (ácido gama-linolênico).

Bibliografia

ALBERTAZZI, P.; PANSINI, F.; BONACCORSI, G. et al. The effect of soy supplementation on hot flushes. *Obstet. Gynecol.*, v. 91, p. 6, 1998.

ANDERSON, J. W.; JOHNSTONE, B. M.; COOK-NEWELL, M. E. Meta-analysis of the effects of soy protein intake on serum lipids. *N. Engl. J. Med.*, v. 33, p. 276, 1995.

BAIRD, D. D.; UMBACH, D. M.; LANDSELL, L. et al. Dietary intervention study to assess estrogenicity of dietary soy among postmenopausal women. *J. Clin. Endocrinol. Metab.*, v. 80, p. 1685, 1995.

CONNOR, W. E. Do omega-3 fatty acids from fish prevent deaths from cardiovascular disease? *Am. J. Clin. Nutr.*, v. 66, p. 188, 1997.

HOLUB, B. J. Dietary fish oils containing eicosapentaenoic acid (EPA) and the prevention of atherosclerosis and thrombosis. *Can. Med. Assoc. J.*, v. 139, p. 377, 1998.

INGRAM, D.; SANDERS, K.; KOLYABA, M.; LOPEZ, D. Case control study of phytoestrogens and breast cancer. *Lancet*, v. 350, p. 990, 1997.

KNIGHT, D. C.; WALL, P. L.; EDEN, J. A. A review of phytoestrogens and their effects in relation to menopausal symptoms. *Aust. J. Nutr. Diet*, v. 53, p. 5, 1996.

LI, J. X.; KADOTA, S.; LI, H. Y. et al. Effects of cimicifuga rhyzoma on serum calcium and phosphate levels in low calcium dietary rats and on bone mineral density on ovariectomized rats. *Phytomedicine*, v. 3, p. 379, 1997.

LINDE, K.; RAMIREZ, G.; MULROW, C. D. et al. St. John´s wort for depression – an overview and meta-analysis of randomized clinical trials. *B. M. J.*, v. 313, p. 253, 1996.

LINDSAY, R. Randomized controlled study of effect of parathyroid hormone on vertebral-bone mass and fracture incidence among postmenopausal women on oestrogen with osteoporosis. *Lancet*, v. 350, n. 9077, p. 550, 1997.

SEIDL, M. M.; STEWART, D. E. Alternative treatment of menopausal symptoms. Systematic review scientific and lay literature. *Can. Farm. Phys.*, v. 44, p. 1299, 1998.

85-7241-634-X

Capítulo 27

Indução da Ovulação

Bela Zausner

INTRODUÇÃO

Na última década, o uso de drogas promotoras de fertilidade aumentou drasticamente. As opções de tipos de drogas e as questões sociais referentes à utilização delas também cresceram. As questões com as quais se lida no dia a dia incluem a utilização de várias drogas associadas ou individualmente, CC (citrato de clomifeno), gonadotrofinas recombinantes ou urinárias, análogos ou antagonistas de GnRH (hormônio liberador de gonadotrofina), e os problemas sociais decorrentes de gestações múltiplas e partos prematuros. Essas situações, inicialmente ligadas às técnicas de FA (fertilização assistida), deverão ser revistas, por causa da maior incidência de gestações múltiplas que ocorre no tratamento clínico de indução de ovulação, com ou sem inseminação.

Neste capítulo, serão abordados diversos tipos de indução da ovulação em técnicas de baixa complexidade, objetivando maximizar as possibilidades de gravidez.

Antes de iniciar a indução de ovulação, é importante se ter conhecimento do casal de forma integral. Uma avaliação completa (anamnese e dados clínicos) é fundamental para decidir como, quando e qual tipo de indução é mais adequado.

85-7241-634-X

85-7241-634-X

Em nosso serviço, na avaliação inicial do casal, priorizamos a higidez dos parceiros, com mais ênfase na mulher, com o intuito de evitar qualquer tipo de iatrogenia causada pelos tratamentos adotados e de obter a mais valia específica desses. A finalidade do tratamento da infertilidade é *um filho sadio para uma mãe sadia*. Essa conduta não só afastará desordens existentes, como nos ajudará a obter maior sucesso nos tratamentos de infertilidade.

Várias doenças e disfunções podem estar associadas ou mesmo ser determinantes da infertilidade. O tratamento dessas moléstias previamente ou durante o processo de indução da ovulação sempre deve ser instituído. As situações mais freqüentes são:

- *Doença tireoideana*: a hipo ou hiperatividade da glândula pode estar relacionada à alteração da ovulação. Com o tratamento e a correção do problema, pode-se espontaneamente induzir a retomada de ciclos ovulatórios. Quando necessário, associam-se drogas indutoras de ovulação.
- *Hiperprolactinemia*: é a causa mais comum de amenorréia com hipoestrogenismo, portanto não é responsiva à deprivação com progestínicos; com exceção das pacientes com SOP (síndrome dos ovários policísticos) associada, que se apresentam normoestrogênicas. Ocorre com ou sem galactorréia.
- *Hiperandrogenismo*: pode ser de origem adrenal ou ovariana, muito freqüente em SOP.

O objetivo da indução de ovulação é o desenvolvimento monofolicular com sua subseqüente ovulação em pacientes anovulatórias inférteis. Mulheres com SOP têm anovulação normogonadotrófica e normoestrogênica (OMS grupo 2), constituindo o maior grupo na prática clínica (60 a 85%) e apresentando uma variedade de respostas à indução da ovulação por causa de sua heterogeneidade patológica e complexidade sindrômica[1].

SÍNDROME DOS OVÁRIOS POLICÍSTICOS

A SOP é uma endocrinopatia clínica caracterizada por irregularidade menstrual, anovulação crônica, hiperandrogenismo e infertilidade. Muitas vezes, as pacientes apresentam ovários com volume aumentado, com imagem à ultrasonografia de microcistos contínuos na periferia (colar de contas). Apesar de a fisiopatologia dessa síndrome ainda não ser bem conhecida, sugere-se que a resistência à insulina, com conseqüente hiperinsulinemia, seja um fator preponderante, associado ao elevado nível de LH (hormônio luteinizante) em relação ao FSH (hormônio folículo-estimulante) e à produção excessiva de androgênios (testosterona e androstenediona)[1].

Para a maioria das pacientes com SOP, a medicação de escolha é o CC. Se a paciente for obesa, é de extrema importância orientá-la para a redução de peso, que deverá beneficiá-la com a retomada de ovulação espontânea, a redução do hiperandrogenismo e da hiperinsulinemia e a possibilidade de gravidez[2,3].

Citrato de Clomifeno

Apresentação em comprimidos com 50mg. Em pacientes com SOP, inicia-se o uso de CC na dose de 50mg do 3º ao 7º DC (dia do ciclo), depois de uma menstruação espontânea ou deprivada com progestínico. A paciente deve ser monitorada (temperatura basal, acompanhamento com ultra-sonografia, dosagem de progesterona em provável fase lútea) para detecção de ovulação. Caso a dose seja excessiva ou insuficiente, será feito ajuste de 25 a 150mg. Preconiza-se a manutenção desse protocolo por 6 ciclos[4]. Em nosso serviço, estipulamos tratamentos por 3 a 4 ciclos, a escolha é feita dependendo da idade e da reserva ovariana. Se a opção for por indução de ovulação com coito programado, pode-se administrar estrógeno vaginal (1g de estrógenos conjugados), do 5º ao 12º DC, ou associar hMG (gonadotrofina menopáusica humana) 75UI, do 7º ao 10º DC, para melhorar os efeitos antiestrogênicos no nível local da cérvix e do endométrio exercido pelo CC[5].

A utilização de hCG (gonadotrofina coriônica humana) (hCG urinária 5.000 a 10.000UI ou recombinante r-hCG 250µg) associada ao CC para desencadear ovulação é realizada quando o folículo dominante se apresenta com diâmetro de 18 a 20mm e o endométrio proliferativo com espessura de mais de 7mm.

O acompanhamento com ultra-sonografia é desejável, uma vez que podem ocorrer LUF (luteinização de folículo não roto – *louteinized unruptured follicle*) ou mesmo persistência folicular após a menstruação. Cerca de 70 a 80% das pacientes induzidas com CC ovulam, mas somente 40 a 50% dessas engravidam[6].

85-7241-634-X

A contra-indicação para o uso de CC é a presença de ovários resistentes à medicação ou de patologia hepática.

O hiperestímulo ovariano com uso de CC é de baixa incidência, mas deve-se ter atenção ao monitoramento da paciente.

Anti-hiperglicemiantes Orais

A metformina é um anti-hiperglicemiante oral utilizado por pacientes com *diabetes mellitus* do tipo 2 que age diminuindo a liberação hepática de glicose e aumentando seu consumo periférico[7]. O uso de metformina na dose de 500 a

2000mg/dia em pacientes obesas, associada ou não ao CC, beneficia os resultados de gravidez, provavelmente pelo fato de potencializar a perda de peso e diminuir os níveis androgênicos e de testosterona livre[8-10].

Pelo fato de essa droga ter efeitos colaterais gastrointestinais, a sua utilização deve ser iniciada com 500mg à noite, durante a refeição, e quando necessário, a dose deve ser gradativamente aumentada e distribuída nas outras refeições.

A manutenção do uso de metformina no início da gravidez sugere uma diminuição da incidência de aborto no primeiro trimestre e diminuição do risco de desenvolver diabetes gestacional[11,12]. Outros anti-hiperglicemiantes derivados da tiazolidinediona, tais como a troglitazona (400mg/dia) e a pioplitezone (45mg/dia), podem ser utilizados no tratamento de pacientes resistentes à insulina[7,13].

85-7241-634-X

A associação de drogas anti-hiperglicemiantes a indutores de ovulação é comumente realizada com o intuito de maximizar resultados de ovulação que alcançam 90% dos ciclos.

Corticóides

Seu uso é indicado quando a paciente apresenta níveis elevados de DHEA-S (sulfato de deidroepiandrosterona) e/ou testosterona, e não responde bem aos indutores de ovulação. A droga de escolha é a dexametasona, 0,5mg/dia ao deitar, associada à indução com CC do 3º ao 7º DC. Esse esquema terapêutico deverá ser mantido durante 6 ciclos ou até o diagnóstico de gravidez[14]. O uso de dexametasona teoricamente suprime a secreção de andrógenos pela supra-renal, induzindo níveis hormonais mais fisiológicos.

Gonadotrofinas

Inicialmente extraídas da urina de mulheres menopausadas, surgiram em 1961 sob a forma de hMG, contendo quantidades iguais de FSH e LH, e foram sendo purificadas e finalmente produzidas na forma recombinante sem traços de contaminação. Atualmente, encontram-se no mercado gonadotrofinas recombinantes (r-FSH, r-LH, r-hCG) com uma maior consistência de potência e reprodutibilidade e gonadotrofinas urinárias (FSH, FSH/LH, hCG).

Quando não se obtém resposta satisfatória com a indução de ovulação utilizando CC puro ou associado, como visto anteriormente, iniciam-se protocolos com gonadotrofinas.

Vários protocolos estão disponíveis, no entanto é importante notar que a tendência é sempre estabelecer aquele mais fisiológico possível ao qual a paciente responde. A Figura 27.1 mostra a resposta fisiológica do ovário à estimulação do

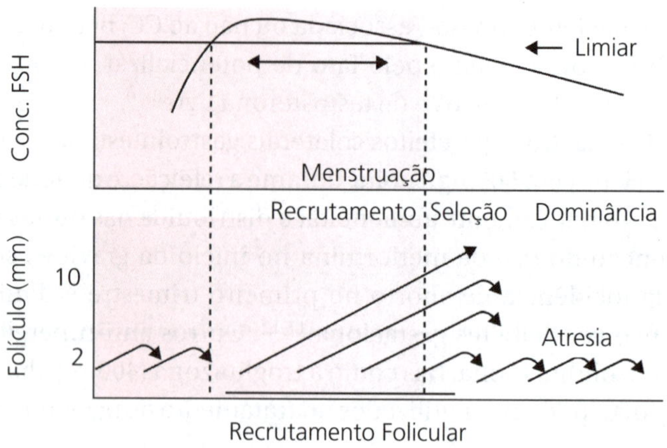

85-7241-634-X

Figura 27.1 – O FSH é produzido em maior quantidade no final da fase lútea do ciclo anterior, estimulando alguns folículos inicialmente. Com a posterior queda desses níveis, tem-se somente um folículo liderando e os demais entrarão em atresia[22]. FSH, hormônio folículo-estimulante.

FSH endógeno para recrutamento folicular. Existe uma dinâmica individual de cada paciente que deverá ser monitorada e adaptada.

As gonadotrofinas recombinantes e algumas altamente purificadas podem ser aplicadas com injeção subcutânea, o que facilita sua utilização, devendo a paciente, depois de orientada, fazer a auto-aplicação.

O protocolo *step up* (nomenclatura universal) (Fig. 27.2), elaborado para produção de um único folículo, inicia-se no 3º DC com baixa dose de r-FSH,

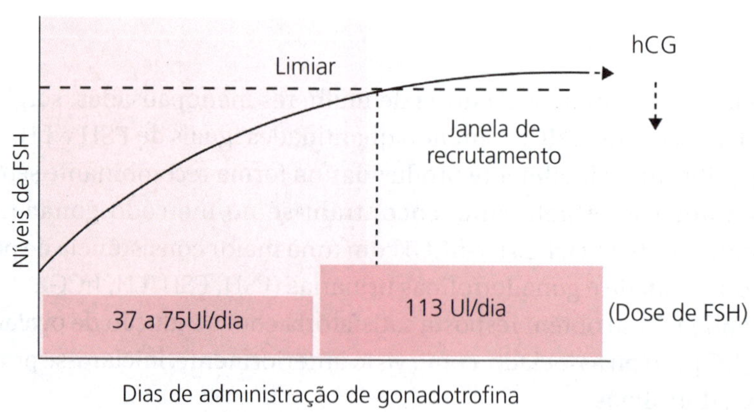

Figura 27.2 – *Step up*. Protocolo de estimulação ovariana lenta com baixas doses progressivas de r-FSH e posterior r-hCG para obtenção de ovulação única[25]. FSH, hormônio folículo-estimulante; hCG, gonadotrofina coriônica humana.

37,5 a 75UI/dia, com o intuito de manutenção de níveis de r-FSH compatíveis com a seleção de um único folículo[17]. A monitoração é realizada com ultra-sonografia a cada 2 a 3 dias e dosagens de E_2 (estradiol) sérico. A dose de r-FSH administrada é aumentada somente se depois de 14 dias de uso da medicação não for visualizado um folículo ≥ 14mm; o ajuste de r-FSH é feito com o acréscimo de 37,5 a 75UI e mantido por, no mínimo, 7 dias. A injeção de r-hCG, para ovulação, é realizada quando o folículo dominante atinge diâmetro ≥18mm. O ciclo é cancelado quando são estimulados 3 ou mais folículos. Com o protocolo *step up* a incidência de hiperestímulo ovariano é rara, como também a de gravidez múltipla.

A utilização do protocolo *step down* (Fig. 27.3), mais fisiológico, inicia-se com 150UI/dia de r-FSH, diminuindo essa dosagem após o aparecimento de um folículo dominante de 10mm de diâmetro, com manutenção de 75UI e monitoração com ultra-sonografia e dosagens de E_2 e LH. Às vezes, a paciente que não responde bem ao tratamento solicita um aumento da quantidade de r-FSH para a obtenção de resposta ovariana desejada. O hCH 5.000UI ou r-hCG 250µg ou r-LH é administrado na presença de folículo com diâmetro ≥18mm[18]. Da mesma forma que no protocolo *step up*, caso haja estimulação de mais de 3 folículos, cancela-se o ciclo orientando a paciente ao uso de contracepção mecânica para evitar a possibilidade de gestação múltipla.

85-7241-634-X

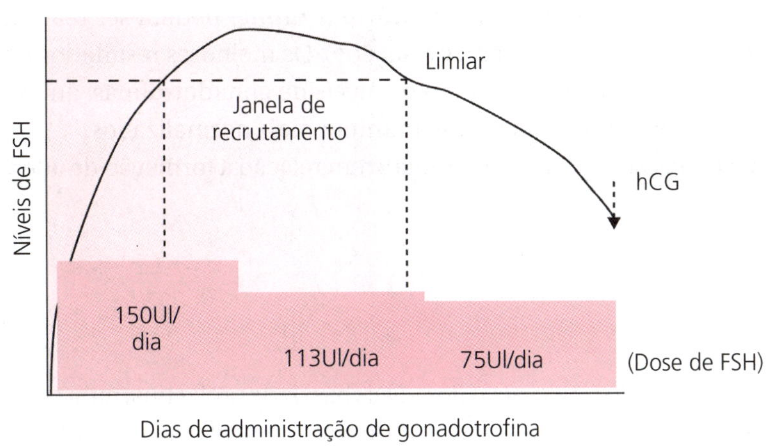

Figura 27.3 – *Step down*. Protocolo para estimulação ovariana: dose mais elevada de r-FSH inicialmente, com diminuição progressiva após o folículo dominante = 10mm, r-hCG para indução da ruptura folicular[25]. FSH, hormônio folículo-estimulante; hCG, gonadotrofina coriônica humana.

Inibidores da Aromatase

Os IA (inibidores da aromatase) têm como resultado do seu mecanismo de ação uma potente diminuição da conversão de androgênios em estrogênios, proporcionando um *feedback* em nível hipofisário, com maior liberação de FSH/LH.

O letrozol, IA de última geração, de administração oral, muito mais potente e com menor efeito colateral que outros IA, com vida média de 45h, tem sido utilizado cada vez mais para tratamento de pacientes com câncer de mama[19]. Nos últimos anos, sua indicação também tem sido proposta para tratamento de endometriose, puberdade precoce e indução da ovulação[20].

A utilização de IA na indução da ovulação tem um princípio de ação semelhante ao do CC, com a vantagem de não apresentar os efeitos antiandrogênicos indesejáveis no endométrio e no muco cervical. Em pacientes resistentes à indução da ovulação, a associação do letrozol com gonadotrofinas demonstrou melhor resultado quando comparada ao CC associado, em relação a número de folículos, níveis hormonais e número de ampolas utilizados; contudo, não houve diferença em relação aos resultados de gravidez[21,22].

A dose de letrozol proposta é de 2,5mg/dia a partir do 3º DC, por cinco dias; quando associado às gonadotrofinas procede-se da mesma forma que com o CC: 50 a 150UI/dia do 3º, 4º ao 7º DC ou até o dia da aplicação do hCG.

Cauterização do Ovário (*Drilling*)

Caso a paciente não responda à indução de ovulação com diferentes protocolos, a cauterização puntiforme do ovário (*drilling*) poderá ser realizada por via laparoscópica para restaurar a ovulação[23]. Os melhores resultados ocorrem no primeiro ano da cirurgia, quando os níveis de gonadotrofinas, andrógenos, inibina B e fatores de crescimento se mantêm mais normalizados.

Um cuidado especial deve ser tomado em relação à formação de aderências.

85-7241-634-X

HIPERPROLACTINEMIA

Agonistas Dopaminérgicos

Indicados quando há elevação dos níveis basais de prolactina, muitas vezes são utilizados em associação com outros indutores de ovulação, como CC e gonadotrofinas. Os mais comumente utilizados são: bromoergocriptina e cabergolina. A bromoergocriptina é apresentada em comprimidos de 2,5 e 5mg, utilizados em dose diária, única ou fracionada, por via oral ou vaginal (menor efeito colateral), que deverá ser ajustada lentamente até a obtenção de uma resposta terapêutica desejada.

A cabergolina é apresentada em comprimidos de 0,5mg, utilizados em dose semanal ou fracionada, duas vezes por semana. Inicia-se com 0,5mg/semana e ajusta-se lentamente de acordo com a resposta da paciente[14].

ENDOMETRIOSE

Em torno de 20% da população em idade reprodutiva apresenta problemas em engravidar e/ou manter uma gestação. Dessa população, aproximadamente 25% das mulheres apresentam endometriose. Sabe-se que na endometriose moderada e grave existem distorções pélvicas que justificam a infertilidade, no entanto, portadoras de estágio leve apresentam uma pelve aparentemente normal, livre de aderências e distorções. Sugere-se que a presença de endometriose provoca um ambiente hostil na cavidade pélvica, com elevado número de macrófagos no líquido peritoneal, o que pode determinar o aumento na fagocitose de espermatozóides, impedindo, portanto, a sua sobrevivência e motilidade, o transporte de óvulos e de espermatozóide, a fertilização e sobrevivência do embrião[24-29].

A endometriose está associada a disfunções ovulatórias tais como tamanho menor de folículo pré-ovulatório e baixos níveis de E_2, diminuição de receptores de LH, diminuição do corpo lúteo e LUF[30].

Por causa de todos esses fatores e da baixa incidência de gravidez em portadoras de endometriose leve ou moderada, propõe-se a indução da ovulação com FSH e hMG para este grupo de pacientes por quatro ciclos, sempre associada à IUI (inseminação intra-uterina)[31].

Caso não ocorra gravidez, recomenda-se indução de alta complexidade com técnicas de fertilização *in vitro.*

INFERTILIDADE SEM CAUSA APARENTE

A ISCA (infertilidade sem causa aparente) é uma condição diagnóstica dada a casais cujos critérios clínicos determinados para infertilidade são avaliados, mas falham em definir a causa. É uma situação frustrante para médico e paciente pelo fato de não existir uma causa real determinante de infertilidade ou talvez essa causa exista e não seja identificável com métodos conhecidos. A ISCA pode ser uma condição estabelecida por chances por causa da subfertilidade dos parceiros que constituem o casal ou pode ser determinada por causa multifatorial (Tabela 27.1). Normalmente, seu diagnóstico é feito por exclusão e sua incidência oscila entre 0 a 32%, variação provavelmente relacionada ao grau de avaliação prévio à decisão do tratamento[32].

85-7241-634-X

Tabela 27.1 – Fatores que associados ou individualmente podem estar relacionados à infertilidade sem causa aparente

Causas multifatoriais		
Defeitos	*Disfunções hormonais*	*Outros*
– De gametogênese • Fertilização • Implantação – Funcional dos espermatozóides – Disfunção ovulatória • LUF • De fase lútea – Mecânico • *"Pick up"* de óvulos • Transporte de óvulos • Aderências peritoneais – Endometrial	– Subclínicas • Hipotireoidismo • Hiperprolactinemia • Hipotalâmicas	– Perfusão uterina diminuída – Miomatose – Polipose endometrial mínima – Endometriose microscópica – Fatores imunológicos – Infecção – Atividade física aumentada – Perda de peso – Fatores emocionais • Estresse • Depressão

LUF = luteinização de folículo não roto

O tratamento de ISCA é empírico e normalmente funcional, com resultados satisfatórios.

Deve-se levar em conta a idade, principalmente da mulher, e o tempo de infertilidade do casal, e ter o conhecimento de gravidez prévia determinada pelos parceiros para conhecimento do potencial de fertilidade. A indução de ovulação é a melhor abordagem para esses casais utilizando protocolos com CC, FSH, hMG, hCG, separadamente ou em associação. A IUI deve, sempre que possível, ser realizada, uma vez que as chances de gravidez aumentam sensivelmente e o tratamento é instituído por quatro ciclos, com monitoração[33,34]. Deve-se ter cuidado durante a monitorização dos ciclos de indução para bloquear possibilidade de gestação múltipla e hiperestímulo ovariano. Quando não se consegue estabelecer gravidez com as técnicas anteriormente descritas ou se o tempo de ISCA é maior que 5 a 6 anos (considerar sempre a idade da mulher), o tratamento proposto é com técnicas de fertilização assistida (FIV [fertilização *in vitro*] /ICSI [inseminação espermática intracitoplasmática])[35].

HIPOGONADISMO HIPOGONADOTRÓFICO

O hipogonadismo hipogonadotrófico (OMS grupo 1) caracteriza-se por amenorréia primária ou secundária com disfunção hipotálamo-hipófise. As pacientes apresentam níveis de FSH, LH e E_2 baixos e PRL (prolactina) normal,

85-7241-634-X

85-7241-634-X

hipoplasia uterina e, na maioria das vezes, ovários de volume normal/baixo à ultra-sonografia. Atualmente, a indução da ovulação para essas pacientes é preferencialmente feita com uso de gonadotrofinas, inicialmente em doses baixas (75UI/dia, via subcutânea), para que a resposta ovariana se faça de forma a favorecer uma recuperação fisiológica do útero. São feitos acompanhamento com ultra-sonografia (útero: volume e endométrio; ovários: crescimento folicular, ruptura do folículo e corpo lúteo) e dosagens de E_2, LH e P4. Posteriormente, ajusta-se protocolo *step up/step down* de acordo com a necessidade do tratamento instituído.

MANUTENÇÃO DA FASE LÚTEA

A manutenção da fase lútea é mais indicada quando se utilizam análogos de GnRH na indução da ovulação. Quando necessário, a progesterona natural de forma micronizada é a primeira escolha: 200mg/dia, via vaginal, a partir da constatação da ovulação, até a menstruação ou sua continuidade com gravidez, fazendo-se ajuste de dose[14].

COMPLICAÇÕES

Das complicações que surgem com a indução da ovulação destacam-se a SHO (síndrome de hiperestímulo ovariano) e as gestações múltiplas, ambas em quase 100% dos casos decorrentes de condições iatrogênicas. A etiologia da SHO ainda é desconhecida, mas estudos sugerem que ela está relacionada à elevação do VEGF (fator de crescimento do endotélio vascular) e à neovascularização do corpo lúteo[36]. Apresenta-se de forma moderada (3 a 16%) e grave (1 a 5%).

CONCLUSÃO

Atualmente, com todas as técnicas de reprodução assistida disponíveis, a utilização de indução de ovulação é cada vez mais indicada, não somente para pacientes com diagnóstico de anovulação ou oligovulação, mas para mulheres normo-ovulatórias, para aquelas que apresentam ISCA ou para casais com indicações de IUI. A utilização de IUI se faz com sêmen de marido, por fator masculino (oligospermia, astenospermia, azoospermia, hipospádia), disfunções sexuais e DST (doenças sexualmente transmissíveis), tais como HIV (vírus da imunodeficiência humana) e hepatites, ou com sêmen de doador (azoospermia, fator genético, *produção independente*) ou mesmo por questões de praticidade, quando os parceiros residem distantes um do outro. Recentemente, alguns estudos demonstraram que, mesmo quando não existem indicações para IUI, a sua utilização concomitante com indução de ovulação aumenta as chances de gravidez[37].

Referências Bibliográficas

1. VAN SANTBRINK, E. J. P.; HOP, W. C.; FAUSER, B. C. J. M. Classification of normogonadotropic infertility: polycystic ovaries diagnosed by ultrasound versus endocrine characteristics of polycystic ovary syndrome. *Fertil. Steril.*, v. 67, p. 452, 1997.
2. HOLLMANN, M.; RUNNEBAUM, B.; GERHARD, I. Effects of weight loss on the hormonal profile in obese, infertile women. *Hum. Reprod.*, v. 11, p. 1884, 1996.
3. CLARK, A. M.; THORNLEY, B.; TOMLINSON, L. et al. Weight loss in obese infertile women results in improvement in reproductive outcome for all forms of fertility treatment. *Hum. Reprod.*, v. 13, p. 1502, 1998.
4. ADASHI, E. Y. Ovulation induction: clomiphene citrate. In: ADASHI, E. Y.; ROCK, J. A.; ROSENWAKS, Z. (eds.). *Reproductive Endocrinology, Surgery and Technology.* Philadelphia: Lippincott-Raven, 1995/1996.
5. GELETY, T. J.; BUYALOS, R. P. The effect of clomiphene citrate and menopausal gonadotropins on cervical mucus in ovulatory cycles. *Fertil. Steril.*, v. 60, p. 471, 1993.
6. IMANI, B.; EIJKEMANS, M. J.; TE VELDE, E. R. et al. Predictors of patients remaining anovulatory during clomiphene citrate induction of ovulation in normogonadotropic oligomenorrheic infertility. *J. Clin. Endocrinol. Metab.*, v. 83, p. 2361, 1998.
7. INZUCCHI, S. E.; MAGGS, D. G.; SPOLLETT, G. R. et al. Efficacy and metabolic effects of metformin and troglitazone in type II diabetes mellitus. *N. Engl. J. Med.*, v. 338, p. 867, 1998.
8. COSTELLO, M. F.; EDEN, J. A. A systematic review of the reproductive system effects of metformin in patients with polycystic ovary syndrome. *Fertil. Steril.*, v. 79, p. 1, 2003.
9. HAAS, D. A.; CARR, B. R.; ATTIA, G. R. Effects of metformin on body mass index, menstrual cyclicity, and ovulation induction in women with polycystic ovary syndrome. *Fertil. Steril.*, v. 79, p. 469, 2003.
10. VELAZQUEZ, E. M.; MENDOZA, S.; HAMER, T. et al. Metformin therapy in polycystic ovary syndrome reduces hyperinsulinemia, insulin resistance, hyperandrogenemia, and systolic blood pressure, while facilitating normal menses and pregnancy. *Metabolism*, v. 43, p. 647, 1994.
11. BAILEY, C. J.; TURNER, R. C. Metformin. *Engl. J. Med.*, v. 334, p. 574, 1996.
12. GLUECK, C. J.; WANG, P.; KABAYASHI, S. et al. Metformin therapy throughout pregnancy reduces the development of gestational diabetes in women with polycystic ovary syndrome. *Fertil. Steril.*, v. 77, p. 520, 2002.
13. GLUECK, C. J.; MOREIRA, A.; GOLDENBERG, N. et al. Pioglitazone and metformin in obese women with polycystic ovary syndrome not optimally responsive to metformin. *Human Reproduction*, v. 18, p. 1618, 2003.
14. BORGES JR., E. et al. *I Consenso Brasileiro de Indução da Ovulação em Reprodução Assistida.* São Paulo: BG Cultural, 2000.

85-7241-634-X

15. FAUSER, B. C. J. M.; VAN HEUSDEN, A. M. Manipulation of human ovarian function: physiological concepts and clinical consequences. *Endocrine Rev.*, v. 18, p. 71, 1997.
16. FAUSER, B. C. J. M.; DONDERWINKE, L. P.; SCHOOT, D. C. The step-down principle in gonadotrophin treatment and the role of GnRH analogues. *Baillière's Clin. Obstet. Gynaecol.*, v. 7, p. 309, 1993.
17. MACKLON, N. S.; FAUSER, B. C. J. M. Ovulation induction: step-up and step-down regimens. In: KEMPERS, R. D.; COHEN, J.; HANEY, A. F. et al. (eds.). Fertility and reproductive medicine. In: XVI WORLD CONGRESS ON FERTILITY AND STERITY, 1998. San Francisco. *Proceedings of the XVI World Congress on Fertility and Sterility*, 1998.
18. ROGER, A. et al. Recombinant human hormone for triggering follicular rupture. *Fertil. Steril.*, v. 78, n. 3, suppl. 1, 2002.
19. BUZDAR, A. U.; VERGOTE, I.; SAINSBURY, R. The impact of human receptor status on the clinical efficacy of the new-generation aromatase inhibitors: a review of data from first line metastatic disease trials in postmenopausal women. *Breast J.*, v. 10, n. 3, p. 211-217, 2004.
20. CORRÊA, F. J. S. Uso de inibidores da aromatase para indução da ovulação. *Femina*, v. 32, n. 3, p. 239, 2004.
21. MITWALLY, M. F.; CASPER, R. F. Use of aromatase inhibitor for induction of ovulation in patients with an inadequate response to clomiphene citrate. *Fertil. Steril.*, v. 75, n. 2, p. 305, 2001.
22. MITWALLY, M. F.; CASPER, R. F. Aromatase inhibitors reduces gonadotrophin dose required for controlled ovarian stimulation in women with unexplained infertility. *Hum. Reprod.*, v. 18, n. 1588, 2003.
23. CAMPO, S. Ovulatory cycles, pregnancy outcome and complications after surgical treatment of polycystic ovary syndrome. *Obstet. Gynecol. Surv.*, v. 53, p. 297, 1998.
24. BADAWY, S. Z. A.; CUENCA, V.; MARSHALL, I. et al. Cellular components in peritoneal fluid in infertile patients with and without endometriosis. *Fertil. Steril.*, v. 42, p. 704, 1984.
25. HANEY, A. F.; MISUKONIS, M. A.; WEINBERG, J. B. Macrophages and infertility: Oviductal macrophages as potential mediators of infertility. *Fertil. Steril.*, v. 39, p. 310, 1983.
26. MUSCATTO, J. J.; HANEY, A. F.; WEINBERG, J. B. Sperm phagocytosis by human peritoneal macrophages: a possible cause of infertility in endometriosis. *Am. J. Obstet. Gynecol.*, v. 144, p. 503, 1982.
27. OAK, M. K.; CHANTLER, E. N.; WILLIAMS, C. A. V. et al. Sperm survival studies in peritoneal fluid from infertile women with endometriosis and unexplained infertility. *Clin. Reprod. Fertil.*, v. 3, p. 297, 1985.
28. SUGINAMI, H.; YANO, K. An ovum capture inhibitor (OCI) in endometriosis peritoneal fluid: an OCI related membrane responsible for fimbrial failure of ovum capture. *Fertil. Steril.*, v. 50, p. 648, 1988.
29. DAMEWOOD, M. D.; HESLA, J. S.; SCHLAFF, W. D. Effect of serum from patients with minimal to mild endometriosis on mouse embryo development in vitro. *Fertil. Steril.*, v. 54, p. 917, 1990.
30. MAHMOOD, T. A.; TEMPLETON, A. Pathophysiology of mild endometriosis. Review of literature. *Hum. Reprod.*, v. 5, p. 765, 1990.
31. CORSON, S. L.; BATZER, F. R.; GOCIAL, B. et al. Intrauterine insemination and ovulation stimulation as treatment of infertility. *J. Reprod. Med.*, v. 34, p .397, 1989.

85-7241-634-X

32. COLLINS, J. A.; CROSIGNAN, P. G. Unexplained infertility: a review diagnosis, prognosis, treatment efficacy and management. *Int. J. Gynecol. Obstet.*, v. 39, p. 267, 1992.
33. GUZICK, D. S.; CARSON, S. A.; COUTIFARIS, C. et al. Efficacy of superovulation and intrauterine insemination in the treatment of infertility. *N. Engl. J. Med.*, v. 340, p. 177, 1999.
34. ZAUSNER, B.; ARAÚJO, J. O. Avaliação dos resultados de gravidez após indução de ovulação e inseminação em casais inférteis. In: IV CONGRESSO LATINOAMERICANO DE ESTERILIDADE E FERTILIDADE – FLASEF, 1993. São Paulo. *Tema l Livre – IV Congresso Latinoamericano de Esterilidade e Fertilidade – FLASEF,* 1993.
35. PETERSON, C. M.; HATASAKA, H. H.; JONES, K. P. et al. Ovulation induction with gonadotropins and intrauterine insemination compared with in vitro fertilization and no therapy: a prospective, non-randomized cohort study and meta-analysis. *Fertil. Steril.*, v. 62, p. 525, 1994.
36. NEULEN, J.; YAN, Z.; RACZEK, S. et al. Human chorionic gonadotropin-dependent expression of vascular endothelial growth factor/vascular permeability factor in human granulosa cells: Importance in ovarian hyperstimulation syndrome. *J. Clin. Endocrinol. Metab.*, v. 80, p. 1967, 1995.
37. VAN SANTBRINK, E. J.; FAUSTER, B. C. Is there future for ovulation induction in the current era of assisted reproduction? *Human Reproduction,* v. 12, p. 2499, 2003.

85-7241-634-X

85-7241-634-X

Capítulo 28

Tratamento da Endometriose

Hugo Maia Filho
José de Souza Costa

INTRODUÇÃO

A endometriose é uma afecção ginecológica benigna, decorrente da implantação ectópica de mucosa endometrial funcionante em vários locais do organismo, que, por sua tendência invasiva, baixos índices de cura e altas taxas de recidiva, tem similaridades com neoplasias malignas. O sintoma principal da endometriose é a dor, que se manifesta de diversas formas, das quais a principal é a dismenorréia.

É uma doença de mulheres no período reprodutivo, atingindo pico em torno dos 30 anos na população infértil. A moléstia aparenta ter uma tendência familiar e racial, atingindo preferencialmente mulheres brancas de nível socioeconômico médio a superior, que procriam mais tarde e têm menor número de filhos. Mas têm-se observado um aumento de sua incidência em pretos e índios, com a elevação da classe social. Não se sabe com precisão se o aumento dos casos de endometriose observado é decorrente de maior incidência da doença ou de maior número de casos diagnosticados com o emprego de técnicas mais eficientes, como a laparoscopia e a ultra-sonografia.

ETIOLOGIA

A etiologia da endometriose não esta até hoje completamente esclarecida, sendo aventadas várias hipóteses para justificá-la, entre as quais a do refluxo tubário ou de Sampson (canalicular), da metaplasia celômica (genitoblasto), da metastatização (disseminação linfática ou venosa), entre outras. O problema é que nenhuma delas consegue explicar integralmente as diferentes manifestações da doença, motivo por que se deve considerar a possibilidade de envolvimento de todas elas. Porém, o mecanismo que parece ser mais freqüentemente envolvido é a menstruação retrógrada, uma vez que sangue peritoneal pode ser encontrado em até 90% de mulheres livres de doença.

PECULIARIDADES

Para garantir o correto posicionamento da paciente e do médico ante a doença, é necessário, desde o início, alertar para a ocorrência de certas peculiaridades comportamentais da endometriose, que estão a seguir relacionadas:

- Sintomatologia dissociativa, o que significa não existir relação entre a gravidade das lesões e as queixas manifestadas pelas portadoras. Prova disso é que um apreciável número de mulheres com endometriose importante é completamente assintomático, sendo as lesões identificadas somente no exame ginecológico ou durante a realização de laparoscopia com outras indicações, como a esterilização, e de ultra-sonografias de rotina.
- Evolução imprevisível, pois é impossível predeterminar o curso da doença, que pode evoluir tanto para a disseminação das lesões e agravamento do quadro quanto para a cura espontânea.
- Resposta terapêutica inconsistente, uma vez que determinadas mulheres respondem de forma rápida às medidas terapêuticas, ao passo que outras resistem aos tratamentos mais enérgicos e prolongados.
- Caráter crônico e recidivante, o que impossibilita a garantia de cura, com qualquer dos tratamentos clínicos ou cirúrgicos, frustrados por altas taxas de recidiva. Muitas vezes o tratamento instituído com finalidade conceptiva logra uma encorajadora regressão da doença, mas não garante a manutenção desse resultado a longo prazo, mesmo se a gravidez ocorrer.

85-7241-634-X

85-7241-634-X

CLASSIFICAÇÃO

A endometriose pode ser enquadrada em duas variedades:

- Endometriose interna ou adenomiose, em que os focos ficam localizados no seio do miométrio, podendo (aberta) ou não (encistada) comunicar-se com a cavidade uterina. Geralmente os focos de adenomiose consistem em invaginações do endométrio no tecido leio-miometrial e são, portanto, constituídos de glândulas e estroma, o que explica a resistência dessa forma ao tratamento hormonal.
- Endometriose externa, que corresponde a todos os outros casos. De acordo com sua localização, pode ser rotulada de pélvica e extrapélvica. Os focos de endometriose têm como característica principal serem formados somente pela camada funcional do endométrio, daí a pronta resposta dos focos ao tratamento medicamentoso.

A endometriose pélvica, por ser a manifestação de maior interesse para o ginecologista, constitui-se no precípuo objetivo da nossa atenção e será a respeito dela que sempre se fará referência, a partir de agora.

FISIOPATOLOGIA

Das várias hipóteses para explicar como surge a endometriose, a mais aceita é o do fluxo retrógrado do sangue menstrual levando para a cavidade abdominal células endometriais provenientes da camada basal, pois as da camada funcional do endométrio já estão programadas para entrar em apoptose em decorrência da ação da progesterona, que inibe a transcrição do gene bcl-2. As células endometriais da camada basal, por não sofrerem diferenciação, comportam-se como células-tronco, sendo resistentes à apoptose induzida pela progesterona. Estudos recentes utilizando marcadores moleculares mostraram que pacientes que desenvolvem endometriose apresentam, no sangue menstrual, além das células da camada funcional, células endometriais originárias da camada basal. Em pacientes sem endometriose ou adenomiose essas células não são normalmente detectadas no sangue menstrual[1].

A ocorrência de fluxo retrógrado menstrual é um evento muito mais freqüente do que o desenvolvimento da endometriose, e isto se deve, entre outras causas, a um mecanismo imunológico que age em nível peritoneal, ativando monócitos e células macrofágicas, que fagocitam as células endometriais, impedindo sua implantação.

A explicação do motivo pelo qual somente algumas mulheres desenvolvem endometriose corre por conta de defeitos nos instrumentos de limpeza (macrófagos), que se encarregam usualmente da remoção e destruição das células endometriais lançadas no peritônio (fagocitose), dessa forma permitindo a implantação das células e o início da doença. Esse processo é alimentado por vários agentes, como metaloproteinases, integrinas, fator de crescimento vasculoendotelial, catepsina; já a resposta a essa agressão consiste no aumento da interleucina 13, que incentiva a migração de macrófagos para o líquido peritoneal. O aumento da fração C3 do complemento e a proliferação dos macrófagos, que secretam várias substâncias, como fibronectina, prostaglandinas, proteases, fator de necrose tumoral e interleucina 1, desencadeiam a reação inflamatória que se acompanha de proliferação fibroblástica e linfo-plasmocitária e aumento do volume do líquido peritoneal, ao tempo em que os linfócitos B iniciam a produção de anticorpos contra as células endometriais.

Como são portadoras de receptores hormonais, as células ectópicas respondem de forma idêntica ao endométrio normal: o crescimento dos focos é alimentado pelo estradiol, enquanto a progesterona causa decidualização do foco ou atrofia das glândulas, atrofia que também é induzida pelos androgênios (mais informações no Cap. Fisiologia do Endométrio e da Menstruação).

Entretanto, tanto alterações no sistema imunológico quanto a repetição freqüente dos ciclos menstruais sem a ocorrência de gestações, como ocorre na mulher moderna, podem suplantar esses mecanismos de defesa peritoneal, levando ao aparecimento da endometriose[2].

Recentemente vários trabalhos têm mostrado que as células provenientes do estroma endometrial e que estão presentes nos implantes de endometriose, têm aumento da expressão da aromatase, a enzima responsável pela transformação em nível tecidual dos androgênios em estrogênios. Esse aumento da atividade da aromatase é responsável por um crescimento da produção local de estradiol nessas lesões. Achados similares foram também descritos em adenomiose. O aumento da atividade da aromatase nos focos de endometriose ocorre simultaneamente como uma redução na atividade da enzima 17-β-hidroxiesteróide desidrogenase tipo II, que é responsável pela conversão do estradiol a estrogênios menos potentes, como a estrona, levando, assim, a um acúmulo de estradiol dentro dos focos de endometriose[3,4]. Esse aumento na produção local de estradiol leva, por sua vez, a um aumento da expressão da enzima cicloxigenase 2 (COX-2), que é a responsável pela síntese de prostaglandinas nos tecidos. O aumento da produção de prostaglandinas, principalmente prostaglandina 2 (PGE_2), leva por meio de um mecanismo de retroalimentação positiva, a um aumento da expressão da aromatase, resultando em maior produção de estrogênios nos focos de endometriose[5].

85-7241-634-X

O papel desempenhado pela aromatase e COX-2 no mecanismo de implantação, progressão e sintomatologia da endometriose ainda não está totalmente esclarecido. Curiosamente, apesar dos níveis elevados de estradiol e prostaglandinas nos focos de endometriose, as taxas de proliferação das células glandulares e estromais nestes são baixas, muito inferiores às encontradas no endométrio eutópico[6]. Por outro lado também, a expressão dos receptores para estradiol e progesterona é menor nos focos de endometriose do que no endométrio eutópico correspondente[7]. Isto sugere que a progressão da endometriose não depende tanto da sua taxa de proliferação, mas, sim, da implantação de novas células endometriais trazidas pelo fluxo menstrual retrógrado, colocando a repetição dos ciclos menstruais como um dos maiores fatores de risco para o agravamento da patologia.

85-7241-634-X

Têm-se sugerido que a produção exacerbada de estradiol no foco de endometriose provavelmente tenha papel importante, não para estimular excessivamente a proliferação das células glandulares e estromais, mas para inibir a resposta imunológica local, impedindo a fagocitose das células endometriais pelos macrófagos ativados na cavidade abdominal. Vários estudos têm realmente mostrado a inibição da fagocitose pelos macrófagos em pacientes com a endometriose peritoneal e ovariana[8]. O efeito inibitório dos estrogênios sobre a função dos macrófagos é observado em outros tecidos, como osso (osteoclasto), placa de ateroma e sistema nervoso central (glia), e envolve mecanismos não genômicos atuando ao nível de membrana celular, independentemente do receptor nuclear. Os estrogênios agem sobre os macrófagos, inibindo a síntese de citocininas como a interleucina 6 (IL-6), diminuindo sua capacidade fagocitária. Por outro lado, o aumento da atividade COX-2 acarreta aumento da reação inflamatória local e maior proliferação de fibroblastos, induzindo à fibrose e à dor, que são características da endometriose[1,3]. Esse ciclo se repete a cada menstruação, à medida que novas células endometriais chegam e se implantam com êxito no peritônio, provocando um progressivo aumento da fibrose e da dor. Esses estudos sobre a fisiopatologia da endometriose mostram que o tratamento da doença deve envolver a supressão da menstruação.

LOCALIZAÇÃO

Os locais de maior incidência de endometriose são, pela ordem, os ovários, o recesso posterior do útero, os ligamentos uterossacros, a face anterior da bexiga e a folha posterior do ligamento largo. Menos freqüentemente afetados são as trompas, o septo retovaginal, o colo uterino e a vagina. Os eventuais achados de focos endometrióticos da parede abdominal são resultantes de laparotomias (principalmente cesáreas) e de laparoscopia, ao passo que os focos perineais resultam de partos vaginais com episiotomia ou ruptura perineal, seguidos de sutura, e de perineoplastias.

ASPECTO MACROSCÓPICO

A coloração e o tamanho dos focos de endometriose variam de acordo com a idade do implante. As lesões iniciais são de difícil identificação, mesmo com o emprego da laparoscopia; sua presença às vezes pode estar sinalizada somente pelo encontro de excesso de líquido peritoneal, que, a depender da fase do ciclo, pode adquirir coloração vinhosa. Com a progressão, as lesões tornam-se vermelhas ou amarronzadas, salientes, com o aspecto de um pequeno hematoma. Algumas lesões permanecem na superfície, ao passo que outras aprofundam-se no mesênquima subjacente ou na cortical superficial do ovário, originando os nódulos do septo retovaginal, dos ligamentos uterossacros e dos ovários. Esses focos sangram mensalmente, em consonância com o sangramento menstrual. O sangue pode ser liberado no peritônio, ou pode ser retido, dando origem aos endometriomas. Com o acúmulo e a transformação do sangue neles contido, os endometriomas apresentam coloração bastante escura, por vezes azulada, outras enegrecida. Esses cistos podem manter-se pequenos ou atingir volumes apreciáveis. Os maiores endometriomas estão localizados nos ovários, onde recebem o nome de "cistos-chocolate" ou "cistos-alcatrão". Geralmente esses endometriomas são inativos, não se encontrando vestígios de células endometriais mesmo no exame histopatológico. Os focos abertos podem confluir e dar lugar a lesões de volume avantajado, que ocupam as escavações anterior e posterior, ocasionando, em última instância, o que se denomina de "pelve congelada".

85-7241-634-X

QUADRO CLÍNICO

A endometriose é uma doença de mulheres jovens, que tem como foco principal a dor e que freqüentemente se acompanha de esterilidade.

As manifestações dolorosas mais freqüentes são:

- Dismenorréia secundária de caráter progressivo, ou seja, que piora com o tempo, constituindo 78% das queixas. A dor menstrual pode preceder o início do fluxo e permanecer alguns dias após o seu término. Essas características são importantes para o estabelecimento do diagnóstico diferencial com situações de dismenorréia primária ou idiopática.
- Dor ovulatória, mais intensa que o habitual e de caráter constritivo. Apresenta-se em 20% das portadoras.

- Dor pélvica, ou seja, aquela que não cessa após a interrupção do fluxo menstrual, podendo permanecer de uma menstruação à seguinte, com variações de intensidade. Está presente em 32% das vezes.
- Dispareunia, provocada pela compressão do pênis nos nódulos do septo retovaginal e nas aderências dos focos dos ligamentos uterossacros. Ocorre em 39% dos casos.
- Esterilidade, que pode estar presente em 15% das mulheres com endometriose.
- Dependendo da localização dos focos, os episódios dolorosos podem ser acompanhados de sintomas urinários (disúria, polaciúria, menúria, retenção urinária), colorretais (disquezia, enterorragia cíclica) e ginecológicos (dispareunia, dor ao toque vaginal no septo retovaginal e no fundo de saco de Douglas). Dor na parede abdominal e dor lombar também podem ocorrer.

DIAGNÓSTICO

O diagnóstico da endometriose é eminentemente clínico, motivo por que a cuidadosa avaliação dos dados da anamnese e do exame físico é de grande importância.

O interrogatório deve registrar: os antecedentes menstruais, inclusive a presença de dismenorréia secundária e sua evolução; o histórico obstétrico, procurando identificar os casos de esterilidade primária ou secundária; as características da sintomatologia dolorosa, como dor pélvica e dispareunia.

No exame ginecológico, o toque vaginal pode provocar intensa dor nas manobras de mobilização do útero e de palpação dos anexos, mas o encontro de retroversão uterina fixa, de nodulações dolorosas em fundos de saco vaginais, ovários, ligamentos uterossacros e septo retovaginal praticamente consolidam o diagnóstico. Esse exame deve ser sempre complementado pelo toque retal, para mais completa avaliação dos nódulos assestados no ligamento uterossacro e septo retovaginal.

85-7241-634-X

Os exames complementares são limitados, estando praticamente restritos a técnicas de imagem.

- A dosagem de CA 125, anticorpo monoclonal contra antígeno do epitélio ovariano, é pouco confiável para o estabelecimento do diagnóstico inicial, sendo mais útil no acompanhamento do tratamento e no rastreamento da recidiva. Dosagens maiores que 50U/L, na ausência de outros processos neoplásicos, levantam a suspeita de endometriose. Situação idêntica ocorre com o inibidor de tripsina associada a tumor (TATI – *tumor associated trypsin inhibitor*), que tem baixa sensibilidade, mas que pela sua alta especificidade pode ser usado em conjugação com o CA 125.

- A ultra-sonografia é de pouco proveito na endometriose incipiente. Em estágios mais avançados, o exame realizado pela via vaginal, além de revelar distorções na posição dos órgãos pélvicos provocadas por aderências, caracteriza com precisão os cistos endometriais pelo conteúdo sanguíneo. Deve ser preferencialmente realizada na fase pós-menstrual, quando as lesões ficam mais evidentes. O exame transretal pode ser necessário para o diagnóstico diferencial com câncer de ovário e tuberculose genital.
- A laparoscopia diagnóstica já foi mais utilizada, antes que a ultra-sonografia alcançasse o padrão de confiabilidade que hoje ostenta, permitindo mesmo a avaliação da patência tubária pela histero-sonografia. Atualmente, além de ser via de acesso para a biópsia de lesões suspeitas, as principais indicações da vídeolaparoscopia consistem na cauterização de pequenos focos, na lise de aderências, na ressecção de massas tumorais e na drenagem de endometriomas.
- Como comentado anteriormente, na dependência da idade da lesão, os achados do exame histopatológico são pouco significativos. Porém, o achado de tecido contendo células endometriais é indiscutível.

RECORRÊNCIA DA ENDOMETRIOSE

85-7241-634-X

Se a implantação de células endometriais da camada basal trazida pelo refluxo menstrual retrógrado for o mecanismo que leva à formação das lesões de endometriose na pelve, é de se esperar que os locais anatômicos mais freqüentes para a endometriose sejam os ovários e o fundo de saco de Douglas, por estarem próximos à trompa de Falópio. Neste último, por exemplo, ocorrem 74% dos casos de implante de endometriose. Por sua vez, o retorno dos ciclos menstruais sem a ocorrência de gestação não só parece ser fator de risco para o aparecimento dessa enfermidade, em primeiro lugar, como também para provocar sua recorrência, após um tratamento com aparente êxito. Na verdade um dos grandes problemas de qualquer tratamento para a endometriose, seja medicamentoso ou cirúrgico, consiste nas altas taxas de recorrência.

Estudos comparativos entre um progestogênio, como a gestrinona, e análogos de GnRH, por exemplo, mostraram que ambos os tratamentos, embora agissem por mecanismos diferentes, tinham eficácia semelhante em termos de controle da sintomatologia dolorosa enquanto em uso; porém, com o término do tratamento, houve índice de falha de quase 40% com ambas as medicações[9].

Esses dados sugerem que a ocorrência repetida e freqüente dos sangramentos menstruais deva ser evitada em pacientes tratadas de endometriose, pois aumenta o risco de sua recorrência, não importa qual tratamento seja utilizado.

Além disso, vários estudos clínicos têm comprovado que a taxa de recorrência da endometriose aumenta linearmente em função da data do final do tratamento[10,11]. Por isso aconselha-se que, qualquer que seja o tipo de tratamento utilizado, as pacientes que desejam engravidar devem ser separadas daquelas para quem a gravidez não é uma questão imediata. Essa atitude passa a adquirir maior importância atualmente, pois se têm visto cada vez com mais freqüência casos de endometriose, inclusive de endometriomas, em mulheres jovens e até adolescentes, nas quais a sintomatologia dolorosa e não a infertilidade é a queixa principal, sob a forma de dismenorréia e dispareunia progressiva[12]. Muitas dessas pacientes, tratadas com análogos de GnRH, apresentam remissão da sintomatologia durante os seis meses de uso[13]. Entretanto, o retorno dos sintomas dolorosos ocorre em uma grande proporção delas após o término do tratamento, já que seu uso não deve ser estendido após esse período, pelo risco de perda de massa óssea.

Torna-se, assim, cada vez mais evidente para o ginecologista clínico que o controle da recorrência da endometriose nas pacientes que não desejam engravidar de imediato assume importância cada vez maior na estratégia de tratamento dessa doença. Fica claro também que o tratamento da endometriose não pode ser somente clínico, mas uma combinação do tratamento medicamentoso com o cirúrgico. Os avanços nos últimos anos no campo da endoscopia ginecológica permitem que a maior parte das distorções anatômicas provocadas pela presença da endometriose na pelve, como as lesões infiltrativas no septo retovaginal, as aderências e os "cistos-chocolate" no ovário, possa ser tratada por meio da videolaparoscopia cirúrgica. Como a maioria dessas lesões não pode ser tratada clinicamente com êxito, a terapia medicamentosa da endometriose passou a ter papel adjuvante ao tratamento endoscópico.

TRATAMENTO DA ENDOMETRIOSE NA MULHER INFÉRTIL

Vários ensaios clínicos têm falhado ao mostrar diferença de resposta, em termos de taxa de gravidez, quando vários esquemas hormonais para tratamento da endometriose mínima ou moderada são comparados com placebo ou tratamento expectante.

Entretanto, quando ainda persiste algum impedimento anatômico ou fisiológico à ocorrência de gravidez, após a videolaparoscopia, esta deve ser seguida de técnicas de fertilização assistida, como a conduta mais adequada para a con-

85-7241-634-X

secução de melhores taxas de gestação[14]. É nesse grupo de pacientes que o uso de análogos de GnRH com a finalidade de bloquear a secreção endógena de gonadotrofinas está indicado como pré-tratamento aos esquemas de superovulação com gonadotrofinas, utilizadas nas técnicas de fertilização assistida[15].

Nos quadros mais graves pode-se lançar mão dos inibidores da aromatase, como o letrozol e o anastrozol, com resultados excelentes, mas por períodos curtos, perante o risco de desenvolvimento de sintomas de hipoestrogenismo tão ou mais graves do que os observados no uso de análogos de GnRH, principalmente atrofia genital e perda de massa óssea.

A cirurgia videolaparoscópica para a remoção da cápsula do endometrioma não interfere de maneira adversa na resposta do tecido ovariano às gonadotrofinas utilizadas nos esquemas de indução de ovulação nas técnicas de fertilização assistida[16]. Por sua vez, o uso de análogos de GnRH por períodos mais prolongados, antes de se iniciar a fertilização *in vitro* em pacientes com lesões confirmadas pela laparoscopia, resulta em maiores taxas de gestação, e é o único esquema medicamentoso que se mostrou realmente eficaz no tratamento da infertilidade associada com a endometriose[17]. Esses resultados indicam que os análogos de GnRH têm, ainda, papel importante como adjuvantes no tratamento desses casos, principalmente quando se utilizarem técnicas de reprodução assistida.

USO DE PROGESTOGÊNIOS NO TRATAMENTO DA ENDOMETRIOSE

A supressão da menstruação com o uso contínuo de contraceptivos orais ou progestogênios isolados constitui hoje a primeira linha de tratamento da dor em pacientes com endometriose mínima, ou para evitar a recorrência da patologia em pacientes com endometriose grave, tratada pela videolaparoscopia. O tratamento hormonal da endometriose evoluiu bastante nos últimos 40 anos, embora a ausência de uma sistemática uniforme torne difícil a avaliação comparativa da eficácia dos tratamentos em diferentes séries.

Durante muitos anos os análogos do GnRH têm sido utilizados para o tratamento da endometriose, embora nunca se tenha demonstrado sua real utilidade clínica quando comparado às outras formas de tratamento médico. O alto custo do produto e os efeitos colaterais associados ao hipoestrogenismo excessivo, que vão desde os fogachos à perda de massa óssea após seis meses de tratamento, tornam o tratamento inadequado para administração a longo prazo[18]. Além disso é importante referir que, em pacientes com endometriose grave, o uso de análogos de GnRH por três a seis meses não alterou os resultados finais, quando comparado com o placebo.

85-7241-634-X

85-7241-634-X

Em todos os ensaios clínicos feitos sobre o uso de medicação hormonal após videolaparoscopia, sempre se avaliou o uso do tratamento clínico por períodos curtos, e os benefícios, como era de se esperar, mostraram-se transitórios e desapareciam com o retorno das menstruações. Por sua vez, o uso de análogos como tratamento prévio à cirurgia da endometriose não se revelou eficaz e seu uso não é mais recomendado.

Como a maioria das lesões de endometriose apresentam baixas taxas de proliferação, é, talvez ,desnecessário induzir numa mulher jovem uma queda tão acentuada na produção de estrogênios. A simples supressão dos ciclos menstruais com esquemas hormonais usando progestogênios pode ser a resposta para esse dilema. De fato, a prevenção da recorrência da endometriose em pacientes submetidas com êxito ao tratamento cirúrgico ou no tratamento isolado das formas leves e moderadas, constitui hoje uma das grandes indicações para a contracepção oral contínua ou para o uso de progestogênios isolados.

O emprego de progestogênios isolados, como medroxiprogesterona, de derivados da 19-nortestosterona, como a gestrinona, ou de derivados da 17-α-etiniltestosterona como o danazol, é eficaz no controle da sintomatologia dolorosa associada com a endometriose. Entretanto, alguns efeitos colaterais de natureza androgênica tornam o uso prolongado desses hormônios inaceitável para muitas pacientes.

As taxas de proliferação celular medidas por marcadores como o Ki-67 são quase próximas a zero nos endometriomas, e isso pode explicar por que o tratamento do cisto endometrial não associado ao tratamento cirúrgico é ineficaz e não é mais recomendado. A alta expressão de aromatase e de COX-2 no estroma do foco de endometriose, levando a um aumento dos níveis de estradiol e PGE_2, explica a persistência dos focos, cujas lesões progridem pela chegada de novas células a cada novo sangramento menstrual. A expressão para os receptores de estradiol e progesterona está também diminuída nos focos de endometriose, o que está de acordo com a aparente falta de resposta destes ao tratamento hormonal[19]. Os altos níveis de PGE_2 também explicam a sintomatologia dolorosa.

Temos sugerido que a função mais importante do estradiol nas lesões é suprimir o sistema imunológico, por meio da inibição da fagocitose pelos macrófagos, impedindo que as células endometriais sejam removidas da cavidade peritoneal e possam se implantar. É importante lembrar que a atividade elevada de aromatase que é encontrada no foco de endometriose não está presente no endométrio eutópico de pacientes sem a enfermidade, mas pode ser detectada, embora em níveis menores, no endométrio de pacientes que têm a doença.

O grande desafio para o tratamento da endometriose em pacientes que não desejam engravidar de imediato é evitar a recorrência das lesões e da sintomatologia dolorosa nos casos tratados com aparente êxito. O emprego de contraceptivos orais surge como uma opção terapêutica de primeira linha para suprimir a ovulação nessas pacientes. O baixo custo, a comprovada segurança para uso prolongado e a baixa incidência de efeitos colaterais são vantagens que tornam os progestogênios orais adequados para serem usados nesse grupo de pacientes[20].

As formulações de contraceptivos orais feitas para uso contínuo, com a finalidade de suprimir a menstruação, são particularmente vantajosas. Vários estudos mostraram que o uso contínuo de contraceptivos orais é mais vantajoso que o seu uso cíclico convencional para o controle da dismenorréia, em pacientes com endometriose que foram submetidas à laparoscopia cirúrgica. No estudo feito pelo grupo de Versellini na Itália ficou demonstrado que o uso contínuo de uma formulação contendo 0,15mg de desogestrel e 0,02mg de etinilestradiol foi eficaz para o controle da endometriose sintomática e da dor relacionada com a menstruação[21]. No nosso meio, iniciamos um estudo piloto para avaliar a eficácia do uso contínuo da associação entre 0,75mg de gestodene e 0,03mg de etinilestradiol com a mesma finalidade, em portadoras de endometriomas de ovário, submetidas a tratamento por videolaparoscopia e que não tinham desejo de engravidar de imediato[22]. Os resultados deste estudo foram semelhantes aos observados por Vecellini[21]. A supressão da menstruação por meio da administração contínua de contraceptivos orais impediu a recorrência dos cistos endometrióticos e o retorno da sintomatologia dolorosa. A existência de uma formulação para uso contínuo com 0,03mg de etinilestradiol possibilita um bom controle do ciclo, com redução do número de episódios de sangramento de escape e sem aumentar a incidência de efeitos adversos, mesmo quando utilizado por mais de dois anos. A ocorrência de *spotting* foi observada nos primeiros três meses de tratamento em cerca de 20% das pacientes, que respondeu ao tratamento com antiinflamatórios inibidores da COX-2.

Medicações disponíveis para uso na endometriose:

- Anticoncepcionais hormonais orais (AO) combinados, que podem ser empregados em diferentes doses e composições, em uso contínuo, por períodos de 6 a 12 meses.
- Progestogênios:
  - Acetato de medroxiprogesterona (MPA), por via oral (VO), 20mg/dia, de 6 a 12 meses.
  - Linestrenol VO, 10mg/dia, de 6 a 12 meses.
  - MPA intramuscular (IM), 150mg a cada 3 meses, de 6 a 12 meses.
  - Acetato de ciproterona VO, 50 a 100mg/dia, de 8 a 12 meses.
  - Levonorgestrel, DIU contendo 52mg, podendo ser removido após 1 ano.
  - Etonogestrel, implante subcutâneo com 68mg, com tempo de uso idêntico ao anterior.

85-7241-634-X

85-7241-634-X

- Antiestrogênios:
  - Danazol VO, 600 a 800mg/dia, durante 6 meses.
  - Tamoxifeno VO, 20mg/dia associado a MPA VO, 20mg/dia, de 6 a 12 meses.
- Antiprogestogênio:
  - Gestrinona VO, 2,5mg, duas vezes por semana, de 4 a 6 meses.
- Análogos de GnRH, subcutâneos (SC) ou intranasais (IN), em doses diárias ou SC de ação prolongada, para uso de 3 a 6 meses:
  - Análogos de ação imediata, para uso diário.
    - Nafarelina IN, 400 a 800μg.
    - Histrelina SC, 100μg.
    - Buserelina IN, 1.200μg.
    - Buserelina SC, 200μg.
    - Leuprolida IN, 1.600μg.
    - Leuprolida SC, 500 a 1.000μg.
  - Análogos de ação prolongada, para uso mensal.
    - Leuprolida SC, 3,75; 7,5; 11,25 e 22,5mg.
    - Buserelina implante, 6,3mg.
    - Decapeptil SC, 3mg.
    - Nafarelina SC, 3mg.
    - Gozerelina SC, 3,6 e 10,8mg
    - Tryptorelina SC, 3,75mg.
  - Inibidores da aromatase:
    - Anastrozol VO, 1mg.
    - Letrozol VO, 2,5mg.

Em situações em que a endometriose cursa com hiperprolactinemia, a bromoergocriptina ou outras drogas dopaminérgicas devem ser adicionadas, principalmente quando se tem como objetivo a concepção, pois se sabe como altos níveis de prolactina interferem na maturação folicular e na síntese de esteróides pelo corpo lúteo[23].

RESPOSTAS TERAPÊUTICAS

O controle sistemático dos diversos tratamentos permite concluir que:

- *Em relação aos sintomas e à evolução da doença, resultados colhidos em várias séries indicam não haver grandes diferenças em relação aos diversos tratamentos*: pílula = análogo de GnRH, coagulação = vaporização.

- *Quanto às taxas de gravidez nas endometrioses mínima e leve, os resultados não são definitivos, mas, aparentemente*: conduta expectante = tratamento.
- Nos casos leves, a coagulação de focos propicia melhores taxas de gravidez.
- Nos casos avançados, os melhores resultados foram obtidos com cirurgia, seguida de tratamento medicamentoso.

CONCLUSÃO

O baixo índice de proliferação observado nos focos de endometriose sugere que a progressão da doença se deve mais à chegada de novas células endometriais trazidas pelo refluxo do sangue menstrual, que têm a capacidade de burlar o sistema imunológico e se implantar na cavidade abdominal, do que a uma proliferação importante nesses focos[6]. Isto enfatiza a necessidade da supressão da menstruação no tratamento da endometriose como forma de impedir sua recorrência, o que pode ser obtido com a administração contínua de contraceptivos orais, que é uma maneira segura, de baixo custo e com poucos efeitos colaterais.

85-7241-634-X

PROGNÓSTICO

Pelas características apontadas, o prognóstico da endometriose é sempre reservado. Nunca se pode assegurar a cura, que tanto pode ser espontânea quanto resistir a qualquer tratamento.

Referências Bibliográficas

1. LEYENDECKER, G.; HERBERTZ, M.; KUNZ, G.; MALL, G. Endometriosis results from dislocation of basal endometrium. *Hum. Reprod.*, v. 18, p. 1130, 2003.
2. SELI, E.; BERKKANOGLU, M.; ARICI, A. Pathogenesis of endometriosis. *Obstet. Gynecol. Clin. North Am.*, v. 30, p. 41, 2003.
3. HOOGHE, T. M. Immunomodulators and aromatase inhibitors: are they the next generation of treatment for endometriosis? *Curr. Opin. Obstet. Gynecol.*, v. 15, p. 243, 2003.
4. KITAWAKI, S.; KADO, N.; ISHIHARA, H. et al. Endometriosis: the pathophysiology as estrogen dependent diseases. *J. Steroid. Biochemi. Mol. Biol.*, v. 83, p. 149, 2002.
5. OTA, H.; IGARASHI, I.; SASAKI, M.; TANAKA, T. Distribution of cyclooxygenase-2 in eutopic and ectopic endometrium in endometriosis and adenomyosis. *Hum. Reprod.*, v. 16, p. 561, 2001.
6. SCOTTI, S.; REGIDOR, A. et al. Reduced proliferation and cell adhesion in endometriosis. *Mol. Hum. Reprod.*, v. 6, p. 610, 2000.
7. BERQVIST, A.; FERNO, M. Oestrogen and progesterone receptors in endometriotic tissue and endometrium. Comparison of different cycle phases and ages. *Hum. Reprod.*, v. 8, p. 2211, 1993.
8. BANCZ, E.; KAMINSKY, P.; MARIANOVSKI, L. Role of cytokines in pathogenesis of endometriosis. *Med. Sc. Monit.*, v. 6, p. 1042, 2000.

9. NIETO, A.; JACURI, C.; SERRA, M. et al. Long term follow-up of endometriosis after two different therapies (gestrinone and buserelin). *Clin. Exp. Obstet. Gynecol.*, v. 23, p. 198, 1996.
10. JONES, K. D.; SUTTON, C. J. Recurrence of chocolate cysts after laparoscopic ablation. *J. Am. Assoc. Gynec. Laparosc.*, v. 9, p. 315, 2002.
11. JONES, K. D.; HAINES, P.; SUTTON, C. J. Long term follow up of controlled trial of laser laparoscopy for pelvic pain. *JSLS*, v. 5, p. 111, 2001.
12. ATTARAN, M.; GIDWANI, A. P. Adolescent endometriosis. *Obstetric. Gynecol. Clin. North Am.*, v. 30, p. 379, 2003.
13. LUBIANCA, J. N.; GORDON, C. M.; LAUFER, M. R. Add back for endometriosis in adolescent. *J. Rep. Med.*, v. 43, p. 164, 1998.
14. SURREY, E. S.; SCHOOLCRAFT, W. B. Management of endometriosis associated infertility. *Obstet. Gynecol. Clin. North Am.*, v. 30, p. 193, 2003.
15. WALKER, K. G.; SHAW, R. W. Gonadotropin-releasing hormone analogues for the treatment of endometriosis: a long-term follow-up. *Fertil. Steril.*, v. 59, p. 511, 1993.
16. MARCONI, G.; VILELA, M.; QUINTANA, R.; SUELDO, C. Laparoscopic ovarian cystectomy of endometriomas does not affect the ovarian response to gonadotrophin stimulation. *Fertil. Steril.*, v. 78, p. 876, 2002.
17. SURREY, E. S.; SILVERBERG, K. M.; SURREY, M. W.; SCHOOLCRAFT, W. B. Effect of prolonged gonadotropin – releasing hormone agonist therapy on the outcome of in vitro fertilization – embryo transfer in patients with endometriosis. *Fertil. Steril.*, v. 78, p. 699, 2002.
18. TZAFETTAS, J. M. Current and potential application of GnRH agonists in gynecologic practice. *Ann. N. Y. Acad. Sci.*, v. 900, p. 435, 2000.
19. BERQVIST, I. A. Hormonal regulation of endometriosis and rationales and effects of gonadotrophin – releasing hormone treatment: a review. *Hum. Reprod.*, v. 10, p. 446, 1995.
20. SCHEPPE, K. W. Current place for progestins in the treatment of endometriosis. *Gynecol. Endocrinol.*, v. 6, p. 22, 2002.
21. VERCELLINI, P.; FRONTINO, G.; DEGIOIRGI, O. et al. Continuous use of an oral contraceptive for endometriosis-associated recurrent dysmenorrhea that does not respond to a cyclic pill regimen. *Fertil. Steril.*, v. 80, p. 560, 2003.
22. MAIA JR., H.; COELHO, G.; VALENTE, J.; COUTINHO, E. M. Prevention of recurrence of endometriotic cyst after laparoscopic surgery using continuous oral contraceptive. In: EUROPEAN SOCIETY OF CONTRACEPTIVE CONGRESS, 2004. Edinburgh. *Proceedings of the European Society of Contraceptive Congress*, 2004.
23. OLIVE, D. L.; PRITZ, E. The treatment of endometriosis. A review of the evidence. *Ann. N. Y. Acad. Sci.*, v. 955, p. 360, 2002.

85-7241-634-X

Bibliografia Complementar

LEDGER, W. L. Endometriosis and infertility: an integrated approach. *Int. J. Gynecol. Obstet.*, v. 64, p. 33, 1999.

SAMPSON, J. A. Peritoneal endometriosis due to the menstrual dissemination of endometrial tissue into the peritoneal cavity. *Am. J. Obstet. Gynecol.*, v. 14, p. 422, 1927.

SAMPSON, J. A. The development of implantation theory for the origin of peritoneal endometriosis. *Am. J. Obst. Gynecol.*, v. 50, p. 549, 1940.

Capítulo 29

Anticoncepcionais Hormonais

Ronald Perret Bossemeyer

CONCEITO

Entende-se por anticoncepcionais hormonais (AH) uma preparação farmacêutica que encerra um ou dois hormônios esteróides sintéticos, de forma isolada ou em associação, que têm ações semelhantes às dos hormônios produzidos naturalmente pelos ovários humanos (estrogênios e progesterona) e que, administradas de distintas formas e por diferentes vias, têm a propriedade de evitar a gravidez.

TIPOS

Os tipos de AH atualmente disponíveis são: oral, injetável, endoceptivo, anel e comprimido vaginal, adesivo cutâneo e implante subcutâneo. As vias de administração são, respectivamente, oral, intramuscular, intra-uterina, vaginal, percutânea e subcutânea.

MECANISMO DE AÇÃO

O mecanismo primário por meio do qual os AH previnem a concepção é a supressão da ovulação, daí sua introdução na prática médica no início dos anos 60

85-7241-634-X

85-7241-634-X

do século passado como anovulatórios. A esse mecanismo, chamado central, somam-se mudanças nas características do muco cervical, que o tornam hostil à penetração dos espermatozóides. Ocorrem também alterações na motilidade tubária e no endométrio que interferem, respectivamente, no transporte do óvulo e na sua eventual implantação. São os mecanismos complementares. Ao minuciar os vários AH, será apontado o mecanismo correspondente.

ANTICONCEPCIONAL HORMONAL ORAL

As pílulas anticoncepcionais são o anticoncepcional hormonal mais antigo e mais utilizado no mundo ocidental. Têm alta eficácia e ação prontamente reversível quando descontinuado seu uso. Os tipos de anticoncepcional hormonal oral (AHO) atualmente disponíveis são: AHO combinado monofásico, trifásico e "combifásico", AHO exclusivamente com progestagênio, para uso contínuo ou emergencial.

Ao longo dos seus quase 50 anos de existência, os AHO vêm sendo aprimorados, visando manter sua elevada eficácia e aumentar sua segurança, de modo a permitir efetiva proteção anticoncepcional sem interferir de maneira prejudicial nas funções orgânicas, respeitando dessa forma, a homeostase da usuária. As estratégias utilizadas para tal foram:

- Redução da dose dos esteróides.
- Desenvolvimento de novos progestagênios.
- Novas formas de administração.
- Melhor seleção das usuárias.

Com relação ao estrogênio, ainda que prevaleça o uso do etinilestradiol (EE), sua dose diária foi reduzida para 50μg e, subseqüentemente, para 35, 30, 20 e, atualmente, 15μg. Consideram-se AHO de baixa dose as preparações com 35μg de EE ou menos. Com seu uso, as manifestações trombóticas venosas atingiram o nível de prevalência de não usuárias de AHO.

O desenvolvimento de progestagênios com maior neutralidade metabólica (sobre lipoproteínas, glicose/insulina e coagulação sanguínea) favoreceu preparados com menor potencial de trombogênese arterial. Uma classificação atualizada dos progestagênios com sua proveniência e gerações consta da Figura 29.1.

Com relação às formas de apresentação dos AHO, no presente, a grande maioria das preparações é do tipo combinado monofásico, isto é, possuem a mesma composição hormonal (tipo e dose) em todos os comprimidos da embalagem, ainda que variando o seu número e o número de dias do intervalo a

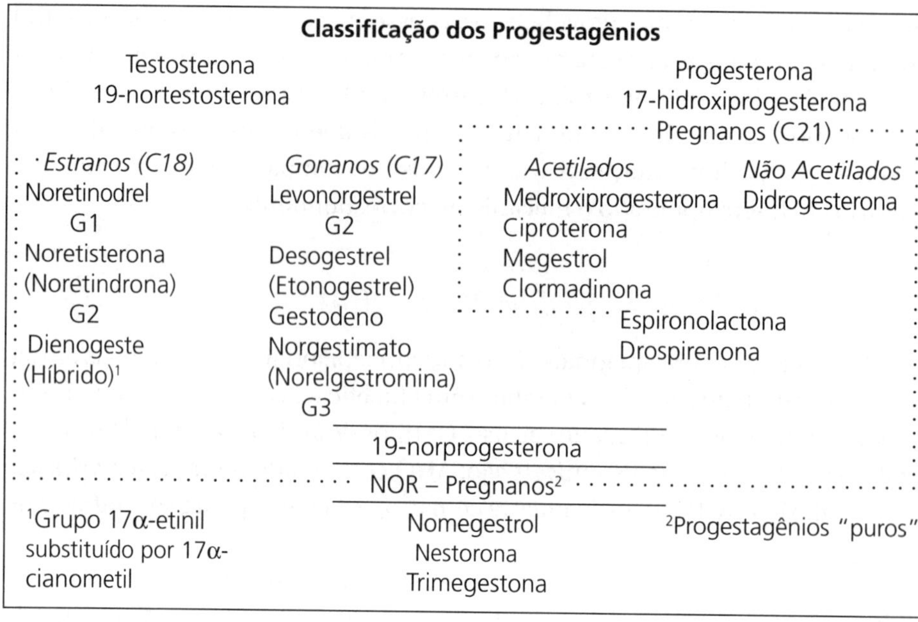

Figura 29.1 – Progestagênios em uso na anticoncepção hormonal.

ser observado entre o término de uma série e o início da subseqüente. Como regra geral, preparações com menores quantidades de hormônios têm maior número de comprimidos (22 ou 24 em vez de 21) e menor número de dias de intervalo entre as séries (6 ou 4 dias em vez de 7). Há preparações combinadas monofásicas com 28 comprimidos para uso contínuo, quando o objetivo (por vários motivos) for a obtenção da amenorréia, e outras de igual número, das quais os quatro últimos comprimidos são não-ativos e promovem sangramento de privação ao seu final. Por fim, note-se que se encontra em prática a possibilidade de usar de maneira contínua preparações de 21 comprimidos (a maior parte das vezes) e, mais raramente, regimes mais longos.

85-7241-634-X

O AHO trifásico foi introduzido nos anos de 1980 visando reduzir a dose total de hormônios de um ciclo de tratamento, mediante discreto aumento (cerca de 10%) do componente estrogênico e uma substancial redução do componente progestagênico (cerca de 40%). É uma formulação que, ademais, visa imitar o ciclo hormonal natural sendo, por isso, mais bem tolerada.

O método chamado *combifásico* tem por racionalidade empregar uma combinação inicial (7 comprimidos) com predomínio estrogênico, seguida por outra (15 comprimidos) com acentuada dose progestagênica, visando coibir o sangramento manifesto previamente em regimes habituais de administração hormonal, mediante um controle mais efetivo do ciclo endometrial.

No que tange à seleção das usuárias, não só se aconselha efetiva avaliação de sua saúde, mas também se dispõe de preparação com doses diferenciadas de EE (20 ou 30μg por comprimido) para fazer frente às necessidades individuais (IMC, para-efeitos).

ANTICONCEPÇÃO DE EMERGÊNCIA

Trata-se de variedade dos AHO, a ser utilizada após coito desprotegido. Deve ser posta em prática com a maior brevidade possível, não excedendo 72h. Sua eficácia diminui substancialmente com o passar do tempo: de 95% nas primeiras 24h, reduz-se para 85% entre 25 e 48h e 58% entre 49 e 72h. Primariamente utilizando AHO convencionais, preconizavam-se duas doses, perfazendo 100μg de EE associado a 500μg de levonorgestrel cada uma, ingeridas com 12h de intervalo. Presentemente, existem preparações para esse uso constituídas de apenas dois comprimidos contendo 750μg de levonorgestrel cada um, a serem ingeridos com 12h de intervalo ou, simplesmente, de uma só vez, o mais rapidamente possível. A ausência do estrogênio as torna bem toleradas e evita náuseas e vômitos, assim assegurando sua alta eficácia.

PÍLULAS SÓ COM PROGESTAGÊNIO

São utilizadas nos casos em que o componente estrogênico é indesejado (intolerância, contra-indicações) e têm ampla utilização na anticoncepção pós-parto. Em lactantes, seu uso não deve ter início antes da sexta semana. O mecanismo de ação se faz sobre o muco cervical.

ANTICONCEPCIONAL HORMONAL INJETÁVEL

Os anticoncepcionais hormonais injetáveis (AHI) podem ser utilizados mensalmente ou a cada três meses. Os preparados mensais são do tipo combinado: possuem um estrogênio natural (enantato, valerato ou cipionato de estradiol – os dois últimos em baixa dose) associado a um progestagênio sintético. Têm perfil hormonal favorável, alta eficácia e costumam ensejar bom controle do ciclo. A variedade trimestral consiste apenas em uma dose de 150μg de acetato de medroxiprogesterona. Tem, igualmente, alta eficácia e alguns para-efeitos indesejáveis sobre a pele e o peso. Promove amenorréia em substancial número de casos, apesar de não assegurar perfeito controle sobre manchas e sangramentos de escape. Enquanto o retorno da fertilidade é imediato na variedade mensal, costuma tardar com os trimestrais por até seis, oito ou mais meses. O mecanismo de ação dos AHI é semelhante ao dos AHO.

ENDOCEPTIVO INTRA-UTERINO

O endoceptivo (sistema intra-uterino) consiste numa estrutura plástica em forma de T (19 × 32mm), cujo braço longitudinal cilíndrico é um reservatório que contém 52mg do progestagênio levonorgestrel, é liberado na cavidade uterina à razão de 20µg/dia no primeiro ano e, a seguir, 15µg/dia, do segundo ao quinto ano. O efeito anticoncepcional (e terapêutico em algumas instâncias) é exercido na cavidade uterina, suprimindo a proliferação do endométrio e espessando, também, o muco cervical. Esse mesmo mecanismo responde pela acentuada redução do fluxo menstrual e pelo elevado grau de amenorréia que se instala ao longo do tempo em suas usuárias. O retorno da fertilidade ocorre cerca de 30 dias após a retirada do sistema.

85-7241-634-X

ANEL VAGINAL

O anel vaginal é uma estrutura de evatane, flexível, transparente, circular, com diâmetro externo de 54mm e espessura de 4mm, que libera diariamente 15µg de EE e 120µg de etonogestrel durante sete dias. O sistema Nuvaring® consta de três anéis que são mantidos na vagina da usuária durante sete dias cada um, perfazendo 21 dias, aos quais segue-se intervalo de sete dias sem o uso do artefato. Tem alta eficácia (na medida em que permanece constantemente na cavidade vaginal) e seu mecanismo de ação é o mesmo dos AHO.

PÍLULA VAGINAL

A pílula vaginal é uma variante da aplicação na prática dos AHO. Trata-se de um comprimido vaginal com 50µg de EE e 250µg de levonorgestrel, que deve ser inserido diariamente na vagina pela usuária, durante 21 dias. Embasa seu uso o fato de evitar-se a primeira passagem hepática e conseqüente redução do impacto metabólico e melhor tolerância digestiva. Seu uso é preconizado, em especial, nos extremos da vida reprodutiva. O mecanismo de ação é o mesmo dos AHO.

ANTICONCEPCIONAL HORMONAL TRANSDÉRMICO

O anticoncepcional transdérmico é um adesivo fino, do tipo matricial, com 20cm^2 de área. É composto por três camadas: uma estrutural, uma central, que contém 0,60mg de EE e 6mg de norelgestromina, e uma camada protetora destacável. O adesivo libera diariamente na circulação 20 e 150µg, respectivamente, da mistura que contém. O sistema EVRA® consiste em três adesivos que são trocados a cada sete dias durante 21 dias, aos quais se segue intervalo de sete dias sem o seu uso. Tem alta eficácia e o mecanismo de ação é o mesmo dos AHO. Não deve ser utilizado em mulheres com peso superior a 90kg.

IMPLANTE SUBCUTÂNEO

O implante subcutâneo é um bastonete de etilenovinilacetato (EVA), com 40mm de comprimento e 2mm de diâmetro. Seu núcleo contém 68mg do progestagênio etonogestrel envolto por uma membrana de EVA de 0,06mm. Seu uso é preconizado por três anos durante os quais o implante libera 60 a 70µg/dia nas primeiras semanas e 25 a 30µg/dia ao término de sua validade. Considera-se o sistema IMPLANON® o AH de mais alta eficácia em uso na atualidade. O mecanismo de ação é o mesmo dos AHO, ainda que possa ser detectada substancial atividade ovariana. O implante é colocado no tecido subcutâneo da face anterior do braço a 6 a 8cm acima da dobra do cotovelo, mediante técnica padronizada e com aplicador descartável. A remoção exige, também, procedimento específico. Ambos são de fácil aprendizado.

ESCOLHA DO ANTICONCEPCIONAL HORMONAL

O processo de escolha de um AH na atualidade, em vista de sua variedade, vem-se tornando mais elaborado, na medida em que se busca a melhor seleção produto/usuária. No caso específico da AHO, por ser a mais utilizada, aconselha-se a ampla discussão sobre os distintos tipos de produtos disponíveis, no que concerne a sua composição, dose, forma e via de administração, assim como sua eventual viabilidade econômica.

Ainda que o critério básico de escolha seja o de priorizar a preferência da cliente, na vigência de condições médicas o AH deverá ser escolhido em obediência a parâmetros clínicos e de acordo com os "Critérios Médicos de Elegibilidade dos Métodos Anticoncepcionais da Organização Mundial da Saúde".[1]

85-7241-634-X

ANTICONCEPÇÃO HORMONAL EM SITUAÇÕES ESPECIAIS

Adolescência

A prevenção da gestação na adolescência tem grande importância por suas possíveis conseqüências biopsicossociais. É consensual o fato de que o uso de hormônios com essa finalidade, nas doses habitualmente empregadas hoje em dia, não interfere no processo fisiológico de soldadura das epífises ósseas.

AHO combinados monofásicos, trifásicos e combifásicos, assim como a pílula com progestagênio, tanto quanto a pílula emergencial, podem e devem ser utilizados mediante escolha compartilhada pela adolescente e seu médico, consoante as necessidades de cada candidata.

Os AHI mensais combinados têm o mesmo uso dos AHO, com a ressalva de que têm preferência os preparados de menor dosagem que contêm a medroxiprogesterona. Permanece controverso o uso do AHI trimestral (apenas com medroxiprogesterona), que, por seus possíveis efeitos sobre o eixo hipotálamo-hipófise, não deve ser indicado a essa faixa etária (baixa reversibilidade).

O uso do endoceptivo, ainda que por outras razões (maior taxa de expulsões, possibilidade de doença inflamatória pélvica), costuma ser desaconselhado na adolescência. Já o implante não incorre em maiores limitações ou riscos e pode ser uma escolha válida e útil na adolescência, tanto quanto o adesivo.

Pós-aborto, Pós-parto ou durante a Lactação

Após aborto no primeiro trimestre gestacional, todos os AH podem ser utilizados imediatamente. Quando o aborto ocorrer no segundo trimestre, o endoceptivo poderá ser inserido nas primeiras 48h ou após seis semanas.

No pós-parto, no caso de mães não lactantes, o uso de AH só com progestagênio sejam orais, injetáveis ou o implante, pode ser iniciado imediatamente; o endoceptivo pode ser inserido nas primeiras 48h ou após seis semanas. Já o emprego dos AH combinados orais, injetáveis ou o adesivo deve ser iniciado após três semanas.

Quando se tratar de mães lactantes, ainda que os AH não sejam o método anticoncepcional de primeira escolha, aqueles que possuem apenas progestagênio, sejam orais, injetáveis ou o implante, podem ser iniciados na sexta semana pós-parto; no caso dos orais ou injetáveis combinados, assim como do adesivo, deve-se esperar até seis meses pós-parto.

Climatério

Os AHO combinados de baixa dose podem ser utilizados na perimenopausa por mulheres sadias não fumantes até o momento em que parecer prudente sustar o seu uso. Apesar de não se conhecer relatos na literatura, deve-se admitir que tal proceder estenda-se ao adesivo cutâneo. Nos casos em que, a juízo clínico, for conveniente ou obrigatório o tratamento de reposição hormonal, o próprio anticoncepcional poderá exercer a dupla função. Nesses casos, preparações com preponderância estrogênica, como os AHO trifásicos devem ter a preferência. O freqüente questionamento sobre até quando este tratamento deverá ser mantido

85-7241-634-X

para, então, ter início o tratamento hormonal convencional, pode ser respondido mediante realização da dosagem do FSH plasmático, a ter lugar durante o intervalo entre os ciclos de tratamento anticoncepcional, precisamente no dia em que se iniciará a série subseqüente, procedimento também aplicável quando estiver em uso o adesivo cutâneo. Taxas iguais a 30mU/mL ou superiores sugerem infertilidade; caso isso não ocorra, aconselha-se a repetição do procedimento após 6 ou 12 meses.

Os AHI combinados mensais podem substituir (com vantagens) os orais e o adesivo (se esta for a opção), pelo fato de seu componente estrogênico ser natural, o estradiol, e sua via de administração destituída da primeira passagem hepática sendo, assim, mais bem tolerados e mais seguros.

Os AH trimestrais têm, também, o seu lugar, tanto quanto o endoceptivo e o implante, quando os estrógenos forem indesejados e/ou menos necessários e os ciclos monofásicos, tão freqüentes na perimenopausa, causarem molestos sangramentos disfuncionais, com suas conhecidas conseqüências. A pílula só com progestagênio, apesar de enquadrar-se nessa categoria, é destituída da capacidade de exercer a regularização ou o controle dos sangramentos.

Diabetes

Mulheres diabéticas insulino-dependentes, não fumantes, com menos de 35 anos, sem retinopatia ou outras complicações vasculares, podem usar AHO de baixa dose, sob estrita e constante vigilância médica e com o devido ajuste posológico da insulina, associado às competentes medidas complementares.

AHI de qualquer tipo e o implante, assim como o adesivo, não têm sido usados em razão da falta de estudos bem conduzidos referentes aos seus possíveis efeitos em diabéticas. Ainda que essa carência de dados se estenda ao uso do endoceptivo, especula-se tal possibilidade em vista da sua ação restrita à cavidade uterina, e à liberação do uso irrestrito e contínuo de pílulas com progestagênio em baixa dose em diabéticas com contra-indicação ao uso de estrogênios.

Ainda não se tem a palavra final referente à interação entre AH, insulina e hipoglicemiantes e seus possíveis efeitos mutuamente inibidores.

Hiperprolactinemia

A pesquisa da causa da hiperprodução de prolactina deve preceder a prescrição de AH, em vista do seu efeito sobre os prolactinomas. Em mulheres hiperprolactinêmicas, sugere-se a opção por método anticoncepcional não hormonal.

85-7241-634-X

Estigmas Androgênicos

A presença de estigmas androgênicos que se beneficiam com a ação de AH (acne, hirsutismo, pele gordurosa e alopecia ou cabelos oleosos) é mais bem tratada, em geral, com preparações orais cujo componente progestacional for o gestodeno, o desogestrel, a ciproterona ou a drospirenona, nas quais a atividade antiandrogênica é mais eficiente, atuando seja sobre a SHBG (globulina transportadora de hormônios esteróides), reduzindo a quantidade de testosterona livre circulante, ou sobre a própria unidade efetora, por sua ação local, assim minimizando a repercussão indesejada de hormônios dotados de ação virilizante.

Cardiopatias

A escolha do anticoncepcional para cardiopatas demanda a devida análise da situação, no que tange à eficácia e à tolerância do método pretendido, ao tipo de cardiopatia e ao risco gestacional envolvido.

No caso dos AHO de alta eficácia, quando utilizados correta e consistentemente, consideradas as suas repercussões cardiovasculares e hemodinâmicas na usuária em questão, se escolhidos, devem ser preparações de baixa dose estrogênica associada a progestagênio metabolicamente neutro. Seu uso deve ser monitorado pelo ginecologista de comum acordo com o cardiologista, visando detectar ou corrigir toda alteração da homeostase manifesta pela usuária.

Os AH que possuem apenas progestagênios orais ou injetáveis, assim como o implante, podem ser de valia quando for imputável ao estrogênio o efeito indesejável ou deletério. O endoceptivo pode ser o método mais adequado em certos casos porém sua inserção em cardiopatas demanda cuidados especiais.

Os AH injetáveis mensais combinados que possuem 17-β-estradiol e medroxiprogesterona têm o perfil metabólico desejável nesses casos, além de menor dosagem e reduzido impacto hepático. Seu emprego, tendo isso em vista, deve ser considerado em cardiopatas.

Lúpus Eritematoso Sistêmico

A paciente lúpica apresenta riscos de importantes complicações vasculares e metabólicas as mais variadas.

O EE e os progestagênios empregados nos AHO podem exacerbar essas alterações, principalmente o tromboembolismo, e não devem, por isso, ser prescritos; o mesmo vale dizer quanto aos AHI mensais combinados e o adesivo. Os AHI com progestagênio e o implante poderiam, em tese, ser utilizados, porém inexistem estudos adequadamente conduzidos e concludentes no particular,

85-7241-634-X

85-7241-634-X

e seu uso não deve ser de primeira escolha na mulher com lúpus, em que pese a ausência de EE em sua formulação. Parece ser de melhor indicação o endoceptivo, uma vez que é isento de efeitos por sua ação local.

Artrite Reumatóide

A artrite reumatóide não tem repercussões sistêmicas que contra-indiquem o uso de AH de qualquer tipo; conhecem-se, outrossim, os efeitos benéficos do uso de AHO em portadoras dessa doença.

Esclerodermia

Essa enfermidade acomete os vasos sanguíneos e o tecido conjuntivo. Ocorre vasoconstrição arterial extensa, fenômeno de Raynaud, esclerose e comprometimento sistêmico variado. Por tudo isso se deve evitar o uso de AH.

Doenças Hematológicas

A anemia ferropriva (forma mais comum), freqüentemente decorrente de sangramentos genitais (miomatose ou disfunções hormonais) ou de deficiência nutricional crônica, beneficia-se com o uso de qualquer tipo de AH capaz de reduzir com eficiência a perda sanguínea, como os orais combinados em uso contínuo, o injetável trimestral e o endoceptivo.

As hemoglobinopatias congênitas, como a talassemia e a anemia falciforme, que causam hiperestimulação medular, agravam-se com a perda de ferro e, conseqüentemente, beneficiam-se também com o uso dos AH, pela regularização dos sangramentos que ocasionam. Exceção deve ser feita nos casos de anemia falciforme que apresentam crises de falcização, pelo risco de trombose, ocasião em que os AH só com progestagênio (oral e injetável trimestral) podem ser usados. Depreende-se que o endoceptivo enquadra-se nesses casos por ter ação local e causar atrofia endometrial; seu uso é contra-indicado, entretanto, nas hemoglobinopatias auto-imunes tratadas por imunossupressores, pelo risco de infecção decorrente.

As leucemias e os linfomas e o seu tratamento requerem anticoncepção eficaz, como a promovida pelos AHO combinados, os injetáveis (mensais e trimestrais) e o implante. O endoceptivo, pelo risco de infecção, deve ser evitado. O uso do AH, seja qual for, deve persistir por 6, 12 ou 24 meses após o término do tratamento, por seu efeito deletério variável consoante a modalidade empregada (quimio ou radioterapia).

Doenças de Transmissão Sexual

O papel dos AH é controverso perante as DST. Por isso, é aconselhável o seu uso como anticoncepcional de alta eficácia na prevenção da gravidez não planejada, associado a um método de barreira visando à prevenção da contaminação pelas DST. É a chamada dupla proteção, preconizada pela Organização Mundial da Saúde (OMS).[3]

Referências Bibliográficas

1. WORLD HEALTH ORGANIZATION. *Medical Eligibility Criteria for Initiating and Continuing use of Contraceptive Methods.* Geneva: WHO, 1996.
2. FEBRASGO. *Anticoncepção. Manual de Orientação.* Comissão Nacional Especializada de Planejamento Familiar, 1997.
3. WORLD HEALTH ORGANIZATION. *The Health of Young People: a challenge and a promise.* Geneva: WHO, 1993.

85-7241-634-X

Índice Remissivo

A

85-7241-634-X

As letras *f* e *t*, que se seguem aos números de páginas correspondem, respectivamente, a *figuras* e *tabelas*.

85-7241-634-X

E

F

G

H

85-7241-634-X

I

L

M

85-7241-634-X

85-7241-634-X

R

S

T

85-7241-634-X

U

V

85-7241-634-X

NOTAS

NOTAS

NOTAS